国家卫生健康委员会"十四五"规划教材

全国高等职业教育专科教材

U0292403

供护理、助产专业用

护理伦理与法律法规

第 **3** 版

主　编　钟会亮　吕　慕

副主编　周启平　刘立祯

编　者（以姓氏笔画为序）

马　莉（黑龙江护理高等专科学校）　　李恒娟（通化医药健康职业学院）

申洪娇（河南护理职业学院）　　　　　杨美芳（西南医科大学）

冉　鲜（贵州护理职业技术学院）　　　张　槊（哈尔滨医科大学大庆校区）

吕　慕（山东医学高等专科学校）　　　周启平（甘肃卫生职业学院）

刘　琼（湖南环境生物职业技术学院）　屈海宏（重庆三峡医药高等专科学校）

刘立祯（赣南卫生健康职业学院）　　　钟会亮（河南护理职业学院）

刘永仓（南阳医学高等专科学校）　　　梁　芳（新疆医科大学）

新形态教材

人民卫生出版社

·北京·

图书在版编目（CIP）数据

护理伦理与法律法规 / 钟会亮，吕慕主编. -- 3 版. --
北京：人民卫生出版社，2024.10. --（高等职业教育
专科护理类专业教材）. -- ISBN 978-7-117-36886-5

Ⅰ. R47-05；D922.16

中国国家版本馆 CIP 数据核字第 20240H6E34 号

人卫智网	www.ipmph.com	医学教育、学术、考试、健康，
		购书智慧智能综合服务平台
人卫官网	www.pmph.com	人卫官方资讯发布平台

护理伦理与法律法规

Huli Lunli yu Falü Fagui

第 3 版

主　　编：钟会亮　吕　慕
出版发行：人民卫生出版社（中继线 010-59780011）
地　　址：北京市朝阳区潘家园南里 19 号
邮　　编：100021
E - mail：pmph @ pmph.com
购书热线：010-59787592　010-59787584　010-65264830
印　　刷：北京盛通印刷股份有限公司
经　　销：新华书店
开　　本：850×1168　1/16　印张：10
字　　数：282 千字
版　　次：2014 年 1 月第 1 版　　2024 年 10 月第 3 版
印　　次：2024 年 11 月第 1 次印刷
标准书号：ISBN 978-7-117-36886-5
定　　价：45.00 元
打击盗版举报电话：010-59787491　E-mail：WQ @ pmph.com
质量问题联系电话：010-59787234　E-mail：zhiliang @ pmph.com
数字融合服务电话：4001118166　E-mail：zengzhi @ pmph.com

高等职业教育专科护理类专业教材是由原卫生部教材办公室依据原国家教育委员会"面向21世纪高等教育教学内容和课程体系改革"课题研究成果规划并组织全国高等医药院校专家编写的"面向21世纪课程教材"。本套教材是我国高等职业教育专科护理类专业的第一套规划教材,于1999年出版后,分别于2005年、2012年和2017年进行了修订。

随着《国家职业教育改革实施方案》《关于深化现代职业教育体系建设改革的意见》《关于加快医学教育创新发展的指导意见》等文件的实施,我国卫生健康职业教育迈入高质量发展的新阶段。为更好地发挥教材作为新时代护理类专业技术技能人才培养的重要支撑作用,在全国卫生健康职业教育教学指导委员会指导下,经广泛调研启动了第五轮修订工作。

第五轮修订以习近平新时代中国特色社会主义思想为指导,全面落实党的二十大精神,紧紧围绕立德树人根本任务,以打造"培根铸魂、启智增慧"的精品教材为目标,满足服务健康中国和积极应对人口老龄化国家战略对高素质护理类专业技术技能人才的培养需求。本轮修订重点:

1. 强化全流程管理。履行"尺寸教材、国之大者"职责,成立由行业、院校等参与的第五届教材建设评审委员会,在加强顶层设计的同时,积极协同和发挥多方面力量。严格执行人民卫生出版社关于医学教材修订编写的系列管理规定,加强编写人员资质审核,强化编写人员培训和编写全流程管理。

2. 秉承三基五性。本轮修订秉承医学教材编写的优良传统,以专业教学标准等为依据,基于护理类专业学生需要掌握的基本理论、基本知识和基本技能精选素材,体现思想性、科学性、先进性、启发性和适用性,注重理论与实践相结合,适应"三教"改革的需要。各教材传承白求恩精神、红医精神、伟大抗疫精神等,弘扬"敬佑生命、救死扶伤、甘于奉献、大爱无疆"的崇高精神,契合以人的健康为中心的优质护理服务理念,强调团队合作和个性化服务,注重人文关怀。

3. 顺应数字化转型。进入数字时代,国家大力推进教育数字化转型,探索智慧教育。近年来,医学技术飞速发展,包括电子病历、远程监护、智能医疗设备等的普及,护理在技术、理念、模式等方面发生了显著的变化。本轮修订整合优质数字资源,形成更多可听、可视、可练、可互动的数字资源,通过教学课件、思维导图、线上练习等引导学生主动学习和思考,提升护理类专业师生的数字化技能和数字素养。

第五轮教材全部为新形态教材,探索开发了活页式教材《助产综合实训》,供高等职业教育专科护理类专业选用。

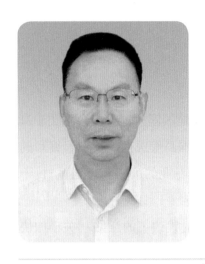

钟会亮

副教授

　　河南护理职业学院党委副书记,从事护理伦理教学 31 年,主要承担护理伦理、医学伦理、大学生就业指导及职业生涯规划等课程教学工作;主编教材 6 部,副主编、参编教材 4 部,发表专业学术论文 22 篇;承担地厅级以上课题 16 项,获河南省社会科学二等奖 1 项、职业教育教学成果奖 6 项。

　　希望同学们通过学习护理伦理与法律法规课程,能够养成"尊重生命及生命价值,勇于担当,甘于奉献"的优良品格。在医学岗位上不忘初心,牢记使命,践行"大医精诚"之医德,发扬人道主义精神,全心全意为人民群众的身心健康服务。

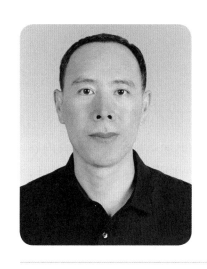

吕 慕
三级教授

　　山东医学高等专科学校德育教研室主任,兼职律师,兼任山东省高等教育学会公共法学课专业委员会副会长等职务;从事教学工作 27 年,主要讲授思想道德与法治、卫生法律法规、医学伦理、护理伦理与法律法规等课程;近年来主持省级课题 4 项,参与省级课题 5 项,主持市厅级课题 5 项;主编《卫生法律法规》《护理伦理与法律法规》等教材 8 部;发表论文 20 多篇;主持的教科研成果获山东省学校思政课教学设计大赛二等奖、山东软科学优秀成果三等奖等各级各类奖项 8 项。

　　护理工作是卫生健康事业的重要组成部分,应当遵守法律和道德这两种基本行为规范,正所谓:医乃仁术,德乃医本,法安天下,德润人心。同学们应当认真学习《护理伦理与法律法规》并学以致用,谨守卫生法律底线,践行崇高护理伦理,提高护理服务质量,护佑人民群众健康,推进健康中国建设。

护理工作是我国卫生健康事业的重要组成部分,对全面推进健康中国建设具有重要意义。护理道德素质和卫生法治素养是培养合格护理人才、推动护理质量提升的重要内容。《"健康中国2030"规划纲要》要求:持续改进医疗质量和医疗安全……加强医疗服务人文关怀,构建和谐医患关系。《国家职业教育改革实施方案》指出:深化办学体制改革和育人机制改革;推进高等职业教育高质量发展;促进职业院校加强专业建设、深化课程改革、增强实训内容、提高师资水平,全面提升教育教学质量。《全国护理事业发展规划(2021—2025年)》提出:进一步加强护士队伍建设,丰富护理服务内涵与外延,提升护理管理水平;不断规范从业人员实践行为;把提高护理服务质量和水平作为核心任务等。党的二十大报告提出:要推进健康中国建设,把保障人民健康放在优先发展的战略位置。为适应经济社会发展对护理事业发展的新要求,贯彻落实护理职业教育改革,落实立德树人根本任务,加强护士队伍建设,学习护理伦理与法律法规是提升护理道德素质和卫生法治素养的重要途径,因此对本教材及时修订。

本教材包括护理伦理与法律法规上、下两篇,全书共十一章。本教材深入贯彻落实党的二十大精神,以立德树人为宗旨,以人才培养为目标,以人文理念为导向,突出三个特点。一是新颖性,教材吸收了近年来护理伦理、健康促进等新内容,以及医疗纠纷预防、医疗损害赔偿等法律规定。二是科学性,教材充分考虑高等职业教育专科护理、助产专业的特点,贴近专业实际,编写体系合理,内容详略得当,文字通俗简练,难度深浅适宜,注重价值指引。三是实用性,教材在讲授基本理论的基础上,密切结合护理伦理与法律法规实践及护士执业资格考试,注重培养学生的综合素质和执业能力。

教学大纲
(参考)

本教材在编写过程中,得到了编者所在单位的大力支持,也查阅和参考了许多专家编著的教材等研究成果,在此一并表示诚挚的谢意。由于编者能力所限,书中难免存在不妥之处,敬请各位同仁和读者给予批评指正。

钟会亮　吕　慕

2024年9月

上篇｜护理伦理

下篇 | 法律法规

护理伦理

第一章 | 护理伦理概论

ER 1-1
教学课件

ER 1-2
思维导图

学习目标

1. 掌握医学道德的作用；护理伦理的研究对象和内容；护理伦理的基础理论；学习护理伦理的意义和方法。
2. 熟悉医学道德的含义和特点；职业道德的概念和特征。
3. 了解道德、伦理及伦理学的含义。
4. 能运用护理伦理基本理论分析护理实践中的道德问题。
5. 培养具有良好道德观念和为患者服务的医学美德。

护理伦理学是研究护理职业道德的一门应用性学科，既是伦理学的一个重要分支，又是伦理学的重要组成部分。其功能是运用伦理学基本理论和道德原则规范护理行为，调整护理领域人际关系。护理伦理学来源并服务于护理实践活动，并帮助护士完成疾病的预防、治疗、康复及维护健康等任务。学习和研究本门课程，将有助于培养护士优良的医学道德品质，提高护理服务质量和水平。

案例导入

关小瑛，第 36 届南丁格尔奖章获得者，在 40 多年的护理生涯中，以热情周到的服务和纯熟的护理技能使无数患者摆脱疾病的困扰。20 世纪 50 年代，她所在的医院收治了一位已经到了梅毒晚期的女性患者，患者浑身上下长满了"杨梅疮"，不少疮口已经破溃。刚刚参加工作的她主动要求护理这位患者。她耐心地为患者消毒，小心翼翼地为患者换药，以减轻患者的痛苦。患者头上有疮口，她担心头发会影响换药，就细心地把患者的头发一点一点地剪掉。患者的口腔里出现了溃烂，她就用滴管一滴一滴地喂水。为了能使患者的精神放松，她经常陪患者聊天，患者的眼睛里重新点燃了光彩。在患者生命的最后时光，她给予了患者尊重与慰藉。

工作任务：
1. 请分析，关小瑛身上体现了什么医学道德品质？
2. 作为一名护理、助产专业学生，你觉得应该如何培养自己的医学道德？

第一节 伦理的相关概念

道德无处不在，无时不有。随着社会进步和历史变迁，道德的内容得到不断丰富和发展。无论社会如何发展，道德主线的目的不会发生变化。各行各业都有道德规范和要求，医学作为救死扶伤、防病治病的高尚职业，医学道德显得尤为重要。

一、道德与伦理

（一）道德

1. 道德的含义 从中文字源上看，"道"和"德"最初是分开使用的，"道者，路也，"表示行人之路，后引申为表示事物运动变化的规则、规律和做人的道理。"德"原意是表示正道而行、直目无邪。从周代起，"德"字演义为不仅要外得于义理，还要内得于己，即"德者，得也"。道和德二字连用始于春秋战国的《管子》和《荀子》。荀子所著《劝学》记载："礼者，法之大分，类之纲纪也。故学至乎礼而止矣。夫是之谓道德之极。"

马克思主义认为，道德是由经济基础决定的上层建筑和特殊的社会意识形态，是通过社会舆论、传统习俗和内心信念来维系的、对人们行为进行善恶评价的心理意识、原则规范和行为活动的总和。

道德包括道德意识、道德规范和道德实践三个要素。道德同政治、法律等上层建筑一样，是由经济基础决定的，这是道德的一般本质。道德还具有特殊本质，是一种内化的非制度化的规范，具有极强的实践性。

2. 道德的起源 在人类伦理思想史上，各个学派对道德起源问题各持己见，各具不同观点。主观唯心主义者认为，道德是先验和纯理性的产物，是人们与生俱来的善良意志和良知，称之为天赋道德论；旧唯物主义观点认为，道德起源于人的某种情感或欲望，道德是动物合群感或其本能的简单延续和复杂化等。

马克思主义的道德观把道德的起源置于一定的经济关系之中，科学地解决了道德起源问题。唯物史观认为，道德是人们社会生活实践的产物，其存在的客观条件是社会实践把人们联系起来形成复杂的社会关系，其主观条件是在社会实践中人的自我意识的产生。因而，随着社会生产实践的变化，道德观念和道德标准也会不断变化发展。

3. 道德的特征

（1）阶级性与全民性的统一：道德的阶级性指在阶级社会或有阶级存在的社会中，道德反映不同阶级的经济地位和阶级利益，各阶级有不同的善恶意识和行为规范，为本阶级的利益服务。道德的全民性指即使在阶级社会或有阶级存在的社会中，道德也反映全社会所有成员的共同利益，具有某些统一的善恶意识和行为规范，以此来调节全民参与的社会公共生活。如古今中外都用扶老携幼、见义勇为、言而有信、遵守公共秩序等良好的道德规范来调节人们的社会公共生活。道德总是阶级的道德，不过阶级道德中或多或少包含着全民道德的成分，即道德的阶级性与全民性是统一的。

（2）变动性与稳定性的统一：道德的变动性指不同的历史时代，由于经济关系的性质不同，生产力发展的水平、文化背景及社会的具体条件也不同，因而具有不同性质的道德。道德的稳定性指道德除了随人类社会的发展变化外，还有继承性和保守性。道德变动性中蕴含着相对的稳定性，稳定性中孕育着变动性，传承中有发展并不断地完善，道德的变动性与稳定性是辩证统一的。

（3）自律性与他律性的统一：道德的自律性指道德的本质、功能和力量最终以主体自我道德教育、评价、修养等方式实现，具有将外在的规范内化为自身的信念，从而养成高尚人格的性质。道德他律性指通过外部的道德教育或道德影响，客观的道德评价标准等形式，来提高人们道德素质的过程。对于一个人来说，道德自律是基础，他律是条件，缺一不可，道德的自律性与他律性是统一的。

（4）现实性与理想性的统一：道德的现实性指道德产生于社会生活实践，由现实经济关系决定和制约，受政治、法律、文化等上层建筑、意识形态的影响，而且必须适应社会的现实需要和大多数人的觉悟程度。道德的理想性指道德反映社会的发展趋向，引导人们积极向上并达到人格完善。

道德的现实性是道德理想性的基础,而道德的理想性又是道德现实性的升华,二者是统一的。

4. 道德的主要功能　道德的功能指道德作为社会意识的特殊形式对于社会发展所具有的功效与能力。主要体现在它是处理个人与他人、个人与社会之间关系的行为规范及实现自律的一种重要的精神力量。

道德的功能主要包括认识功能、规范功能和调节功能。道德的认识功能指借助于道德观念、道德标准和道德理想等特有方式,帮助人们正确认识社会道德生活的规律和原则;正确认识自己与他人、社会的关系,以及对家庭、社会、民族、国家和环境应负的责任或义务,使人们的道德选择、道德行为建立在明辨善恶的认识基础上,从而正确选择自己的道德行为,积极塑造自身的善良道德品质。道德的规范功能指在正确善恶观的指引下,规范人们在职业领域、社会公共领域和家庭生活领域的行为,并规范个人品德的养成。道德的调节功能指通过评价、示范和劝诫等方式指导和纠正人们的行为,从而协调社会关系和人际关系逐步达到完善和谐。

(二) 伦理

《说文解字》记载:"伦,从人,辈也,明道也;理,从玉,治玉也。"由此,我们可以知道,"伦"本义为辈分、人伦,以此又引申出群、类、序等含义,以表示各种不同辈分间的道德关系。"理"本义为玉石的纹理,又引申为"治玉"的意思,具有分别、条理、道理、治理等意义。

"伦理"二字连用,始见于我国战国至秦汉时期的《礼记·乐记》"乐者,通伦理者也。"这里的"伦理",虽有伦类、条理的一般意义,但主要是指当时的道德关系。西汉初年,人们开始广泛使用"伦理"一词。伦即人伦,也就是合理的人际关系;伦理即人伦之理,也就是调整人类关系的条理、道理、准则。

一般情况下,人们习惯于把道德与伦理视为同义词,二者都指人们的行为规范,强调社会生活和人际关系要符合一定的准则,使社会生活和谐有序。但也有区别,道德一般指道德现象,侧重于实际的道德规范、道德行为和具体的道德实践。而伦理是道德现象的系统化和理论化,是对道德现象的概括、总结和提升,侧重于道德理论的研究。

二、职业道德与医学道德

(一) 职业道德

1. 职业道德的概念　职业指人们由于社会分工和生产的劳动分工,而长期从事的、具有专门业务和特定职责的,并以此作为主要生活来源的社会活动。职业道德指从事一定职业的人们在其特定的工作或劳动中所形成的行为规范的总和,是所有从业人员在职业活动中应该遵循的行为准则,涵盖了职业与职业、职业与职工、职工与服务对象之间的关系。职业道德不仅指一种行为要求,而且还包括本行业对社会所承担的道德责任和道德义务,维护的是社会秩序或职业秩序。

2. 职业道德的内容　职业道德是职业活动的有机组成部分,其内容主要包括职业态度、职业理想、职业责任、职业技能、职业纪律、职业良心、职业荣誉感及职业作风。在现代社会,职业成为体现人际平等、人格尊严及人生价值的重要舞台。2019 年 10 月《新时代公民道德建设实施纲要》印发,指出推动践行以爱岗敬业、诚实守信、办事公道、热情服务、奉献社会为主要内容的职业道德,鼓励人们在工作中做一个好建设者。

> ### 知识链接
>
> #### 《新时代公民道德建设实施纲要》
>
> 总体要求:要以习近平新时代中国特色社会主义思想为指导,紧紧围绕进行伟大斗争、建设伟大工程、推进伟大事业、实现伟大梦想,着眼构筑中国精神、中国价值、中国力量,促进全

体人民在理想信念、价值理念、道德观念上紧密团结在一起，在全民族牢固树立中国特色社会主义共同理想，在全社会大力弘扬社会主义核心价值观，积极倡导富强民主文明和谐、自由平等公正法治、爱国敬业诚信友善，全面推进社会公德、职业道德、家庭美德、个人品德建设，持续强化教育引导、实践养成、制度保障，不断提升公民道德素质，促进人的全面发展，培养和造就担当民族复兴大任的时代新人。

3. 职业道德的特征　职业道德同职业活动紧密联系，是符合职业特点和要求的道德准则、道德情操与道德品质的总和。

（1）**在范围上，职业道德具有行业性**：不同的职业有不同的职业道德要求。教师的职业道德要求"教书育人"；医务人员的职业道德要求"救死扶伤"；商业人员的职业道德要求"诚实守信"。无论人们从事哪种职业，都是社会活动的有机组成部分，社会对各行各业又有共同的职业道德要求，如爱岗敬业、精益求精、公正廉洁、见义勇为等。

（2）**在内容上，职业道德具有稳定性**：世代相袭的职业传统会形成比较稳定的职业心理和职业习惯。每一种职业的社会责任和义务，职业服务的对象、手段和方式等，在不同时代具有相同或相似性，每一种职业的从业者总会从前人那里获得合理的职业道德观念，以确保职业活动的顺利进行，这就决定了职业道德的内容要保持一定的稳定性和连续性。

（3）**在形式上，职业道德具有多样性**：不同的职业都有自身的职业道德规范。形式简明实用，内容丰富多样。如通过规章制度、工作守则、生活公约甚至漫画标语等灵活多样、简洁易懂的形式帮助人们养成良好的道德习惯。有些职业道德规范同时又是行政管理制度或技术操作规范的要求，其操作性和实用性更强。

（二）医学道德

1. 医学道德的含义　医学道德指医务人员在医疗保健等卫生服务的职业活动中应具备的品德，简称为医德。它是职业道德的一种，是一般道德在医学领域中的具体体现，是医务人员在预防、医疗、护理、保健、康复等卫生服务的执业活动中应遵循的道德规范和应具备的道德品质。医德是在医疗卫生工作实践中形成的并依靠社会舆论和内心信念指导的，用以调整医疗卫生人员与服务对象之间、医疗卫生人员之间相互关系的行为规范的总和。

2. 医学道德的特点　医学道德除了具备职业道德特征外，还具有实践性、继承性、全人类性。

（1）**实践性**：医学道德的形成、发展与完善离不开长期的医学实践活动，其各种原则、规范体系是对医学实践活动的具体要求和反映。医德教育、医德修养的内容、形式、目的既源于医学实践又归于医学实践。因此，实践性是医学道德最基本、最重要的特征。

（2）**继承性**：在历史发展的长河中，医学作为人类同疾病斗争的工具，积累并形成了大量的医德精华，伴随着稳定的医学职业传承下来，为后世医家所遵循和继承。如治病救人、关心患者疾苦、尊重患者人格、实行医学人道主义等古自至今都是医学道德的宗旨和要求。因此，继承传统医学道德精髓、完善当今医学道德体系是医学道德思想发展的显著特点。

（3）**全人类性**：预防疾病、治愈疾病、维护健康是人类共同的愿望。几千年来，医学承担着人类同疾病斗争的重要职责，始终为全人类的健康服务。医学事业是人类共同的事业，任何时候、任何医务人员都应把人的生命放在第一位。救死扶伤、实行医学人道主义是全世界医务工作者共同的基本道德原则。

3. 医学道德的作用

（1）**维护作用**：医学的目的是维护人的身心健康。医德水平的高低直接影响着人们的生活和生命质量。只有医德高尚、技术精湛、关心患者、爱岗敬业并具有高度责任感的医务人员，才能真正成为维护人类健康的守护者。

（2）**协调作用**：医务人员在医疗服务过程中，遵守医德规范以及各种具体原则，团结协作，调节并处理好各种关系，才能够让医患双方齐心协力，战胜疾病，维护人类健康。

（3）**约束作用**：道德是一种内化的自觉行为修养。医务人员高尚的道德修养表现在把为人民服务、救死扶伤、发扬人道主义精神作为自身的义务和责任，从而形成一种自觉的医学行为。

（4）**促进作用**：医学道德是一种特殊的意识形态，既是医疗实践的产物，又能反作用于医学实践，促进医学事业的发展，对于社会道德风尚和精神文明建设具有重要意义和作用。

三、伦理学与护理伦理学

（一）伦理学

1. 伦理学的概念　伦理学是关于道德的科学，是通过对人类道德生活进行系统思考并研究道德的起源、本质和发展规律的科学，是对道德生活的哲学概括，是道德现象的系统化与理论化。伦理学作为一门独立学科，一般认为亚里士多德所著的《尼各马可伦理学》是伦理学产生的标志。在我国，先秦诸子百家的论著介绍了大量关于人生道德、伦理的内容。清末民初，我国学者严复译著了《进化论与伦理学》，将"伦理学"的概念及其学科引入我国。

2. 伦理学的分类　伦理学分为两大类，即规范伦理学和非规范伦理学。规范伦理学又分为普通伦理学和应用伦理学；非规范伦理学又分为描述伦理学和元伦理学。

（1）**普通伦理学**：它是伦理学的主体或核心。围绕着道德价值、道德义务和道德品质展开其理论形式，确定其道德原则等。其任务在于探索为了实现"好的生活"所应遵循的正确的道德行为准则，是对道德观念和道德判断以及道德原则的合理性进行系统的研究，并给出理由来说明采取这些原则或培养这些德行的必要性。

（2）**应用伦理学**：它的任务是应用普通伦理学的理论和原则解决特定领域的伦理问题，分析现实社会中不同分支领域里重大问题的伦理维度，为这些问题所引起的道德悖论创造一种对话平台，从而为赢得相应的社会共识提供理论支持。应用伦理学的目的在于探讨如何使道德要求通过社会整体的行为规则与行为程序得以实现。如应用于经济领域的为经济伦理学，应用于政治领域的是政治伦理学，应用于护理领域的是护理伦理学等。

（3）**描述伦理学**：它的任务在于对某一特定的文化共同体历史上存在着的道德定律与价值系统进行纯经验意义上的描述，并分析特定的地理气候环境、经济发展水平等对某种道德意识的形成与演变产生的影响。它对道德现象的研究既不涉及行为的善恶及标准，也不谋求制定行为准则或规范，只是依据其特有的学科立场和方法对道德现象进行经验性描述和再现，又称记述伦理学。

（4）**元伦理学**：它主要是从语言和逻辑的角度，采用分析的方法研究伦理，对伦理学中的术语或概念进行分析。它一方面分析道德语言，如对伦理学中的重要范畴"善""义务""责任"等进行分析；另一方面分析道德体系的根据，或对道德体系作逻辑论证。但它不制定任何道德规范和价值标准。

3. 伦理学的研究对象　伦理学以道德现象为研究对象，不仅包括道德意识现象，而且包括道德活动现象以及道德规范现象等。伦理学将道德现象从人类活动中区分开来，探讨道德的起源、本质和发展，道德水平同物质生活水平之间的关系，道德的最高原则和道德评价的标准，道德规范体系，道德的教育和修养，人生的意义、人的价值和生活态度等问题。

（二）护理伦理学

1. 护理伦理学的含义　护理伦理学是以护士道德为研究对象的一门学科，是运用伦理学原理和道德原则解决和调整临床护理过程中护士与患者之间、护士之间、护士与社会之间关系的一门学科。它从道德价值观的角度审视护理行为，是护理学与伦理学相互交叉的学科，属于应用伦理学，具有医学道德的特点。

2. 护理伦理学与其他相关学科的关系

（1）**护理伦理学与护理学的关系**：护理伦理学是在护理学基础上依据职业道德要求建立起来的，担负着教育培养护理人员高尚的护理道德的主要任务。护理伦理学与护理学有着密切的联系，均以维护、促进人类健康为目的，但又各有特定的研究对象和内容，相互影响，相互渗透。

护理事业的发展，离不开护理伦理学的支持和保证。护理学的发展，也为护理道德奠定了新的物质、技术基础，同时对护理道德提出了更高的要求。

（2）**护理伦理学与护理心理学的关系**：护理心理学主要是研究人的心理现象及其规律的科学，侧重研究护理活动中的各种环境因素对人们身心健康的影响，为护士提供患者在患病过程中的种种心理表现，为护理伦理学在研究护患关系的协调方面提供了科学依据。而护理伦理学则是侧重研究行为规范。二者关系密切，不可分离。

护理伦理学所涉及的护患、护际等关系直接影响患者及其他社会人群的心理变化，是护理心理学在医疗实践中运用的道德导向和道德依据。

（3）**护理伦理学与法律法规的关系**：在护理活动中，医德比法律法规发挥作用的范围广泛。法律法规仅适用于严重丧失医德的违法领域，而医德则适用于护理活动中的一切领域；法律法规依靠政治权力强制推行，而医德则依靠自律、社会舆论、人们的信念和传统习俗以及教育的力量来维持。二者研究对象不同，作用的范围也有区别，但它们都属于调整人们行为的规范，是行为控制的重要手段。两者相互作用、互相补充。护理人员具有良好的职业道德不仅是一种伦理要求，更是一种法律法规要求。

（4）**护理伦理学与医学社会学的关系**：医学社会学运用社会学的一般原理，着重探讨医学人际间的社会关系，把医务人员和患者分别作为不同的社会角色，研究其与医疗卫生保健及社会现象之间的关系，从总体上阐述和把握医药卫生人员与社会的关系。

医学社会学还研究与健康、疾病有关的社会环境的变迁、社会结构的功能、社会对策与措施、社会控制与评价等问题。二者都是以医学人际关系中的某些问题为研究对象，其共同使命都是通过对医学人际关系的研究，建立医学领域的正常秩序及其与社会之间的和谐。然而，两者又分别以不同的理论、方法，从不同的角度去研究医学人际关系，并以各自独特的研究方法和成果来实现上述使命。

第二节　护理伦理的研究对象和内容

护理伦理主要研究护理职业道德，护理伦理来源于护理实践活动，又服务于护理实践活动。它运用一般伦理学原理和道德原则调整护理实践活动中人与人之间关系。随着科学技术的不断进步和医学模式的转变，社会对护士的职业道德、职业态度和护理技能的要求越来越高。

一、护理伦理的研究对象

护理伦理是在医疗卫生服务过程中从事护理工作所应遵循的道德规范，主要体现在护理职业道德现象、护理职业道德关系及其发展规律这三个方面。

（一）护理职业道德现象

护理职业道德现象是人们在护理实践活动中特殊道德关系的具体体现，主要由护理职业道德的意识、规范和活动三个部分构成。护理职业道德意识指护士在处理护理职业道德关系实践中形成的心理及护理职业道德思想、观念和理论的总和；护理职业道德规范是评价护士行为的道德标准，是判断护理职业道德活动善恶、荣辱、正义与否的行为准则；护理职业道德活动指在护理领域中，人们按照一定的伦理理论和善恶观念采取的伦理行为、开展伦理活动的总和。

（二）护理职业道德关系

护理职业道德关系是在护理实践活动中所形成的特殊人际关系，主要包括护士与服务对象、护士与其他医务人员、护士与社会、护士与医学科研之间的关系。

1. 护士与患者的关系　护士与患者及其家属之间的关系称为护患关系，是护理领域所有关系中的首要的、最基本的关系，也是护理伦理研究的核心问题。这种关系是服务与被服务的关系，只要存在护理活动，就必然产生护患关系。这种关系的和谐、协调与否，直接关系到患者健康和护理质量的高低，影响着护理秩序、护理质量乃至社会主义精神文明建设。

2. 护士与其他医务人员的关系　在护理工作中，护士与护士、医生、医技人员、行政管理人员以及后勤人员之间有着广泛和密切的联系，构成了一个有机整体，是护理伦理研究的重要内容。他们之间相互尊重、相互信任、相互支持，协作水平的高低直接影响到护理工作的正常开展及整体护理质量。

3. 护士与社会的关系　护士属于医务人员，也是社会的一员，而护理工作本身就是一种社会活动，一切护理活动都是在一定社会关系中进行的。因此，护士在患者恢复健康、社会保健服务的过程中，不仅需要照顾患者的局部利益，更要考虑到整个社会的公共利益。当患者的局部利益与社会的公共利益发生矛盾时，护士不仅要履行对服务对象的健康责任，还要承担起对他人、对社会的责任和义务。

4. 护士与医学科研的关系　在临床护理中，作为一名护士既担负护理的任务，又有参与医学科研的权利，护理科学的发展以及医学高新技术在临床上的应用，势必带来许多道德难题，也都涉及护理行为与道德问题。因此，严谨的治学态度、实事求是的工作作风、对人民健康高度负责的精神及良好的医德医风，是护士在医学科研中应遵循的基本道德准则。

（三）护理职业道德规律

护理职业道德规律指隐藏在护理职业道德现象背后的、内在的、本质的必然联系。有什么样的护理道德思想，就有什么样的护理道德行为标准，就会产生相应的护理行为，影响到各种护理关系和护理实践活动。护理伦理的任务之一就是发现、认识护理职业道德的发展规律，以便人们更好地尊重规律、利用规律，在护理实践和护理研究中取得成效。

二、护理伦理的研究内容

护理伦理的研究内容十分丰富，概括起来主要包括护理伦理的基础理论、护理伦理的原则、规范和范畴以及护理伦理建设。这三部分内容存在着逻辑的一贯性，也构成了护理伦理的主要内容。

1. 护理伦理的基础理论　护理伦理的基础理论主要包括生命论、人道论与美德论、义务论和功利论、公正论和公益论等内容。

2. 护理伦理的原则、规范和范畴　护理伦理的基本原则主要包括尊重原则、有利原则、不伤害原则与公正原则。护理伦理的规范主要包括热爱专业、恪尽职守、尊重患者、一视同仁、举止端庄、文明礼貌、刻苦钻研、精益求精、互尊互学、团结协作、诚实守信、保守秘密、廉洁奉公、遵纪守法等。护理伦理的范畴主要包括权利与义务、尊严与价值、情感与理智、良心与荣誉、审慎与胆识等。

3. 护理伦理建设　护理伦理建设包括护理伦理教育的过程、原则和方法，提升护理伦理修养的目标和方法，护理伦理评价的作用、标准、依据和方式等内容。

第三节　护理伦理的发展和基础理论

护理伦理是在人类社会医学实践过程中，经过不断积累逐渐形成的，是社会道德的重要组成部分。不同地域、不同时期、不同国家，护理技术发展水平不尽相同。护理伦理的内容也呈现多姿多彩、百花齐放的状态。学习国内外护理伦理的发展历史，有助于我们借鉴和吸收古今中外优秀的护理伦理思想，推进我国护理伦理发展新篇章。

一、护理伦理的发展

（一）我国护理伦理的发展

我国传统医学有着数千年的历史，古代医家在防病治病方面积累了丰富的经验，对世界卫生事业的发展做出了巨大贡献。

1. 我国古代护理伦理　在我国传统医学中，医、护、药不分家，护理伦理与医学伦理水乳交融，共同发展。

早在原始社会时期，由于生产力水平低下，生活条件艰苦，人类时常受到野兽、寒暑、饥饿、风雪等来自大自然的威胁，受伤成为死亡和疾病的常见原因。人类在同死亡和疾病斗争的漫长岁月里，发现和掌握了治疗伤痛的方法，如烤火可抗风湿、按压可治疼痛、草药可医内疾等。人们在长期的医疗护理实践活动中，产生了热爱生命、关注生命的朴素情感。这一阶段，我国传统医德思想出现了萌芽，并产生了丰富的生命伦理文化，体现出生命伦理的文化意涵。进入奴隶社会后，医学水平有了进一步的提高，产生了传统道德观念，同时也提出了具体医德，如"礼""孝"等，对后来的医德思想产生了深远的影响。约成书于战国时期的《黄帝内经》是我国最早的中医理论著作、医学经典著作，明确提出了医生应有的医德。

> **知识链接**
>
> ### 《黄帝内经·素问》中的医德
>
> 中医学历来强调医护人员品德修养，如《黄帝内经·素问》中关于医德有以下描述：
>
> 《素问·金匮真言论》："非其人勿教，非其真勿授，是谓得道……"
>
> 《素问·宝命全形论》指出针灸时："如临深渊，手如握虎，神无营于众物……"
>
> 《素问·著至教论》："而道上知天文，下知地理，中知人事，可以长久……"
>
> 《素问·示从容论》："若能览观杂学，及于比类，通合道理……"
>
> 《素问·方盛衰论》："持雌失雄，弃阴附阳，不知并合，诊故不明，传之后世，反论自章……"

随着社会进步，医学伦理思想也得到了极大丰富和发展，医德体系得到进一步完善和提高。特别是明清时期，医德思想向更加成熟、深刻的方向发展，并产生了独树一帜的新医德观念。这段历史时期可以看作是中国医德思想的深化与总结时期，在我国医德思想史上具有转折性意义。

2. 我国古代护理伦理优良传统　在医疗实践中形成的优良医德传统，内涵十分丰富，应辩证地、历史地总结这些珍贵的文化遗产，这对于继承和发扬祖国医德的优良传统，具有十分重要的意义。

（1）**仁爱助人、赤诚济世**：**"仁""爱"**思想是我国文化的精华，古代医家继承**"仁""爱"**思想，视医术为**"仁术"**，即医学是一门**"救人生命"**的技术。医家必须对人、对生命具有高度的仁爱精神。**"济世"**即济助世人。在我国优秀传统文化中，对人类生命的尊重历来被置于极其重要的地位。医家尊重生命，以用心拯救人的生命来成就自己的事业，同时也实现**"济世"**的崇高人生理想。仁爱救人、赤诚济世是传统医德的核心，古代许多医护人员都强调医家要具有**"仁爱"**的崇高思想境界。

（2）**一心赴救、不分贵贱**：一视同仁是仁爱救人的基本医德规范。许多医训都要求医家在为患者服务时，要具有谨慎小心、认真负责的工作作风，具有不畏艰苦的服务精神。

（3）**淡泊名利、清廉正直**：历代医家都反对借医技贪图名利。我国医学重义轻利，把淡泊名利、清廉正直作为医家必备的道德品行。强调医者要有善良之心，不可存私欲邪念。医护工作者在行医中必须具有清廉的道德、正直的品格，廉洁奉公，杜绝名利。

（4）**精勤不倦、博采众长**：医学是一门不断发展的科学，医学技术是否高超、知识是否广博直接关系到患者的生命。因此，医护人员必须学而不倦、勤学苦练、博学多闻、坚持不懈，这是医德的重要内容，更是我国医德传统的突出体现。医术精湛是医生必备的首要条件。《素问》《灵枢》《神农本草经》等都强调医者要涉猎群书，汲取各家之长。

（5）**医行庄重、正己正物**：医者的言行举止直接影响着患者的健康，关系到患者的信任问题。医家德行外现于言行举止，内要注重品行修养。

（6）**谦和谨慎、尊重同道**：我国传统医德注重行医处事谦虚谨慎，同道之间要互尊互学，不断提高医技，反对骄傲妒忌，败坏医德。

3. 我国近、现代护理伦理　19 世纪后半叶，护理伦理逐渐成为一门独立的学科。1918 年，第四届全国护理大会将护理伦理列为护士的必修课。1932 年 6 月，由我国近代医护伦理学的先驱、知名医学教育家宋国斌主编的《医业伦理学》出版，表明我国已由传统医德学进入近代医护伦理学阶段。

在新民主主义革命时期，解放区非常重视护理工作。1928 年，第一所红军医院在江西井冈山成立，医院已配备了护士。1941 年 5 月 12 日，中华护士会延安分会成立，毛泽东同志为大会题词"护士工作有很大的政治重要性"，肯定了护理工作的重要性和重要地位。1942 年 5 月，毛泽东同志专门为护士题词"尊重护士，爱护护士"。在抗日战争和解放战争期间，护理条件十分艰苦，护理人员完成了大量救治伤员和保护人民健康的艰巨任务，表现出的高尚职业道德，成为我国护理职业道德的重要内容。

中华人民共和国成立后，党和国家十分重视护理工作，护士队伍日益壮大，护理教育和护理管理不断规范，护理伦理也得到了前所未有的发展和完善，形成了全心全意为人民服务的高尚道德风尚。

在 2008 年 1 月公布并于 2020 年 3 月修订的《护士条例》里，对护士义务做了明确要求，极大促进了护理伦理的建设与发展。2009 年 2 月，中华医学会医学伦理学分会护理伦理专业委员会成立，标志着护理伦理的学科地位得到认可。2020 年中华护理学会和中国生命关怀协会人文护理专业委员会共同制定了《中国护士伦理准则》。在数次大型自然灾害救护、抗击传染病的过程中，护理人员所表现出的无私利他的美德，为全国人民所赞颂，他们用实际行动展现了崇高的护理职业道德风范。

（二）国外护理伦理的发展

古希腊医学家希波克拉底创立了西方古代医学体系，还创立了医学道德规范体系。《希波克拉底誓言》是希波克拉底医学道德思想的突出表现。他认为，医生不仅要有良好的仪表和内涵，诚实守信，而且医生的行为不可轻率和冲动，应依据行医准则做事，纠正不当行为，以维护医学职业的荣誉和地位。古罗马对医学道德很早就提出了要求。如盖伦认为"作为医生，不可能一方面赚钱，一方面从事伟大的艺术——医学"，提出了轻利的伦理思想等。

欧洲文艺复兴以后，人们对医护伦理的研究逐渐转向以人为核心。随着时间的推移和时代的进步，人类护理伦理思想也在不断发展和进步。现代护理的创始人弗洛伦斯·南丁格尔，于 1860 年在英国的圣托马斯医院创办了世界上第一所护士学校——南丁格尔护士训练学校，标志着护理作为一门学科被确定，近现代护理伦理思想也随之形成。她的代表作《护理札记》是护理伦理的奠基之作，内容丰富，处处蕴含着护士对患者的关心和爱护，尤其是关于病房通风、温度、环境，对患者的尊重、隐私保护、多样化服务，以及护士个人卫生和同事合作等内容都是护理伦理思想的体现，她从护理的对象、护士的地位和作用方面阐述了护理道德的重要性。1893 年，美国护士格瑞特编写了《南丁格尔誓言》，是护士遵守的职业道德准则。1953 年，国际护士协会（ICN）首次通过了《护士伦理学国际法》，经过多次修订，2000年修订为《国际护士协会护士职业道德准则（2000年）》。之后各国护理组织开始重视护士在工作中遇到的伦理问题，并相继出台相关文件，如2015年美国发布了新版《护士伦理守则》，阐述了护理人员在工作中的伦理问题。

二、护理伦理的基础理论

护理伦理的基础理论是由护理和伦理理论相互结合而形成的一门应用性学科。它是在护理活动过程中逐渐产生和发展起来的，是每一个护士必须掌握和用来指导工作的理论。护理伦理的基础理论主要包括生命论、人道论与美德论、义务论和功利论、公正论和公益论等。

（一）生命论

生命论是关于人的生命本质和意义的理论。人们对于生命本质和意义的认识程度是随着社会进步和医学发展不断变化的。在社会发展的历史进程中，人们逐步形成了生命神圣论、生命质量论和生命价值论。

1. 生命神圣论　生命神圣论是强调人的生命至高无上，人的生命神圣不可侵犯的医学道德观。

医业作为一种独立的社会职业，从其产生之日起就有了明确的社会目标。古人将其概括为"使人生"，也就是救人生命、活人性命。古人将医业的社会含义定义为"医者，生人之术也"。很明显，从古至今，医学都是以维护人的生命和健康、防病治病为己任的，而人的生命在天地万事万物中是最珍贵的。在医护活动中，医学特殊的社会使命就向医者提出了必须热爱和尊重生命的基本要求，凡不具备这种素养者，不可以从事这种职业。如"医者，非仁爱之士，不可托也""医乃仁术""医以德为本，无德不为医"的这种要求不仅受到古代医学的重视，而且在当代医学道德中，生命神圣的观点也充分体现出来。

生命神圣论是人类社会发展到一定阶段的产物，在人类社会发展的早期，生产力水平极其低下，人类的生存受到恶劣的自然条件和社会条件的限制，生命常常受到侵袭和伤害。即使是这样，人们仍然感受到了生命的脆弱易失，萌发了生命可贵的意识。

随着医护实践活动的发展和进步，救死扶伤的行为才真正体现了人的生命至高无上，医护人员要具备珍爱生命、救助生命这样一种观念。生命神圣论强调生命至高无上和珍爱生命的观点，强调促进患者的健康是每位医护工作者的重要责任。

2. 生命质量论　生命质量论是以人的自然素质的高低、优劣为依据，衡量生命对自身、对他人和对社会存在价值的道德理论。生命质量论强调人的生命存在质量状态及其价值。

生命质量论认为，人的生命质量包括三个层面，即主要质量、根本质量和操作质量。主要质量指个体生命的身体或智力状态，这种状态能够满足个体自身的生理及生存的最基本的需要。根本质量指生命的目的、意义，以及与他人在社会和道德上的相互作用。操作质量指利用智商或诊断学的标准来测定智力和生理状况。生命质量论认为，护理工作的目的就是最大限度地减少患者的痛苦，提高患者生命质量，给患者带来幸福。凡是有助于实现这一目标的行为都是道德的。

3. 生命价值论　生命价值论是根据生命对自身、他人和社会的效用来决定医疗护理措施的伦理理论。生命价值论主张以个人对他人、对社会的作用及意义大小作为标准，确定其生命的意义。

生命的价值主要体现在两个方面：生命的内在价值和生命的外在价值。人们总是从这两个方面来判断生命价值高低或大小。生命的内在价值指生命的自我价值，即生命质量，是生命具有的潜在的创造能力或劳动能力，是判断生命价值的前提和基础。生命的外在价值指把内在价值发挥出来，为社会创造物质和精神财富的社会价值，也就是指个体生命对他人、对社会产生的意义。

生命的内在价值是外在价值的基础，外在价值是内在价值的表现，二者不可分割。生命的内在价值不断转化为外在价值，外在价值不断丰富内在价值。生命价值论强调生命神圣和生命质量的统一，把生命的物质价值、精神价值和人性价值作为衡量生命个体效益和社会效益的尺度。

（二）人道论与美德论

1. 人道论 人道论是研究人道主义的一种理论。该理论认为人的生命是无价的和至高无上的，人的权利、尊严、价值和自由必须得到尊重，这是一般的人道思想。人道论告诉我们，任何一个人都应该享有相应的权利和尊严，并得到充分自由的发展。

医学人道论指在医疗过程中，特别是在医患和护患关系中，表现出来的同情和关心患者、尊重患者的人格和权利、维护患者利益、珍视患者生命价值和质量，以人为本的人文伦理思想和权利观念。它是人道论在医学领域的特殊应用。从古至今，多数医学家都是用仁爱之心对待患者，将济世救人作为自己医学行为准则。

医学人道论的核心内容包括以下四点：

（1）**尊重患者的生命**：这是医学人道论最基本的思想。要求医者应当珍爱生命，尊重患者的价值与权利，尽力救治患者。人的生命是宝贵的，故医护人员要珍爱生命，尊重患者的价值和权利，尽力救治患者。

（2）**尊重患者的人格**：一是患者不仅具有正常人的权利，而且还有一些特殊的权利；二是尊重患者人格是提高医护质量和效果的必然要求。

（3）**尊重患者平等的医疗权利**：人人享有医疗保健权利，这是医学人道论基本主张和重要目标。医疗中要让每个患者都能得到人道的、平等的救治。

（4）**尊重患者的生命价值**：现代医学观认为，患者是具有生物、心理、社会三重属性的人，不是没有生命的"物体"。医护人员在尽力挽救患者生命的同时，也要重视患者的生命质量，更要重视患者的生命价值，对患者极端地负责任。不仅对患者及家庭承担责任，更要注重对人类群体和社会承担责任。在护理领域，人道论对护士提出了更高的要求，护士既要尊重患者的生命及生命价值，不能轻易地放弃患者生命，又要尊重患者的权利和人格。

2. 美德论 美德论是研究人应该具有的完美道德品质，以及如何培养和形成完美道德品质的伦理学理论。美德论是传统伦理学中最古老又最具权威的基本理论。医护工作者要继承中华民族的传统美德，不断提高自身的道德水平和境界。医学美德是医护工作者应当具备的完美品德，包括仁慈、公正、忠诚、审慎、廉洁、进取和奉献七个方面的内容。医护工作者要在工作中培养不计较个人得失、全心全意为患者服务的精神。

医护工作者优秀的道德品质是在长期的医疗实践中培养而形成的，是基于他们对医学道德原则和规范的认识，经过培养和锻炼，在行为中表现出来的具有稳定性的行为习惯和倾向。医德品质的培养要通过医德理论的学习，美德情感的陶冶，医德意志的锻炼，医德信念的确立，逐渐养成良好的医德行为习惯。

（三）义务论与功利论

1. 义务论 义务论是关于义务、责任和应当的理论。护理伦理中的义务论指医护人员在医护过程中应该遵循何种道德责任，具体指护士应该做什么，或者不应该做什么以及如何做才是符合道德的。无论从理论角度或者是从实践角度来看，"应当"问题都必然是护理伦理学自始至终关注的重要而现实的问题。当"应当"成为具体的护理道德要求时，它必然会转化成普遍适用于一切护理工作者的道德义务和道德责任。而道德义务是人们在道义上应负的责任，是以一定的道德原则和规范作为道德责任，向人们提出要求，并约束人们的道德行为。

2. 功利论 功利论是一种以行为的效果作为判断人的行为善恶依据的伦理理论。它强调效用原则，在行为的道德评价依据方面，功利主义是最典型的效果论。功利主义认为一个行为是否正当，是由该行为所产生的善或恶的后果所决定的。因此，对人的行为善恶进行评价的依据，只能看行为的结果。功利主义伦理思想方法是一种以实际利益、功效等实质性内容作为道德价值评判根据的伦理思想方法。功利主义认为，能够给别人带来快乐的行为是利他主义的功利论，否则就是利己主义的功利论。在护理实践中,功利主义指在履行护理义务时,强调患者及其家属的最大利益和幸福,在坚持患者利益第一的前提下,取得集体和社会以及个人正当利益。

(四) 公正论与公益论

1. 公正论 公正论是一种强调医疗卫生领域的社会服务要体现公平、均衡与效益的伦理理论。医学公正论强调健康公益,主张合理地兼顾医疗卫生领域中多元主体的健康利益、坚持医疗卫生资源分配的正义性和医疗卫生服务公平性,这是现代医学及医患关系发生的深刻变化在医学伦理学理论上的必然表现。医学公正论主要内容包括医学事业的公益性和医疗卫生服务的公平性。医学公正论是现代医学伦理学的基本理论之一,在卫生政策伦理、医疗卫生资源分配伦理、医院管理伦理等领域中的作用不断凸显,也将在医疗保健、基本医疗、医院公益性改革实践中不断完善和发展。

2. 公益论 公益论从社会和人类的利益出发,主张在医疗过程中合理分配利益,用公正的态度对待社会每一位成员,自身行为应符合患者、社会成员及子孙后代利益。它是社会公益与个人健康相统一的医学伦理理论。它强调社会公众利益,主张人们在进行道德评价时,要以社会和全人类的现在与未来的利益为出发点,从整体和长远的角度,分析评价人们的行为和后果,符合人类长远利益和整体利益的才是道德的。其内容主要包括医患群体公益、社会公益、人类公益和子孙后代公益。在医护实践过程中,公益论强调以社会公众的健康为原则,使社会公益与个人利益相统一的道德观念。

第四节　学习护理伦理的意义和方法

一、学习护理伦理的意义

(一) 有利于为社会培养德才兼备的护理人才

通过学习护理伦理,学生可以系统地了解和掌握有关医德知识、原则和规范,从思想上、行为上重视加强医德修养,在医护实践中规范自己的行为。事实证明,只有医德高尚的护理人员,才能正确地处理好护患关系、护际关系,才能刻苦钻研专业知识和技能,才能抵御不正之风的侵袭。因此,护理人员要认真学习护理伦理学,提高自身道德素质,做德才兼备的护理人才。

(二) 有利于提高护理管理水平

医疗质量问题是医院的首要问题。影响医疗质量的因素有很多,包括医院设备条件、医务人员的技术水平和医务人员的医德水平等。其中,护理人员医德水平的高低是至关重要的因素。因此,加强护理伦理的学习和教育,有利于培养护理人员的道德责任感、道德情感和道德意志,使之不仅要把热爱科学、热爱医学科学、掌握医学科学知识和技术当成自己的权利,更应看成是自己义不容辞的光荣义务,把刻苦钻研业务、在技术上精益求精以及严谨求实的工作作风等作为重要的职业道德规范去遵循。从而实现在护理服务工作中技术与伦理的统一,不断提高护理行为的效率和效果。

(三) 有利于推动护理高质量发展

全面推进健康中国建设对护理事业发展提出了新要求。护理事业需要紧紧围绕人民健康需求,构建全面全程、优质高效的护理服务体系,不断满足群众差异化的护理服务需求。学习护理伦理,能够强化护理人员人文关怀能力,树立以人民健康为中心的信念,提高全方位全周期健康服务与保障能力,持续深化优质护理,推动护理高质量发展。

二、学习护理伦理的方法

(一) 坚持辩证唯物主义的方法

护理伦理以护理领域中的道德现象等作为自己的研究对象,这种道德现象是一种历史文化范畴,有其独特的历史发展过程和社会文化特征,受一定社会经济关系的制约,而且受社会政治、经济、哲学等思想的影响。因此,学习护理伦理,只有从一定的社会历史条件出发,坚持辩证唯物主义和历史唯物主义的世界观和方法论,才能全面、系统、发展地分析护理道德问题,才能对医德意识、医德现象和医德关系做出正确的结论,才能正确认识社会主义医德的本质和发展规律。只有运用批判继承的方法对待古今中外医德遗产,才能真正丰富和建设社会主义护理伦理新体系。

(二)坚持理论联系实际的方法

理论和实际的统一是学习和研究护理伦理的基本方法。要始终坚持理论与实践、知与行的统一。为此,首先必须认真学习和研究护理伦理的基本理论及其相关学科的具体知识。其次,要坚持从实际出发,密切联系医学科学实际,密切联系医药卫生事业改革发展的实际,才能掌握护理伦理的精髓,做到学用结合,理论和实践的统一。

(钟会亮)

思考题

1.异物窒息的患儿经过某妇幼保健院医护人员一番紧急抢救,成功脱离生命危险。患儿家属执意要以礼表达对医护人员的感激之情、救命之恩。医护人员当场婉拒,表示"健康所系,性命相托,我们也感谢患者的深切信赖与真诚相待,希望携手前行"。请你从医学道德的层面,对医护人员的行为进行分析与评价。

ER 1-3

练习题

2.一位男性患者在遭遇车祸后陷入昏迷被送至医院,经诊断急需进行手术。但该患者意识模糊,身上未携带任何身份证明。医院报警后,派出所协助查找联系,但一时又无法联系到家属。在这种紧急情形下,请问医护人员应该怎么做?

3.请结合实际谈谈为何要学习护理伦理学?

第二章 | 护理伦理原则、规范和范畴

ER2-1

教学课件

ER2-2

思维导图

学习目标

1. 掌握尊重原则、有利原则、不伤害原则及公正原则的含义和要求；权利与义务、尊严与价值、情感与理智、良心与荣誉、审慎与胆识等范畴的含义。
2. 熟悉护理伦理基本规范、基本范畴的含义和内容。
3. 了解护理实践中出现伦理冲突的原因。
4. 能将护理伦理学基本原则、规范运用到临床护理实践之中。
5. 具有运用护理伦理学规范体系进行伦理思维并处理伦理难题的基本能力。

护理伦理规范体系是对护理实践中所有道德规范和行为准则概括的总和，对护士在临床的护理行为有重要的指导作用。护理伦理原则、规范和范畴构成了护理伦理规范体系，其中护理伦理原则起指导作用，护理伦理规范是护理伦理原则的具体体现，护理伦理范畴是护理伦理原则和规范的基础和补充。

案例导入

患者，女，70 岁，近半年因咳嗽、厌食、消瘦、无力收住入院，入院后行支气管镜检查无异常，CT 检查显示纵隔肿块，范围 110mm × 72mm，经 CT 引导下定位穿刺，病理检查确诊为胸膜间皮瘤，已无手术时机，行姑息性治疗。在此期间患者一直不断地向责任护士询问关于其诊断、治疗及预后的情况，但患者女儿要求责任护士对患者真实病情保密。

工作任务：
1. 责任护士是否应该告知患者真实病情，为什么？
2. 如果你是责任护士，应怎么做？

第一节 护理伦理原则

一、护理伦理原则的含义

所谓原则，是人们观察问题、处理问题的准则。伦理准则是任何一门专业不可或缺的核心价值标志，是特定专业与其所服务民众之间的一种社会契约，发挥着对于特定专业领域内全体成员的一般服务行为的指导功能。

护理伦理原则指护士执业过程中所应保持的职业领域所要求的职业理念、价值标准和行为规范中总的指导思想，是调节护士在护理实践中人际关系的最基本出发点，也是衡量和指导护理实践

活动的最高道德标准,为护理工作指明了方向,贯穿于护理实践的全过程,包括尊重原则、有利原则、不伤害原则和公正原则。

二、护理伦理原则的内容

(一)尊重原则

1.含义 尊重指在心态上尊敬或重视对方,继而言谈举止表现庄重,现已逐渐引申为平等相待的心态及言行。在护理活动中,护士与患者都是一种个体存在,彼此尊重、真诚相待并相互配合是实现护理目标的基础。

尊重原则(principle of respect)又称自主原则,狭义的尊重原则指护士应尊重患者及其家属的人格尊严,理解患者的原生文化、生活习俗、个性特征。广义的尊重原则不仅强调尊重患者及其家属的人格尊严,还包括尊重患者在不受外界干扰下自由作出决定的权利。其实现的前提:第一,护士对该权利的合理认同;第二,护患双方认可彼此关系的平等性,并能够建立平等的护患关系。在临床护理工作中,最能体现尊重原则的是知情同意,即患者能够完全理解并同意即将实施的诊疗和处置等。

2.意义

(1)尊重原则是现代护患关系发展的客观要求:整体护理观重视心理、社会因素对健康的影响,需要护士与患者进行平等、真诚的沟通,尊重原则确立了护理对象及护士工作的态度,促进护患双方理解配合,构建和谐的护患关系。

(2)尊重原则是保障患者健康利益的必要条件:护理活动的最终目的是维护患者的健康利益,作为护理主体,患者有权知晓并自主选择符合自己健康利益的护理行为。尊重原则强调护士对患者的尊重可以保障患者的知情权、选择权与同意权,是维护患者健康利益的必要条件和可靠保障。

3.对护士的要求

(1)尊重患者人格尊严:尊重原则的实质是尊重患者人格尊严和维护患者知情同意的权利。患者具有基本的人格尊严与人格权利,应该受到护士的尊重与维护。

维护患者的人格尊严主要表现:患者在接受诊疗服务时享有同健康人一样平等的人格尊严,不能因患病而受到任何歧视;患者的身体应该受到尊重,尤其生理缺陷不得受到嫌弃或嗤笑;患者的风俗与生活习惯应受到尊重;患者就医时不应受到怠慢。

此外,依据我国法律规定,公民享有生命权、健康权、身体权、遗体权、隐私权、名誉权、荣誉权、姓名权、肖像权等人格权利。患者作为公民同样享有上述权利,应该得到护士的尊重和维护。

(2)尊重并协助患者行使自主权:护患之间存在着专业知识的不对等性,因此需要护士协助患者获取相关信息,才能真正实现患者自主做决定的权利,即知情同意。

一般来说,护士应履行解释说明的义务,主动提供给患者适宜的环境和必要的条件,使患者充分了解与诊疗护理工作相关的信息,认真、仔细地倾听患者和家属的问题,正确解释、回答问题,尊重患者及其家属的自主性和决定权。

在护理活动中,知情同意应体现在护理的每一个环节。如患者入院时,护士向其介绍医院概况、住院注意事项、病房环境、护理流程图的设置等。在诊疗护理操作前,应向患者充分解释、说明,取得患者配合。在操作过程中,了解患者的感受并做出必要的处理,如暴露隐私部位前要先征求同意,同时做好保护工作;对一些创伤性操作,如穿刺、注射、放置导尿管等,则应向患者解释其必要性,取得患者同意。患者出院时及时告知出院后的注意事项,如用药情况、饮食要求、生活方式、复查时间等,畅通咨询渠道,如其有疑问,及时解答。

另外,在临床护理中,护士要维护患者知情权中的医护一致性,即护士告知患者或家属的信息应与医生告知的信息保持一致。

（3）正确处理患者自主与护士协助之间的关系：护士尊重患者知情同意的权利，绝不意味着放弃自己的责任。因此在协助患者行使自主权时，要注意以下几点：

1）判断患者是否适合行使自主权，自主权的使用并不适用于所有患者，仅适用于能做出理性决定的人，而对于自主能力较弱或没有自主能力的患者，如婴幼儿、严重智障者、昏迷患者等，不仅不应该授予其自主权，反而需要对其加以保护、监督与协助。

2）在特殊情况下，为维护患者的健康利益和社会利益，护士可以行使特殊干涉权。如患者昏迷、病情危急，需要立即进行处置和抢救，来不及获取患者家属知情同意；患者罹患不治之症，本人或家属将治疗权全权授予医护人员；昏迷患者需要急诊急救，无家属在场；患者或其家属所做的决定明显对患者的健康和生命有严重危害，或者家属的代理决定明显违背患者自己的意愿；患者患有对他人、对社会有危害的疾病而又存在不合理的要求和做法。

（二）有利原则

1. 含义 有利原则（principle of beneficence）又称行善原则，指护士始终把患者健康利益置于首位，并将其作为选择护理行为的首要标准，多为患者做善事。有利原则由两个层次构成：首先是低层次原则，即不伤害患者，这是有利的最低要求和体现；其次是高层次原则，即为患者谋利益，履行仁慈、善良或有利的义务，做善事，做好事，做有道德、有良心、有责任心的医护工作者。

2. 意义

（1）有利原则是生命神圣论的体现：没有生命就没有人类的一切活动，有利原则是实现生命质量和生命价值的基础。因而，尊重生命、保护生命，选择有利于生命健康的行为是护理道德的根本观念。

（2）有利原则是一切护理行为的目的：医疗卫生人员应当弘扬敬佑生命、救死扶伤、甘于奉献、大爱无疆的崇高职业精神，这要求护士从有利患者的角度出发，选择最优的护理方案，将患者的健康利益放在首位。

3. 对护士的要求

（1）树立为患者利益服务的观念：健康所系，性命相托。护理人员既要关心患者以生命和健康为核心的客观利益，如减轻病痛、恢复健康、节省医疗费用，又要关心患者主观利益，如合理的治疗需求，正当的心理、社会需求等。

（2）为患者提供优质的护理服务：在生物 - 心理 - 社会医学模式下，护士应将人文关怀与临床护理工作充分融合，贯穿生命全周期。如依据患者病情及特点择优选择和实施最有利的护理方案，最大限度地满足患者需求，尽力减轻患者的痛苦和不幸，积极做对患者有益的事；包括预防疾病、协助治疗、避免潜在的并发症，陪伴、倾听、安慰及指导患者和家属正确平和地面对疾病和生死等。

（3）全面权衡利害得失：护理人员在帮助患者时，要遵循"两利相权取其重，两害相权取其轻"和坚持公益的原则，将有利于患者、有利于他人、有利于社会有机统一起来，尽力达到对患者有利，同时不损害他人及社会利益。

（三）不伤害原则

1. 含义 不伤害原则（principle of non-maleficence）指护士在为患者提供护理服务时，应避免使其身心受到伤害。在临床医疗护理中，部分行为对患者的伤害是客观存在的，例如穿刺技术、电烧灼、手术切除病变部位、各种导管留置等。当以治疗为目的的医疗护理行为对患者的损害不可避免时，护士应充分考虑患者的受益与受损情况，权衡利弊，把伤害控制在最小范围和最低程度，力求以最小损伤取得最佳治疗效果。

不伤害原则的意义在于强调培养护士高度的责任心及严谨的职业意识与职业作风，努力使患者免受各种不应有的身体伤害、精神伤害及经济伤害。

2. 医疗伤害的种类

（1）**有意伤害与无意伤害**：有意伤害指医护人员主观上故意伤害患者或由于不负责任对患者造成了伤害；无意伤害指在进行正常诊治活动中对患者造成的间接伤害，如穿刺、手术治疗带来的创伤。

（2）**可知伤害与不可知伤害**：可知伤害指医护人员在采取医护措施之前就预先知晓对患者的伤害，如药物不良反应等；不可知伤害指虽经医护人员预测，但仍难以预料地对患者造成的伤害。

（3）**可控伤害与不可控伤害**：可控伤害指经过医护人员努力可以控制的伤害；不可控伤害指超出医护人员控制能力的伤害。

（4）**责任伤害与非责任伤害**：责任伤害指由于医护人员未尽到责任所导致对患者的伤害，如有意伤害、可知可控却未加预测与控制的伤害等；非责任伤害指并非由医护人员的责任心不强所导致的对患者的伤害，如无意伤害、可知而不可控伤害、意外伤害等。

3. 对护士的要求

（1）**杜绝责任伤害**：重视患者的利益，培养为患者利益着想的动机与意向，绝不能为了个人利益而滥用诊疗护理手段，坚决杜绝责任伤害。

（2）**减少可控伤害**：护士要具备扎实过硬的专业知识与技能，具有认真负责的态度，避免或减少由于技术不精或粗心大意给患者造成的可控伤害，保证患者健康和生命安全。

（3）**对护理措施进行伤害与利益评估**：对有危险或可能造成伤害的护理措施要进行评估，进行危险与利益或伤害与利益的分析，审慎考虑，选择利益大于危险或伤害的护理措施并预防潜在伤害的发生。

（四）公正原则

1. 含义 公正原则（principle of justice）指护士应公平公正地对待每一位患者，使有同样护理需求的患者得到同样的护理待遇。每一个社会成员都有平等、合理地享受卫生资源的权利，享有参与卫生资源的分配和使用机会的权利。公正原则包括形式公正和内容公正，主要体现于两个方面：人际交往的公正与医疗卫生资源分配的公正。在人际交往方面，患者与护士拥有平等的人格权利与尊严，护士应做到平等对待患者，一视同仁。在医疗卫生资源的分配方面，以公平优先、兼顾效率为基本原则，优化配置和合理使用医疗卫生资源。

2. 对护士的要求

（1）**公正地分配医疗卫生资源**：护士可以参与分配的医疗卫生资源主要指住院病床及稀有医疗卫生资源。护士在护理服务中应该把形式公正和内容公正有机统一起来，按照医学标准、社会价值标准、家庭角色标准、科研价值标准、余年寿命标准、个人意愿等综合权衡，在比较中进行筛选，以确定稀缺卫生资源享用者资格，做出公平正义、一视同仁的伦理决策，努力维护患者平等的医疗护理权利。

（2）**以平等的态度对待患者**：平等是公正原则的重要内容之一。在护理服务中，护士要树立平等观，对患者无论性别、年龄、肤色、外貌、地域、国籍、种族、信仰、贫富、社会地位等，都应一视同仁，尊重和关心每一位患者的人格、权利、正当的健康需求，尤其是对老年患者、精神病患者、残疾患者、婴幼儿患者等弱势群体，应给予更多的关怀。

（3）**公正地解决护患纠纷**：在护理工作中发生护患纠纷或护理差错事故时，护理管理者应站在公正的立场上，认真倾听患者主诉，深入分析，及时判断，合理解释，不偏袒任何一方，使纠纷妥善解决。

在护理实践中，大多数护理行为可以兼顾到多个护理伦理的原则。但在特殊情境下，各原则之间仍可能会发生矛盾与冲突，此时需要护士根据实际情况慎重考虑，将维护患者的利益放在首位，做出符合伦理的决策。

第二节　护理伦理规范

一、护理伦理规范的含义

规范是约定俗成或明文规定的标准。伦理规范指人们在一定的社会关系中普遍遵循的行为准则。护理伦理的基本规范指依据一定的护理伦理理论和原则制定的,用以调整护士人际关系及护士与社会关系的行为准则与道德规范的总和。由于其直接指导护士的护理行为选择,多采用简明扼要,易于记忆、理解和接受的形式,如《护士伦理学国际法》《国际护士守则》《护士守则》《中国护士伦理准则》等都更加强调护理专业应遵循的伦理原则,具有权威性和科学性。

护理伦理规范是对护理职业精神理性认知的结果,是护理伦理规范体系的重要组成部分,是实施规范护理管理的具体标准,也是培养护士护理伦理素质的主要依据,对提升护士职业素养具有重要意义。在护理实践中,护士只有以护理伦理规范认真指导和检验自身言行,才能使护理伦理规范内化,才能从他律转化为自律,从而提高和完善自己的护理道德人格。

> **知识链接**
>
> ### 《中国护士伦理准则》
>
> 依据我国《护士条例》的宗旨,参照国际护士会《护士伦理守则》的内容,结合我国卫生健康事业发展需要,中华护理学会和中国生命关怀协会人文护理专业委员会共同制定并于2020年10月25日发布了《中国护士伦理准则》。该伦理准则明确了护士职责和应遵循的伦理原则,旨在指导护士在专业行为、专业实践中作出符合伦理的决策,促进专业品格和人文素养的全面提升。
>
> 《中国护士伦理准则》在总则第三条明确了护士职责:为护理对象提供专业的关怀照护、病情观察、专科护理,协同医师实施诊疗计划,及时与医疗团队沟通,开展健康教育、心理护理、康复指导,协调社会资源,提供全方位、全生命周期的身心整体护理。并从护士与护理对象、护士与合作者、护士与专业、护士与社会、护士与环境、护士自身修养等方面作出具体规定。

二、护理伦理规范的内容

(一)热爱专业、恪尽职守

这是护理事业和人民健康利益的根本要求,是护士应有的首要伦理品质和职业精神,也是做好护理工作的动力和信念。只有内心真正热爱护理工作,才能真正尊重和爱护患者,用心工作,真正认识护理工作的价值和意义,激发强烈的责任感和事业感,自觉做好本职工作,牢固树立为护理事业奋斗的道德理想。恪尽职守要求护士在护理工作中时刻把患者的痛苦、生命安危放在首位,兢兢业业,踏踏实实,全心全意地为患者的身心健康服务。

(二)尊重患者、一视同仁

每个患者都有独立的人格,都有被尊重的需要。护士在护理工作中,应充分尊重患者的生命及其价值、人格及其权利,平等对待每一个患者。不能以个人的需求、价值取向、审美偏好等有选择地对待患者,厚此薄彼;也不可根据种族国籍、宗教文化差异、权力地位差异、性别年龄、美丑智愚、关系亲疏等有区别地对待,更不能歧视残疾患者及精神障碍患者。

(三)举止端庄、文明礼貌

得体的言行举止是护士自身良好素质和修养境界的体现,是取得患者信赖、构建和谐护患关系的第一步。因此要求护士着装规范,整洁大方;举止稳重,遇事沉着冷静;语言文明、亲切,富有感染力;态度热情,和蔼可亲;作风严谨细致,操作娴熟,动作轻柔等。这些行为能够使患者对护士产生信任和依赖感,特别是在危、急、重症患者面前,护士表现出的勇敢、坚毅、镇定、当机立断等非语言行为能迅速缓解患者及家属的恐惧、焦虑心理,取得患者及家属的配合。这对帮助患者建立康复的信心,促进其恢复健康,具有积极的意义。

(四)刻苦钻研、精益求精

精湛的护理技术是保障护理质量的核心,也是护士必须遵循的伦理准则。随着社会的发展和医学的进步,护理工作的内容和范围也不断扩大,这对护士的业务能力和整体素质水平提出了更高的要求,护理人员专业技术水平的高低直接关系到患者的生命质量。护士必须刻苦钻研,与时俱进,不断更新知识,熟练掌握各种护理技术和技能,增强岗位胜任能力,始终确保为患者提供高质量的护理服务。

(五)互尊互学、团结协作

这是现代医学发展高度分化、高度综合、高度社会化的客观需要,是保证护理工作顺利开展的需要,也是建立和谐护患关系的需要。此规范要求护士树立整体观念,围绕患者利益第一的原则,相互尊重,彼此平等,相互支持,理解宽容,相互学习,良性竞争,共建诚信、团结、合作、高效、和谐的医护患命运共同体。在工作中如果意见有分歧或发生了矛盾,应以患者利益为先,遵守各项规章制度,正确处理个人矛盾与患者利益之间的关系,以实事求是的态度和高尚的职业情感,相互协商解决问题。

(六)诚实守信、保守医密

诚信和保密是护士处理护患关系、社会关系时应遵循的基本伦理准则。体现了尊重患者的人格尊严和权利,能帮助护士树立良好的专业形象,建立和谐的护患关系。

(七)廉洁奉公、遵纪守法

要求护士依法行护,以德施护,遵守医疗卫生管理法律、行政法规、部门规章以及有关临床诊疗技术规范、各项操作规范及医学伦理规范,遵守护理规章制度和疾病护理指南等,合法开展护理工作。不以医疗护理手段谋取个人私利,不接受患者或家属的馈赠,更不可向患者索要钱物,务必保持清醒的头脑,维护护士的社会信誉和形象。

第三节　护理伦理范畴

在哲学理论中,范畴是反映事物本质属性和普遍联系的基本概念,是经过实践证明,并内化、积淀而成为人类的思维成果,具有高度的概括性和稳定性。作为一种辅助概念,每一个范畴都是人为创造出来并加以组织化的术语。

一、护理伦理范畴的含义

护理伦理的基本范畴是对伦理道德意识的抽象与高度概括,通过对护理伦理学科基本概念的强调来突出护理实践及行为的伦理性特征,是对护理伦理原则、规范的补充,也是将护理伦理原则、规范转化为护理伦理品质的直接环节。理解并领悟护理伦理基本范畴的真谛,是社会对护士的客观要求,有助于护士将抽象的伦理道德意识与具体可行的护理实践相结合,强化护士从护理实践层面上体悟到伦理道德对护理行为的价值与意义并将其内化为护士的伦理品质,这对强化护士的护理伦理观念、强化其责任心具有重要作用。

护理伦理基本范畴主要包括权利与义务、尊严与价值、情感与理智、良心与荣誉、审慎与胆识。

二、护理伦理范畴的内容

（一）权利与义务

1. 权利

(1) 护士的权利：根据相关法律法规规定，护士享有在其注册的执业范围内开展自主护理、维护人格尊严、得到职业保护、获得劳动报酬和进行职业晋升等方面的权利。护士正当的权利得到尊重和维护，可以提高护理职业声誉和社会地位，调动广大护士履行义务的积极性和主动性，有利于护士在维护和促进人群健康中发挥更大的作用。

(2) 患者的权利：患者的权利是患者患病期间所拥有的权力和应该享受的利益，又称患者权益。目前我国没有关于患者权利的专门法案，根据相关法律法规规定，患者的权利主要有安全保障、知情同意、人格尊严、获得赔偿等。在护理实践中，患者权利的实现，有赖于护患双方对彼此权利的认同和履行各自的义务来实现。例如，护士不履行解释说明的义务，患者对自身疾病知情的权利就不能得到实现。护士只有明确患者的权利和自己应尽的义务，才能在护理过程中尊重、维护患者的权利。

2. 义务

(1) 护士的义务：护士的义务指护士对患者、集体和社会所承担的责任，也是对护士行为的基本要求。据相关法律法规规定，护士负有如下义务：依法执业、及时告知、先行紧急救护、保护患者权益、参与公共卫生和疾病预防控制及突发事件医疗救护等。

(2) 患者的义务：患者的义务指在医疗卫生活动中，患者应该履行的责任。如就医时患者应尊重医护人员，遵守医院规章制度；配合诊疗，如实提供病情和有关信息；避免将疾病传播给他人；尊重医护人员及其劳动成果，支付医疗费用等。

患者的权利与护士的义务在总体上是一致的，护士履行自己的义务就是对患者权利的尊重。但有时患者的权利和护士的义务之间也存在不一致的情况，甚至可能发生冲突。冲突主要有两种情况：①患者的权利与护士的义务之间发生冲突。如患者有权拒绝治疗护理，但当这一行为属于选择失误而其后果会危害患者自身利益时，便与护士保护患者健康的义务发生冲突。②患者的权利与护士对他人和社会应尽义务发生矛盾。如法定传染病患者要求护士为其保密并尊重其隐私保护权，这会妨碍护士履行对社会的义务，可能会危及社会公众的利益。在这种情况下，护士应该妥善处理好各方利益关系，最大限度维护患者权利，同时兼顾社会公益原则，尽好自己的道德义务与法律义务。

（二）尊严与价值

1. 尊严　尊严主要表现为人格尊严。人格尊严是对人的价值和个体独特性的尊重，是人当之为人应该享有的地位、待遇、尊重的总和。其基本内容主要包括姓名权、肖像权、名誉权、荣誉权和隐私权。任何个人和社会组织都无权侵犯他人的人格尊严及其权利，护士与患者都具有人格尊严。

(1) 维护自己的尊严：护士应自尊自爱，即对自己的护理行为负责，做自己应该做的事，应该做的事努力做到。护士的自尊是推动其自强自立、有所作为、取得成就、创造价值的动力。

(2) 尊重患者的人格尊严：尊重并维护患者的尊严是护理工作的基本要求，也是护理活动顺利进行的前提条件。护士应把患者看作是具有与自己平等的人格主体地位的伙伴，尊重他们，为他们提供合理的护理服务，保护患者的隐私，并设计对患者个人需求敏感的照顾计划。

(3) 尊重同事的人格尊严：在工作中与同事相互尊重，保守同事的秘密。

(4) 有权得到患者的尊重：患者应尊重护士。尊严是每个人的基本权利。护理工作具有助人为善的本质，护士拥有值得尊重的价值。患者应该理解和信任护士，尊重护理工作。

2. 价值　价值反映的是客体满足主体需要的有用属性，是现实的人和事物之间的一种需要与满足需要的关系。护士及其护理活动都有其特定的价值。护士的价值在于"增进健康、预防疾病、恢复健康和减轻痛苦",能够满足患者的身心健康需要。当护士意识到护理活动的功用并能够对护理活动的性质做出善恶价值判断时,便形成了护士的职业价值观念。

护士的职业价值观是护士对护理工作的价值存在与否、怎样评判护理活动的价值、在护理活动中怎样创造价值等问题的根本观点。护士的职业价值观,一方面表现为护理价值目标,即自己在护理活动中应该追求什么,以什么为重;另一方面则表现为护理价值尺度与标准,即评价自己或他人护理行为的标准。综合起来,护理职业价值观包括:

(1)**以人为本**,患者利益至上:在此前提下,最大限度地为患者解决身心疾病所带来的痛苦,满足其健康需要。

(2)**注重护理活动的社会价值**:将患者利益与社会利益有机地统一起来。

(3)**遵守伦理准则**:以护理伦理基本原则、规范为护理活动及其评价的价值尺度,恪守道德要求。

(三)情感与理智

1. 情感 情感是人们内心世界的自然流露,是人们对客观事物的体验、态度和心理反应。护理伦理情感指护士对护理活动中的个人行为或他人行为进行评价时所产生的情感体验。它是护士在长期的护理实践中,经过反复磨炼而逐步形成的,具有护理职业的特殊性、理智性、纯洁性等特点。情感的内容主要包括同情感、责任感和事业感。

(1)**同情感**:这是最基本的护理伦理情感,是一切善良美德和行为的基础与原动力。护士的同情感发自对患者生命的热爱、人格的尊严价值的认同,可以使护士设身处地为患者着想,竭尽全力解除或减轻患者痛苦。

(2)**责任感**:这是同情感的升华。护士认识到自己掌握的知识、技能、所从事的护理工作与促进患者康复紧密相关,从而产生对患者、社会及自己的责任。促使护士对患者高度负责,在工作中认真仔细,严谨周密,不计较个人得失,并能为患者的利益承担风险,真正实现全心全意为人民的身心健康服务。与同情感相比,护士的责任感具有主动性和理性成分。

(3)**事业感**:这是最高层次的护理伦理情感。强烈的事业感,会使护士把自己的理想和追求凝结在护理事业上,产生职业的使命感。通过不断进取,对工作精益求精,实现人生理想并促进护理事业的发展。

2. 理智 理智指一个人辨别是非、利害关系以及控制自己的能力。护士的理智,包括较低层次的认知素质和自制能力,以及较高层次的决断能力和智慧素质。理智可以帮助护士把握、调控、驾驭、优化自己的情感,防范自我情感的不良应答,为患者提供最佳的护理服务。理智对护士的主要要求:

(1)**理性处理自身情感**:以道德理性全面整合自我情感世界,防范情绪过度膨胀及情感缺失。

(2)**理性对待患者及其家属的情感**:在患者及其家属情绪激动、亢奋的情况下,要坚持科学精神,保持理性及清醒的头脑,认真负责、实事求是地对待患者。

(3)**理性对待情感氛围**:恪守伦理原则,自觉抵制和排除种种不良情绪的干扰。

情感与理智是辩证统一的关系,即情感需要理智导向、规范,理智需要情感激活、支持。没有理智的情感和没有情感的理智,都不利于履行护士义务。从某种意义上说,情感具有理智性,护士关爱患者,对其关怀体贴的情感并不是盲目冲动,而是建立在科学基础之上的,必须在护理科学允许的范围内去满足患者及其家属的要求。坚持治疗原则,不滥情、不迁就,既要重视对患者的同情关怀,又要考虑到社会的整体利益。

(四)良心与荣誉

1. 良心 良心指人们对他人、集体、社会履行义务的道德责任感和自我评价能力,是个人意识中各种道德心理因素的有机结合。良心与义务密切相关,义务是一种客观、外在的使命、职责和责任；良心则是一种内在的、自觉意识到并隐藏在内心深处的使命、职责和责任。它具有深刻性、自觉性和稳定性的特点，不随外界的压力、引诱而改变，是一种自觉行动的动因。

护士的良心指护士在履行对患者、集体和社会义务过程中，对自己行为应负道德责任的自觉认识和自我评价能力，是护理伦理的基本原则、规范在个人意识中形成的稳定的信念和意识。良心的实质是自律，是护士发自内心深处的情感呼唤、道德律令，通过自我选择、自我监督、自我调节、自我评价的自律过程而发挥作用。良心对护士的主要要求：

(1) **以护理伦理的基本原则和规范为准则**：抛弃一切私心杂念和个人名利，忠于职守，为人民的身心健康竭尽忠诚。

(2) **在任何情况下都忠实于患者的利益**：某些情境下，护士的护理行为是在患者不甚了解或者失去知觉的情况下进行的。患者对于护士所采取的护理行为是否得当很难发表自己的意见，更难以进行有效的监督。这就要求护士一定要忠实于患者的利益，坚持规范操作，从良心出发，做到"慎独"。如一时疏忽出了差错，也应及时纠正，主动向上级汇报，敢于承担责任。

(3) **忠实于社会利益**：即护理行为不能损害社会利益。在为患者进行护理时，如发现有损害社会利益的行为，如提供虚假住院信息、隐瞒患传染病的事实、有损害公众利益行为等，护士应从职业良心出发，恪守职业道德，做出正确决定，自觉维护护理事业的纯洁性。

2. **荣誉** 荣誉指一定社会或集团对特定个人或组织履行社会义务的道德行为所作的积极评价和褒奖。个人所意识到这种积极评价和褒奖所产生的道德情感，称为荣誉感。任何荣誉都是一定社会关系和历史条件下的荣誉。护士的荣誉观，是与护理道德义务密切相连的。忠实履行自己的义务是护士获得荣誉的前提，荣誉则是履行义务的结果。荣誉一旦成为护士的愿望，就会产生巨大的精神力量。护士正确的荣誉观包括：

(1) **重视并爱惜名誉**：名誉是荣誉的核心和表征。重视自己的名誉，通过正当手段追求和爱惜荣誉，是护士自尊心的表现。

(2) **正确认识荣誉**：护士获得荣誉说明自己的劳动已经取得一定成效，得到社会或患者的肯定。只能通过加倍努力工作获取更多荣誉。护士的荣誉永远与护理事业、与护理患者相关，离开护理事业、偏离为患者的真诚护理，荣誉将会变得虚伪。

(3) **合法合理追求荣誉**：护士的荣誉应该建立在维护患者健康利益、促进护理事业发展的基础之上。只有通过合乎法律、合乎伦理的手段而获得的荣誉，才是真正的荣誉。

（五）审慎与胆识

1. **审慎** 审慎即周密谨慎，护理伦理范畴的审慎指护士在行为之前的周密思考和行为过程之中的小心谨慎。这既是一种道德作风，也是良心的外在表现。可以提高护理质量，保证患者生命安全，促进护士钻研业务知识和护理技术，提升护士的伦理道德境界，有利于建立和谐的护患关系。审慎的内容包括以下两点：

(1) **语言审慎**：一个人生病后，其身心状态和社会适应能力都会发生改变。护士与患者沟通时要注意语言的治疗性作用，避免对患者产生不良刺激。同时，护士要注意语言的修养，讲究表达技巧，恰当地运用面部表情、眼神、手势等肢体语言与患者沟通交流。

(2) **行为审慎**：护士在护理活动的各个环节，必须保持谨慎认真的态度。严格遵守各项规章制度如查对制度、消毒隔离制度和操作规程，预防差错事故的发生；进行护理操作要小心谨慎，动作轻柔，随时观察患者状态，倾听患者的主诉；遇到复杂病情和危重患者，能果断准确处理并能防止各种意外情况的发生。

2. **胆识** 胆识指护士在患者面临风险时敢于承担风险和善于化解风险的勇气和能力。这种胆识是建立在关心患者和尊重科学的基础之上的。可以帮助护士把握住有效的抢救急危重患者的时机，及时做出正确的诊断和处理，发生不可避免的伤害时提高救治效率。

在临床实践中，尤其是面对某些特殊患者时，强调审慎，也需要心细胆大。面对急危重患者的抢救，要求护士将患者的生命放在首位，勇担风险，果断抢救，力争达到最好的结果；面对突发公共卫生事件时，也需要护士勇敢担当，主动积极参加救护，承担社会赋予的责任；面对医疗护理改革，还需要护士勇于开拓创新，敢于建言献策，以护士执着的科学精神和对患者高度的责任心展现专业内涵，维护职业尊严，彰显专业价值。

（马 莉）

思考题

1. 患者，女，28岁，有婚前流产史，因妇科疾病住院治疗。某日查房后，恰好其丈夫前来探视，以家属有权知晓病情为由向护士要求查看患者病历。请问患者的丈夫是否有权查看患者病历？护士应如何处理此事？

2. 患者，男，36岁，平时身体健康，体检时被发现高度疑似恶性肿瘤。医院体检中心护士紧急联系患者家属，但经过多方努力仍联系不到。请问护士应如何处理此事？应如何处理患者的知情与保密？

3. 患者，女，52岁，患某急性疾病在 ICU 卧床治疗，意识清楚，近5日未排便，肠胀气严重，心情烦躁。护士在护理时得知患者喜爱跳舞，便在家属探视时播放音乐，协助并鼓励其丈夫搀扶她下床缓慢活动，并在睡前为患者轻轻按摩腹部，患者顺利排气排便。出院时患者家属特地送来锦旗表示感谢。请问护士的行为体现了什么护理伦理原则？对你有什么启发？

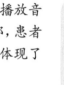

ER 2-3

练习题

4. 如何运用护理伦理规范体系的内容进行临床护理伦理决策？

第三章 | 护理人际关系伦理

ER 3-1
教学课件

ER 3-2
思维导图

学习目标

1. 掌握护患关系的含义、内容及构建和谐护患关系的对策。
2. 熟悉护患关系的特点和基本模式。
3. 了解护士与其他人员关系的伦理及构建良好关系的对策。
4. 能正确处理护理人际关系，遵守护理道德要求。
5. 具有较强的人际交往和沟通能力。

人际关系是人们在生产或生活活动过程中所建立的一种社会关系。良好的人际关系不仅有利于人与人之间的交往，而且有利于促进学习和工作。护士在执业过程中要与他人建立各种各样的人际关系，如护士与患者之间的关系、护士与护士之间的关系、护士与医生之间的关系、护士与其他同事之间的关系。良好的护理人际关系有利于提高护理工作质量，促进医疗卫生事业的发展。

案例导入

患者，65岁，因肺癌入院治疗，由于担心所患疾病的预后不佳和环境陌生导致心情低落。责任护士主动对患者说："您好，我是您的责任护士，有什么需要，可以随时找我，我会尽力帮助您。"同时责任护士介绍了同病房的病友和病房的环境，患者熟悉环境后，情绪有所改善。

患者开始化疗后，出现了严重的不良反应，食欲下降，情绪非常低落。责任护士坚持每天与患者聊天，对其不断地鼓励和安慰，患者非常感动。随着患者情绪改善，积极配合治疗，病情逐渐好转。

在患者即将出院之际，责任护士耐心地交代患者出院后的注意事项。出院时，患者拉着责任护士的手说："你真是一位好护士，就像我的孙女一样关心我！"

工作任务：
1. 责任护士与患者的关系属于什么模式？
2. 护士在工作中如何与患者构建和谐的护患关系？

第一节 护患关系伦理

护患关系是护士在执业过程中最为重要的一种人际关系，建立在以患者为中心的护患双方双向作用的基础上。在这一过程中，护患双方都应遵守护患关系伦理，更好地为患者健康服务。了解并掌握护患关系伦理，对于建立良好的护患关系具有重要的意义。

一、护患关系的含义

（一）护患关系的概念

护患关系（relationship between nurses and patients）指以护士为主体的群体与以患者为中心的群体之间所建立起来的医疗卫生服务供求关系。随着护理实践范围和功能的扩大，护患关系中的活动主体包含了更丰富的内容，护理人员一方可以是护理员、护士、护理管理者，而患者一方可以是患者及其家属、陪护人、监护人、患者所在单位，甚至媒体舆论。

（二）护患关系的内容

根据护理内容与护理技术实施的关系，可以将护患关系分为技术关系和非技术关系两个方面。

1. 护患技术关系 护患技术关系指护患双方在进行一系列护理活动过程中所建立起来的帮助与被帮助的关系。作为服务的提供者，护士具有专业知识和技能，处于主导地位；患者是服务的接受者，处于从属地位。技术关系是建立良好护患关系的前提和基础，是维持良好护患关系的桥梁和纽带。

2. 护患非技术关系 护患非技术关系指在护理活动中，护士与患者在社会、心理、经济等多种因素影响下，形成的道德、利益、价值、法律和文化等多种内容的关系。非技术关系主要通过护士的工作作风和服务态度等体现。良好的非技术关系是技术关系的保障，可以为护患技术活动的开展创造有利条件。护患非技术关系主要包括道德关系、利益关系、价值关系、法律关系和文化关系。

（1）**道德关系**：道德关系是护患非技术关系中最重要的内容。在护理活动中，为避免矛盾发生，护患双方都应该遵循一定的道德原则和规范约束自己的行为，履行各自义务，自觉尊重和维护对方的权利和利益。由于患者在护理专业知识以及求医心理上处于弱势，作为护士，社会和人们对其道德期望和要求比较高，应承担更多的道德责任，给予患者更多的人文关怀。

（2）**利益关系**：利益关系指在护理活动中护患双方发生的物质和精神利益的关系，这种利益关系是双向的。护理人员通过自己的技术服务和劳动获得经济报酬以及精神、心理方面的满足；患者支付相关的医疗费用，得到了医疗护理服务，从而解除疾病、重获健康。护患双方的利益关系应该是在公正条件下的互助、平等人际关系的反映。

（3）**价值关系**：价值关系指以护理活动为中介的体现双方各自社会价值的关系。护患双方的价值观不同，会导致对健康、疾病及医疗护理行为等产生不同看法，甚至产生矛盾和分歧。

护士在护理活动中，运用自己所学到的知识和技术为患者提供优质的护理，使患者重获健康，实现了护士对患者及社会的责任和贡献，体现了护士的社会价值，也为患者实现个人价值创造了条件。患者恢复健康，重返工作岗位不仅是对他人和社会作出贡献，体现了个人的社会价值，同时也实现了护士的社会价值。

由此可见，护患双方价值的实现都离不开对方，两者的价值关系是双向的，是建立在"我为人人，人人为我"基础之上的。

（4）**法律关系**：法律关系指护患双方在护理活动中各自的行动和权益都受到法律的约束和保护，在法律范围内行使各自的权利和义务，调节双方的关系。护患双方的这种法律关系是国家保护每个公民正当权益的体现，任何侵犯患者和护士正当权利的行为都是国家法律所不允许的。无论是患者，还是护士，都应当学法、知法、守法，学会运用法律武器保护自己正当的权益。

（5）**文化关系**：文化关系指护患双方在护理活动中受不同文化背景的影响所形成的关系。由于文化背景的不同，信仰、风俗、习惯、习俗等方面的差异，因此，在患者和护士之间必然存在着需要相互尊重、相互谅解的问题，这对于建立和谐的护患关系至关重要。

（三）护患关系的特点

护患关系是一种双向、特定的专业性人际关系，具有以下特点：

1. **目标的一致性**　护患关系是在医疗卫生保健实践活动中建立起来的，双方共处于医疗卫生保健实践活动的统一体中。患者就医的目的是减轻自身的痛苦或同时治愈疾病；护士为患者提供服务，目的也是为了减轻患者痛苦的同时治愈疾病。如果没有护士，患者的诊治护理需求无法得到解决和满足；同样，如果没有患者，护士没有服务对象，也就失去了工作意义。由此可见，在护患关系中双方的总目标是一致的，且相互依赖、缺一不可。

2. **利益和价值的统一性**　在护患关系中，护士为患者提供医疗卫生保健服务，获得物质报酬而使经济利益上得到了补偿；同时，因解除了患者的病痛，从而使护士实现了自身的社会价值，并获得了精神上的愉悦与满足。同样，患者诊治疾病支付了医疗费用，使其满足了解除病痛、身心康复的健康需要，重返工作岗位从而重新实现了自身的社会价值。由此可见，双方各自利益的满足和社会价值的实现也是互相影响、互相依赖和统一的。

3. **人格和权利的平等性**　在护患关系中，护患双方的人格尊严、权利是平等的，并且都受到护理道德的维护和法律的保护。因此，任何一方的人格尊严、权利受到对方的不尊重或者侵犯，都会受到护理道德的谴责甚至法律的制裁。

4. **知识的不对称性**　护士拥有医学专业知识和技能，而患者对此却知之甚少或一知半解，护患双方医学知识和能力具有不对称性，从这个意义说，患者处于劣势和依赖的特殊地位。这种地位既是患者信托护士的重要原因之一，也是患者具有若干正面权利、护士具有许多正面义务的理由之一。因此，要求护士具有更高的护理道德。

5. **矛盾的必然性**　在护患关系中护患冲突或纠纷是不可避免性，尽管护患双方目标一致，利益、价值相统一，但是由于种种原因，特别是护患双方的地位、利益、文化、价值观以及法律意识等方面存在差异，对医疗卫生保健活动及其行为方式、效果的理解不同等，可能发生相互间的矛盾或冲突，如果这种矛盾或冲突不能及时有效地调节则可能酿成医疗纠纷。因此，在护患关系中，护患双方特别是护士要通过自己的努力减少和杜绝冲突，建立和谐的护患关系。

二、护患关系基本模式

1976 年，美国学者萨斯（Szasz）和荷伦德（Hollender）在《医患关系的基本模式》一文指出：根据患者症状的严重程度、诊疗过程中医患双方主动性的大小，医患关系模式可分为主动 - 被动型、指导 - 合作型、共同参与型。这三种模式同样适用于护患关系。

1. **主动 - 被动型**　这种模式是最古老的护患关系模式。此模式受传统生物医学模式的影响，将患者视为简单的生物体，将治疗疾病的重点置于药物治疗和手术治疗方面。此模式的特点是"护士为患者做什么"，模式关系的原型为母亲与婴儿的关系。在此模式中护士常以"保护者"的形象出现，完全把握了医疗的主动权、决策权，处于专业知识的优势地位和治疗护理的主动地位，而患者无任何自己的意志参与医疗护理，处于服从护士处置和安排的被动地位。

此模式优点在于能充分发挥护士纯技术的优势，有益于发挥护士的积极性，但这种模式过分强调护士的权威性，忽略了患者的主动性。由于这种模式忽视了患者的主动性，有时会发生护士与患者价值观、自主性的冲突，可能会影响疗效并为护患纠纷埋下隐患。在护理活动中，此模式主要适用于不能表达主观意愿、不能与护士进行沟通交流的患者，如神志不清、休克、痴呆以及某些精神病患者。

2. **指导 - 合作型**　这是近年来在护理实践中发展起来的一种模式，也是目前护患关系的主要模式。此模式将患者视为具有生物、心理、社会属性的有机整体。此模式的特点是"护士告诉患者应该做什么和怎么做"，模式关系的原型为母亲与儿童的关系。在此模式中，护士常以"指导者"的形象出现，根据患者的病情决定护理计划和措施，对患者进行健康教育和指导，患者接受护士的指导、密切配合且可以根据自己对护士的信任程度有选择地接受护士的指导并与其合作。

该模式的优点在于能较好地发挥护患双方的积极性,提高疗效、减少差错,有利于建立信任合作的护患关系,不足之处在于护患双方的权利仍存在一定的不平等性。在临床护理工作中,此模式主要适用于急诊患者和术后恢复期的患者。

3. 共同参与型 这是一种双向、平等、新型的护患关系模式。此模式以护患间平等合作为基础,强调护患双方具有平等权利,共同参与决策及治疗护理过程。此模式的特点是"护士积极协助患者进行自我护理",模式关系的原型为丈夫与妻子的关系。在此模式中,护士常以"同盟者"的形象出现,为患者提供合理的建议和方案,患者主动配合治疗护理,积极参与护理活动,双方共同分担风险,共享护理成果。

该模式的优点是有助于护患双方的理解沟通,不但可以提高护理水平,而且有利于建立和谐的护患关系。从理论上讲,这种护患关系的模式是最理想的,但是,并不是所有患者都具有参与的能力。在护理活动中,此模式主要适用于具有一定文化知识的慢性疾病患者。

以上三种护患关系模式在它们特定的范围内都是正确、有效的,但并不是固定不变的,护士应根据患者的具体情况、患病的不同阶段选择合适的护患关系模式,以达到满足患者需求、提高护理水平、确保护理服务质量的目的。但对大多数护士来讲,应当按照指导 - 合作模式和共同参与模式来完成护理工作,特别是随着危重症患者的减少,慢性病和心身疾病的增加,护患关系的模式将更多地采用共同参与模式。

知识链接

萨奇曼医患关系模式

萨奇曼(Edward Allen Suchman)医患关系模式又称疾病和医疗照顾模式,把患者做出医疗决定的事件分成了连续的五个阶段。一是体验症状阶段;二是接受患病角色阶段;三是接触医疗照顾阶段;四是依靠医护人员的患病角色阶段;五是痊愈或康复阶段。患者在每个阶段进行不同的决策并采取不同的行为。在整个疾病过程中,患者多在主动、自觉地寻求、实现医疗照顾,都有参与医疗的心理需求及行动表现;医护人员需理解和尊重患者,帮助和引导患者,充分与患者交往。因此在萨奇曼模式中,护患互动的作用是明显的。

三、护患关系的构建

护患关系是护理执业关系中最为重要的一种人际关系。相互信任、相互尊重的护患关系能提高护患之间的合作程度,有助于有效地实施各项护理措施。和谐的护患关系对患者是一种良好的社会心理支持,也有利于提高护士的工作积极性。

(一)影响护患关系的主要因素

1. 护士方面因素 护士方面因素主要包括护士的技术因素和非技术因素两个方面。

(1)技术因素:扎实的专业知识、精湛的护理技术是保证护理安全和护理质量、避免护患冲突的关键因素之一。患者遭受着极大的身心痛苦和压力前往医院,希望获得及时有效的诊疗和护理。如果护士缺乏足够的专业知识和临床经验,不能及时准确地发现患者病情变化而导致延误诊断和治疗;或在治疗过程中,缺乏过硬的护理技术,给患者增加了不必要的痛苦和麻烦;或因为没有严格执行查对制度,医嘱执行失误而造成差错事故等,均会引起患者及家属的不满,导致护患关系紧张甚至引发冲突。

(2)非技术因素

1)缺乏同情心,沟通不畅。对患者病痛所致的痛苦反应麻木、表情呆板;对患者需求置若罔闻、态度冷漠；与患者交流过于应付、语气生硬；对需要进行的护理方法、措施缺乏必要的说明，甚至恶语伤人。

2）责任心不强。对工作缺乏责任心，不认真执行操作规程，工作敷衍了事，对患者冷漠、推诿。

3）超负荷的工作使一些护士精神压力大，表现出对护理工作的厌倦和对患者的冷漠。对需要进行的护理方法缺乏必要说明或语气生硬给患者精神上造成伤害。在医疗护理活动中，是否换位思考问题，从患者利益出发，体贴患者，最大限度地解除患者的身心痛苦，并对患者一视同仁，都会影响护患关系。

4）忽略患者心理。以生物学观点来认识和护理患者，只见病不见人，不愿与患者接触和交流，把患者置于被动接受治疗的位置。

5）未严格执行相关制度。如未严格执行查对制度、交接班制度、诊疗护理规范等，致发错药、输错液、遗漏治疗或未按医嘱进行护理等，以致影响诊疗护理质量，引发护患冲突。

2. 医院管理因素

（1）护理管理制度不健全、不完善、不科学，从而影响护理质量，造成护患关系紧张并给医院带来不良影响。

（2）病房卫生设施不配套，医院布局不合理，进入医院如同进入迷宫等，易引起患者及家属不满。

（3）随着医学科技发展，各种新药、高新仪器设备、一次性医疗物品等在临床上广泛使用，导致医疗费用增长；过度的医疗服务也会增加患者的经济负担，易引发患者更大的不满情绪。

3. 患者方面因素

（1）期望值过高。患者到医院就医，总是希望药到病除。事实上，疾病有自身的特殊性和不可预测性。虽然现代医学飞速发展，但是有的疾病病因不明、诊断困难、治疗效果不佳，有些患者及家属对此不能理解、不能接受，认为是医院或医护人员不负责任，质疑医护诊疗过程，甚至对医护人员无端指责，这也是容易引发护患纠纷的重要因素。

（2）患者未履行自己的义务。不配合诊疗、护理工作，导致治疗、护理不彻底，留下隐患；对医护人员隐瞒病史，当出现不良后果时，将责任推向医护人员。

（3）患者深受疾病折磨，内心脆弱。医疗支出加剧了患者和家属的烦躁，容易对护士的言行产生误解；部分患者对护理服务产生怀疑而不断有意挑剔，指责护士操作服务不周到，态度不友好，语气欠温和；少数患者对护士工作缺乏理解和尊重，甚至辱骂、殴打护士，影响正常的医疗秩序。

（二）构建和谐护患关系的对策

构建和谐护患关系基本原则：尊重并平等对待患者；富有同情心；加强沟通互信；强化业务学习，提升专业技能。为此，要努力做到：

1. 完善医疗管理制度，保证合理收费。国家要逐步完善公共卫生医疗事业，建立符合我国国情的医疗服务保障体系。医院应要求医护人员及时与患者沟通所需费用，提供日消费清单，增加收费透明度。对患者及家属提出的问题，及时提供查询解释，消除因费用误会而引起的纠纷。

2. 提高护士整体素质，养成良好的职业态度。随着医学模式的转变和护理学科的发展，护理工作已从单纯的疾病护理转向患者的身心整体护理，从对患者单一的护理向社会人群的保健护理拓展。护士只有热爱本职工作，具有坚定献身护理事业的信念，用自己扎实的理论知识、精湛的操作技能和丰富的临床经验，以满足人民群众对护理工作的需求。同时，在护理活动中，要养成仪表庄重、朴素大方、衣帽整洁、表情自然、情绪饱满、举止文雅、忙而不乱、临危不惧等职业习惯和职业素养，以此建立和谐、融洽的护患关系。实行关爱护理，对患者一视同仁，尊重患者的权利与人格、生命价值，满足患者的合理要求。遵纪守法抵制各种不符合医德规范的不正当要求，使护患关系更融洽、温暖。医院应以人为本，为患者创造一个不受干扰的医疗环境，医护人员也要设身处地为患者考虑，尊重患者隐私，为建立和谐护患关系奠定基础。

3. 理解家属，耐心解疑，有效沟通。患者家属情绪、护士与患者家属关系直接影响患者的心理，甚至对疾病的治疗、护理起着关键作用。会直接影响患者的情绪，甚至对疾病的治疗、护理起着关键的作用。所以护士应理解家属并做好其思想工作，以尊重和同情的态度对待他们。护理工作离不开患者家属的配合，对于家属提出的要求，凡是合理的、能够做到的应虚心接受并予以满足；要求合理但由于条件限制难以实现的，应向家属做好解释工作，以求得谅解；对家属提出的不合理的要求，也要耐心讲解，不可急躁，也不能置之不理，应以平等的态度交换意见，以取得家属的理解与合作，目的是共同稳定患者情绪，使其能配合护理和治疗。

第二节　护士人际关系伦理

护士人际关系指在医疗卫生护理实践中形成的护士人际关系的总称，主要包括护士与护士之间、护士与医生之间、护士与其他同事、护士与社会之间关系。护际间良好的协调与合作是为患者提供优质服务、提高护理质量和社会效益的重要条件，也是护理道德对护士职业素质的必然要求。

一、护士与护士的关系伦理

（一）护士与护士的关系伦理

护士与护士的关系（nurse-nurse relationship）指在医疗护理工作中护士与护士之间产生的关系，建立良好的护士与护士的关系，不仅有利于保证护士的身心健康，增强护理队伍的凝聚力，还有利于维护医疗护理秩序，推动护理事业发展。

（二）构建和谐的护士与护士关系对策

1. 彼此配合、互尊互助　护理事业是一项平凡而崇高的事业，医疗工作中的每个环节都离不开护理工作的配合，每一位护士应当以患者的生命为主，以护理事业为重，相互尊重，相互配合。不同科室的护士因年龄岗位、工作年限的不同，临床工作的经验，技术水平也会有所不同，年长的护士要指导、帮助年轻的护士，做到互信互利，共同提高。

2. 彼此包容、相互监督　护理工作任务繁重、琐碎复杂。各科室的护士因工作压力大，心理状态、情绪容易受到影响。为保障正常的工作秩序，护士之间应当相互理解，相互包容，同事的意见要认真听取。工作中要相互帮助，相互监督，当发现同事出现护理失误时，要及时给予提醒。积极采取补救措施，避免不良后果。面对事故责任，要做到不推诿、不包庇，敢于承担责任，维护护理形象和信誉。

3. 分工明确、团结协作　现代护理学的发展使专业分工越来越细，每一项护理工作都可能是多学科、多专业的融合，护士之间既有分工又有协作。护理质量和护理水平的提高需要建立一个团结和谐的集体，护士之间只有相互支持、共同努力，才能够出色地完成护理任务，创造融洽的环境氛围，减少护士之间的矛盾，提高护理质量。

二、护士与医生的关系伦理

（一）护士与医生的关系伦理

护士与医生的关系（nurse-doctor relationship）指在护理活动中，护士与医生因分工合作而形成的一种工作性质的人际关系。护医关系的和谐发展，对提高医护人员工作的积极性，保障医疗护理质量，实现医疗的整体发展意义非常重大。

随着医学以及护理学专业的不断发展，护士与医生之间的交往模式也在转变，主要包括以下几种：

1. 主导－从属型　在医疗实践中，医生的工作是负责患者的诊断、治疗，在诊疗中扮演主要角色，是权威者。护士则要严格执行医嘱，配合医生完成医疗护理任务，是辅助者。这种"医主护铺"

的模式与传统的医学模式相适应,护士对医生负责,并服从于医生的决定,不能产生异议。

2. 并列合作型 护士与医生共同为维护患者健康而努力,双方的地位平等,没有高低之分,协商护理患者的方案。这种模式充分发挥了护士的主动性,积极配合、补充医生的工作。

(二) 构建良好的护士与医生关系伦理

1. 彼此尊重、理解宽容 护士与医生双方要充分认识对方的独立性和重要性,支持对方的工作。在高强度高压力的医疗护理工作中,护士与医生之间的相互尊重,理解包容十分重要。护士应当做到主动地协助医生,认真执行医嘱。同样,医生也要理解护士的辛苦,尊重护士。一旦双方意见不一致,护士有权利向医生提出合理意见,医生要给予重视并提供支持和理解。

2. 分工负责、真诚合作 医生和护士在为患者服务时,各自分工虽有不同,但维护健康的目的是一致的。医疗和护理相互依存、相互促进,没有医生的诊断治疗,护理工作就无从谈起,医生正确诊断与护士优质护理服务的配合是取得最佳医疗效果的保证。医护双方应当在做好自己的本职工作的基础上,相互支持,真诚合作,共同致力于医疗护理服务工作的开展。

3. 互相监督、彼此制约 在护理活动中,护医之间不仅要团结协作,还要对彼此的工作进行必要的监督和制约。医生的医嘱并不都是准确无误的,护士执行遗嘱时切忌不假思索、盲目执行。如果发现医嘱有错误,护士有责任向医生提出意见和合理化的建议,协助医生修改、调整医嘱。如果出现医疗纠纷,护医双方要积极处理,敢于承担后果,坚决杜绝袖手旁观、互相推诿。

三、护士与其他同事的关系伦理

(一) 护士与其他同事的关系伦理

护士与其他同事的关系伦理指在医疗护理中护士与其他技术及后勤人员产生的沟通与协作关系。其他同事主要包括医院药剂人员、检验人员、影像人员及后勤工作人员等,这些工作人员虽然不直接参与疾病诊断与护理,但医院的发展,护理工作的顺利展开离不开他们的奉献和技术支持。因此,协调好护士与其他同事之间的关系非常必要。

(二) 构建和谐的护士与其他同事关系的对策

1. 患者至上、以人为本 在医疗护理工作中,护士与其他同事相互联系和交往的前提是要以患者为中心的。因此,在处理护士与其他同事相互之间的利益关系时,无论是护士还是其他工作人员,首先要考虑自己的行为是否有利于患者。所有人应当做到爱岗敬业,尽职尽责地完成本职工作,发挥集体潜能,提升医疗护理质量,实现医疗人际关系的和谐发展。

2. 真诚相待、相互尊重 工作中如果没有了真诚和尊重,同事之间就无法和谐相处。护士、医技人员及其他工作人员作为医院的重要成员,在工作中难免会遇到业务上的交叉和冲突。面对冲突和矛盾,大家应当相互尊敬、相互谅解,学会换位思考,以宽容、真诚的态度对待同事,积极为他人着想,共同为营造和谐工作环境而努力。

3. 团结协作、相互支持 所有的工作人员都是医院工作中不可缺少的重要组成部分,在处理具体的护士与其他人员关系时只有遵循互相配合、互相支持、平等合作的原则,才能建立互信互利的和谐的同事关系,营造轻松稳定的工作环境。护士的工作有时需要医技人员的支持,医技人员的检查有时也需要护士的配合,双方之间存在着密切的联系。培养和建立护士和其他同事之间团结协作的精神,有助于充分发挥其工作积极性,共同致力于提高医疗和护理服务质量,发挥现代医院的整体效应。

四、护士与社会之间的关系伦理

(一) 护士与社会之间的关系伦理

护士与社会之间的关系(nurse-social public relationship)指护士向个人、家庭及社区提供健康护理服务中形成的关系。随着社会的发展、医学的进步，现代的护理工作已不再局限于医院而扩大到社会人群，服务方向从医院延伸到家庭、社区，很多护理服务与社会公共利益联系更加密切。护士与社会公共关系的良好协调对人类健康水平提高，社会的发展有着重要意义。

（二）构建和谐的护士与社会之间的关系对策

1. 热情服务、善于沟通　社会公共护理工作既需要社会的支持、协助，又需要大众的理解、配合。由于社会公共卫生护理工作的服务对象一般是普通的居民，对医疗保健知识知之甚少，这就要求护士要热情地提供服务，强化与患者沟通交流的能力，具备良好的人际交往能力，用自己的真情打动他们、影响他们。只有彼此相互沟通，才能取得通力合作，使社会公共护理工作顺利展开。

2. 不畏困难、全力奉献　从事社会公共护理服务的护士，随时要等待政府的分配，尤其在重大灾难发生时、如水灾、火灾、地震、瘟疫等，护士必须不畏艰难，发扬救死扶伤的人道主义精神，履行社会责任，实现自身的价值，全力以赴抢救、转移和护理伤病员。此外，无论是社区的服务站还是患者的家里，护理条件及设备与医疗机构均有差距。因此，独立判断、解决问题的能力或应变能力对于社区护士非常重要。

（刘立祯）

思考题

1. 患儿，6岁，住院治疗，周五医生查房后评估该患儿已经基本恢复，下周一可以出院。周日，家长提出要提前出院回家。因主管医生休息，便告知责任护士欲自行提前出院回家，等周一再回医院办理出院手续。请思考护士应如何妥善处理此事？该案例涉及的护患关系具体包括哪些？

2. 患者，女，35岁，因左侧乳腺癌入院接受乳腺切除手术治疗，术后情绪非常低落，不愿意与人交流。责任护士主动与患者聊天，指导患者术后日常起居的注意事项、饮食调配和功能锻炼等。患者情绪渐渐好转，积极配合治疗。请思考该护士与患者的关系属于什么模式？如何构建和谐的护患关系？

3. 内分泌科一位护士甲，准备为一名酮症酸中毒的糖尿病患者输液配药，因需加入胰岛素，向护士乙要5ml注射器。护士乙认为胰岛素剂量可能不对，遂向护士甲提出疑问。护士甲接受意见，重新认真核算胰岛素剂量，修改为3ml。请思考护士与护士之间建立良好的关系具有什么重要意义？护际关系的伦理要求有哪些？

ER 3-3

练习题

第四章 | 临床护理伦理

ER 4-1
教学课件

ER 4-2
思维导图

学习目标

1. 掌握门诊、急诊患者护理伦理原则、专科患者护理伦理原则、手术患者护理伦理原则以及临终患者护理伦理原则。

2. 熟悉传染病患者、危重患者和肿瘤患者的护理伦理原则以及尸体护理伦理原则。

3. 了解门诊、急诊和各专科患者护理特点以及临终患者护理特点。

4. 能结合临床患者护理特点，重视临床护理伦理原则，树立良好的职业道德观。

5. 具有爱岗敬业、恪守慎独的职业精神和敬畏生命的人文情怀。

临床护理是护士工作的核心内容。护士要在医院不同岗位为不同年龄、各种疾病的患者服务，故而临床护理工作各具特点。但是护士无论从事哪项具体的临床护理工作，都应恪守相应的道德要求和伦理准则，为患者提供优质及个性化的临床护理服务。

案例导入

在某医院的重症监护室，责任护士小王负责照顾一位遭遇车祸导致重伤的患者。患者昏迷不醒，生命垂危。某日，患者的丈夫情绪激动地找到责任护士表示，他了解到有一种新的试验性治疗方法，可能会对妻子的病情有帮助，强烈要求责任护士向医生提议采用这种方法。经过调研，此试验性治疗方法还处于临床试验的早期阶段，效果和安全性都尚未得到充分证实。究竟是顺应家属的强烈诉求，还是坚守医院的规定和伦理原则，这使得小王陷入了两难的境地。

工作任务：

1. 责任护士应遵守哪些危重患者护理伦理原则？

2. 面对患者家属的强烈诉求，小王应如何处理？

第一节 门诊、急诊患者护理伦理

门诊、急诊是医院面向社会的窗口，是医院工作的第一线，也是为患者诊治疾病的第一站。护理工作质量直接影响到患者的生命安全、医院的声誉及护理人员的形象。因此，护理人员要认真学习和了解门诊、急诊护理特点，熟悉门诊、急诊护理伦理原则。

一、门诊患者护理伦理

（一）门诊患者护理特点

1. 护理任务重 门诊护理工作几乎涉及接诊、分诊及诊断、治疗全过程。门诊就诊患者及陪伴的家属多，流动性大，患者要求不一，且就诊高峰时间又相对集中，容易造成门诊的拥挤、嘈杂。门诊护理人员需要解答患者的各种疑问，要负担分诊任务，又要组织好患者的就医秩序。

2. 预防院内感染难度大 由于门诊人员密集，流动性大，且患者情况复杂，病情各异，极易造成门诊诊室空气污浊。一些传染病患者在其就诊之前难以及时、准确地鉴别和隔离，混杂在其他疾患人群中，很容易造成交叉感染。预防这种交叉感染的难度很大。

3. 服务性和协调性强 门诊护理在门诊医疗运行中起主导作用，其更趋于服务性工作，做好患者挂号、候诊、接诊、治疗等各项具体工作，都需要护理人员提供周到的服务。且对不同年龄、病情患者需要提供不同的护理服务。同时，门诊护理需要多科室、多专业医护人员互相配合，共同协作完成。

（二）门诊患者护理伦理原则

1. 尊重患者、热情服务 由于疾病导致的生理不适、心理紧张，患者非常渴望得到医护人员的及时诊治。但门诊患者多，就诊环境复杂，患者容易出现情绪波动。因此，门诊护理人员要尊重患者，尤其要尊重患者的人格。对于那些身体残疾、年老痴呆、有精神疾病的患者，护理人员要特别予以尊重。同时，护理人员服务要热情，主动地接待患者，对患者的询问要耐心解答，细致指点。

2. 审慎严谨、高度负责 护理工作必须对患者生命和健康高度负责。门诊疾病种类繁多，病情复杂，护理人员要以医学科学为依据，认真按照操作规程实施护理，严格无菌观念，防止院内感染。护理人员要注意严密观察患者病情变化，一旦发现问题要及时报告医生。对于危重、老年、残疾、儿童患者等，护理人员在适当情况下可以优先安排就诊，避免发生意外。门诊护理人员还要积极进取，掌握最新急救护理理论和技能，苦练基本功，以扎实的急救理论基础和精湛的技能应对各种门诊患者的护理，为患者抢救成功奠定基础。

3. 团结协作、相互理解 门诊是由医生、护理人员、医技科室、财务部门、后勤部门等多岗位、多职责群体共同为患者提供服务。护理人员要以患者为中心，处理好与医院其他工作人员之间关系，相互理解，团结协作，努力为患者提供舒适、安全、有序的就诊环境。

二、急诊患者护理伦理

（一）急诊患者护理特点

1. 涉及面广、突发性强 急诊患者发病突然，就诊时间、人数、病种以及病情危重程度难以预料，具有很大随机性。这就需要急诊护理人员处于常备不懈的状态，重视急救设备、器械、药品的准备，加强急救护理技术训练，具备随时应对各类急诊患者的护理能力。

2. 病情紧急、时间性强 急诊患者病情紧急，有些患者已经意识模糊或丧失，不能提供详细病史，医务人员也不能按部就班进行各项检查，只能在重点询问和重点检查后立即抢救。护理人员要强化时间观念，机敏、镇静、细致，积极配合医生抢救患者。

3. 病情复杂、协作性强 急诊患者病情复杂且变化快，往往多系统、多器官同时发生创伤或病变，需要多科室、多专业协同抢救。护理人员要具有敏锐的鉴别力，及时、迅速地通知有关科室医生进行诊治和抢救。同时要严密观察病情变化，为医生诊断治疗提供可靠依据。

（二）急诊患者护理伦理原则

1. 全力以赴、敢于担当 急诊工作突出特点是抢救生命。由于急诊患者病情紧急复杂，救治工作有一定风险，急诊护理人员要树立"时间就是生命，抢救就是命令"的观念，争分夺秒，敢于担当。所有参加抢救的人员如医生、护理人员、麻醉师及其他医技人员等必须精诚团结，相互支持，共同承担抢救患者的责任，切不可相互推诿，以免贻误抢救时机。

2. 高度负责、技术精湛 急诊工作弹性大，难以预先设计和安排护理措施，护理人员必须明确职责，在抢救工作前做好各项准备工作，随时处于高度应急状态，应对各种急诊患者及其可能发生的病情变化；在抢救过程中，要严格遵守操作规程，准确做好抢救记录；在抢救工作后，认真观察病情，防止并发症及意外发生，并为其后续治疗提供依据。

3. 关爱生命、服务周到 急诊多为突发疾病，患者及其家属往往心情紧张、情绪急躁。急诊护理人员要同情和理解他们，认真倾听，耐心解答，态度和蔼，及时了解和满足患者及其家属的正当需求，尽快建立良好的护患关系，缓解他们的心理压力。护理人员要发扬人道主义精神，积极给予治疗，不能歧视、挖苦或讽刺，以优质护理为患者服务，争取获得最佳疗效。

（李恒娟）

第二节　专科患者护理伦理

一、妇产科患者护理伦理

妇产科学科研究范围主要分为普通妇科学、妇科肿瘤学、围产医学、女性生殖内分泌学、妇女保健学等。

（一）妇产科患者护理特点

1. 护理对象特殊性 妇产科护理的服务对象是生命各阶段不同健康状况女性以及相关家庭成员和社会成员，不但包括患病妇女，还包括健康妇女、胎儿、新生儿。同时，妇产科护理工作也涉及服务对象的婚姻家庭问题，还涉及保护妇女权益、优生优育等系列社会问题，甚至还涉及与婚姻相关的法律等问题。由于妇女生理心理等有一定特殊性，而且妇产科多是涉及女性生殖系统健康问题，因此在妇产科护理工作中，需要注意患者可能出现害羞、压抑和恐惧等心理变化，及时做好沟通协调工作。

2. 护理责任重要性 妇产科护理不仅关系到妇女身心健康，还关系到下一代人的繁衍与健康。如果孕期健康护理不到位，轻者可能导致孕妇患病、胎儿发育不良，重者可能导致胎儿畸形，这样会给家庭社会带来负担。所以对妇产科护理工作要求更高，护理人员责任重大。

3. 护理工作内容复杂性和多面性 现代妇产科护理工作中涉及内容越来越多，围产期保健如孕期保健、产时保健、产褥期保健、新生儿保健、哺乳期保健等是国家在优生优育提高人口素质方面对护理工作提出的新要求。现代化科学技术广泛应用于妇产科腹腔镜、宫腔镜、羊膜镜等，已作为诊断与治疗中不可缺少的工具；胎儿监护仪、超声多普勒听诊仪在产科中已成为必需仪器。为了适应新形势，要求护理人员必须认真学习新知识新技术，做好检查的术前准备、术中配合和术后护理工作。

（二）妇产科患者护理伦理原则

1. 尊重患者、保护隐私 妇产科护理人员应理解妇产科患者心理特点，尊重患者权利，维护患者利益，根据患者心理状态制订个性化的有效护理措施。针对疾病的特殊性，在对隐私部位做护理操作前，要注意采取措施保护患者隐私。男性护理人员为患者检查、治疗及护理时，应按要求有女护理人员或家属在场，以避免不必要误会。对于不配合、害羞或有隐情的患者，需耐心解释指导。同时尊重患者对治疗护理措施的知情同意权，尊重其自主选择。

2. 忠诚履责、冷静果断 妇产科护理人员要有维护妇女及其后代身心健康的责任感。妇产科病情变化快，特别是产科疾病存在着紧急性和危险性，稍有疏忽、处理不当，都有可能给母婴、家庭及社会带来不良影响。护理人员应扎实掌握本专业理论和技能，仔细观察病情变化，一旦发生了紧急情况，要冷静果断地配合医生进行抢救。

3. 关爱患者、心系社会 妇产科患者受传统道德观念影响，心理活动复杂。护理人员应充分理解患者心情，做好相关疾病的健康教育，鼓励患者积极治疗，并采取针对性护理。妇产科患者都希望和需要得到亲人的关心、体贴和照顾，护理人员应加强与患者家属沟通，努力为患者创造良好的康复环境。

二、儿科患者护理伦理

儿科护理的范围包括正常儿童身心保健、儿童疾病防治护理等一切涉及儿童时期健康卫生问题。儿童具有不同于成人的特征及特殊需要。

（一）儿科患者护理特点

1. 护患关系特殊性 由于儿童缺乏语言表达力和理解力，即使年龄稍大儿童也很难完整、准确地叙说病情，尤其部分儿童住院后家长不能陪伴，于是护理人员既担负起对儿童的护理任务，又充当着母亲或照顾者的角色。因此，在儿科护理中，护患关系具有特殊性。

2. 护理内容复杂性 儿科护理不仅要为儿童进行皮肤护理、生活护理、心理护理，还包括住院护理常规。因儿童不能准确表达病情，需要护理人员细心观察，及时发现病情变化并及时处理。儿童用药要经过精确计算，不能有丝毫差错。儿童住院后有紧张、恐惧心理，且生活不能自理，需要护理人员关心他们的心理活动、饮食起居、衣着冷暖、卫生、安全情况等。如果一个环节照顾不周，不但会影响疾病诊治和康复，而且会出现新问题，甚至发生意外。所以，儿科护理具有内容复杂的特点。

3. 护理工作紧迫性 儿童处于生长发育阶段，其免疫力比成年人差，较易感染疾病，而且发病急、变化快。因此，护理工作具有紧迫性。护理人员需要配合医生尽快地作出诊断，迅速地采取安全、有效的护理措施，以促进儿童康复和防止并发症发生。

（二）儿科患者护理伦理原则

1. 富有爱心、关爱儿童 医院对于儿童来说是一个陌生环境，加之对治疗的痛苦体验，儿童常常产生莫名恐惧。因此拒绝治疗、哭闹现象等时有发生。护理人员要拥有柔情和爱心，耐心安抚儿童紧张情绪。护理人员不但要做好医疗护理工作，还要管理他们在医院里的生活。护理人员要关爱儿童，与其建立友好感情，赢得他们的信任，从而使儿童配合治疗和护理。

2. 苦练技术、精益求精 儿童发病急，变化快，稍不注意就可能出现险情，因此，儿科护理人员要求心理素质好，理论水平高，操作技能好，在技术上精益求精，尽力减轻儿童在治疗和护理中的各种痛苦和不适。对于特殊疾病儿童，如白血病、免疫力低下、传染病等，还要做好隔离工作，防止感染或传染发生。

3. 心理护理、治病育儿 儿童有病住院，心理变化复杂，应针对每个儿童特点进行心理护理，要尊重儿童人格，一定要做到"言而有信"。切忌为了儿童一时配合打针或服药而哄骗，许下诺言却做不到，会破坏医护人员与儿童之间的信任关系，也会给儿童心理带来不良影响。言出必行、言而有信，这既是为了完成护理工作，更是为了促进儿童健康成长。

三、老年患者护理伦理

老年患者因年龄原因，许多器官出现生理老化和功能退化，表现为视物模糊、听力障碍、消化功能减退、记忆力下降、排尿困难、尿频、夜尿多、睡眠时间短、行动不便等。这些生理问题对老年患者心理也会产生诸多影响。

（一）老年患者护理特点

1. 护理任务重 老年患者许多器官出现生理老化和功能退化，听力下降，记忆力减退，患病后主述不确切，病史回答含糊不清；老年患者体温调节功能降低，对疼痛反应不敏感，临床症状和体征常不典型；老年患者病情复杂多变，许多老人患有多种疾病，可造成病情判断及病情观察困难而影响疾病诊断、治疗和护理。老年病发病率高，并发症多，恢复缓慢，且易留有后遗症，应重视各种慢性疾病管理和护理。如高血压和糖尿病患者,应特别重视饮食护理,要控制食盐和糖摄入。老年患者健康需求多,问题多,顾虑多,对医护工作要求高,使护理工作范围扩大,护理病种增多,生活护理任务尤显繁重。

2. 护理难度大 老年人特别容易发生跌倒、骨折等意外,老年人吞咽功能多有障碍,应注意控制进食速度,以糊状食物为主,不可使用吸管,以免引起呛咳等。老年患者器官功能衰退、自理能力差、固执、偏激、不合作情绪等,都增加了老年患者的护理难度。

3. 心理要求高 老年患者有一定精神、情绪、性格、行为的改变。他们日常生活中常常感到孤独寂寞、紧张焦虑,易产生悲观恐惧心理。在老年患者中普遍存在着怕衰老、怕疾病不愈、怕死心理。护理人员要重视老年患者心理问题。

(二)老年患者护理伦理原则

1. 凸显尊重、维护权利 老年人退休后,社会角色和家庭角色都发生了变化,不同程度上都有失落感。患病住院后,孤独、焦虑、忧郁心理活动更加强烈,对医护人员有高度警觉性。因此,护理人员应主动帮助并悉心照料,了解老年患者心理需求。从保护性医疗角度告诉患者疾病的诊断,使其产生安全、舒适和信任感;同时要尊重老年患者医疗权利,耐心听取他们对护理的要求和意见,并有意识地告诉其家人要多来看望,让老年患者体会其自身价值,促进其身体康复。

2. 理解关怀、善于沟通 老年患者自控能力减弱,固执,情绪易波动。护理人员要同情、体谅和宽容他们,切忌急躁,也不能流露出不耐烦和厌恶情绪。对于他们提出的有关治疗、护理及生活等方面问题,都要耐心为其解答,主动关心帮助并悉心照料,使老年患者感到家庭般温暖、舒适,增强战胜疾病的信心。

3. 严谨审慎、耐心细致 结合老年患者特点,护理人员在护理工作中应严密观察,对患者病情、心理、个性和需要了如指掌,认真分析症状,及时发现问题,处理问题要慎重、严谨、无误。同时在生活护理和医院设施方面做改进,如应注意床旁设护栏,地上铺垫子,鞋子要防滑;在走廊边加扶手;房门不设门槛,以方便轮椅进出;配备标志明显的呼叫装置、便携式坐便器、活动餐桌灯等,以防意外事件发生。

四、精神病患者护理伦理

精神病指由于受到各种内外致病因素的作用,导致大脑功能发生紊乱、精神活动出现障碍的一种疾病。与其他患者相比,大多数精神病患者往往无认知能力,思维混乱,情绪异常,不配合或拒绝接受治疗,严重时会完全失去自制力。如何对待精神病患者,既是一个医疗问题,也是一个涉及社会公德和医学道德的特殊问题。

(一)精神病患者护理特点

1. 护理管理难度大 精神病患者受精神症状影响,在感知觉方面常常有综合障碍,如痛感迟钝,不进食,甚至进食粪便、泥土等;在行为方面常常表现出各种各样行为紊乱,如不言不语,兴奋躁动,自伤,敌视攻击,毁物情况。因其缺乏自我保护意识,在危险因素面前不能自我保护而容易导致不幸,安全护理尤为重要。精神病患者自制力和自控力丧失或缺失,导致诉说病情不准不全,对诊断检查和治疗不予配合,甚至拒绝检查治疗和护理,给护理工作增加了很多难度。

2. 护理效果难以保证 精神病患者在发病期间主要依靠药物治疗来控制病情发展,症状缓解后,辅以心理治疗和护理,使病情逐渐减轻。由于精神病的特殊性和部分人对其不了解,患者在疾病治疗后回到社会、家庭中,可能会遭受到歧视和不公平待遇,因此导致恢复期间患者苦恼、忧虑和委屈,容易引发疾病复发。另外有些精神疾病发病机制不清晰,复发率较高,有的甚至终生不愈,致使护理效果难以保证。

3. 心理护理极为重要 精神病患者多数是饱受心灵打击和心理创伤,因此心理护理在精神病护理工作中尤为重要。护理人员应通过各种方式和途径,运用心理学知识和技能,通过共情、倾听和陪伴等对患者多做心理护理,帮助其达到较好的诊疗状态。

(二)精神病患者护理伦理原则

1. 尊重人格、维护权利 精神病患者思维、言行都不同于正常人,护理人员应同情和体贴患者,以友善、平等的态度去对待他们,主动热情为每位患者提供尽可能好的治疗措施。如果发现治疗护理措施在控制疾病同时出现严重副作用,应立即停止,以维护其生命健康权。护理人员必须维护患者隐私权,不得对无关人士谈及或随意提及患者隐私。若法律程序需要患者资料,护理人员必须按法律和组织程序提供有关资料,充分体现护理人员对患者、对社会的责任感。

2. 审慎护理、保证安全 首要护理任务是安全,包括患者安全和医护人员安全。护理人员应严格执行精神病患者管理规则,严守岗位职责。精神病患者不能准确叙述病情及不适,护理人员要认真仔细观察病情,经常巡查病房,掌握和及时发现病情变化,防止暴力、自残或逃跑事件发生。在口服给药时应送药到手,看服到口,在确认患者服药后方可离开,防止患者故意不吃药或攒药,以免影响治疗效果或导致严重后果。如果出于控制疾病需要采取措施约束患者,在约束过程中,应采取保护措施,对恢复期患者要做好心理护理。此外,要密切观察患者使用药物、电休克等强迫治疗和限制行为反应。要以高度负责精神和精湛技术确保治疗护理安全。

3. 恪守慎独、正直无私 大多数精神病患者无认知力,不能给予护理人员正确评价,也无法保护自己,有些患者尚没有基本生活处理能力,这些都要求护理人员要恪守慎独,自觉执行医嘱,主动完成护理任务,不能马虎从事、敷衍搪塞。要注意自己言谈举止,不能利用患者价值观念紊乱和各种"病态妄想",为自己牟取私利或做出有损于患者利益的事情。对患者财物要认真清查、核对、保管。对工作中患者不当行为,要克制忍让,真正做到一切以患者为中心。

五、肿瘤患者护理伦理

肿瘤指机体正常细胞在不同始动与促进因素长期作用下产生的增生与异常分化所形成的新生物。肿瘤分为良性肿瘤和恶性肿瘤。良性肿瘤一般可以治愈,术后很少会出现复发;晚期恶性肿瘤的根治性治疗目前仍然是医学界尚未解决的难题。

(一)肿瘤患者护理特点

1. 积极预防并发症,生活护理是基础。许多肿瘤早期并无症状或者症状较轻,患者不会主动就诊,大多患者就诊时已成中晚期肿瘤患者。他们经过手术、放疗、化疗等手段诊治,机体抵抗力较低,易发生心、肝、肾、肺等重要器官衰竭,出现感染、出血、血栓、穿孔和梗阻等并发症,护理人员要严格按照要求进行无菌操作并保持环境整洁,有效杜绝感染的易患因素。肿瘤患者因为放化疗影响会出现消化吸收障碍,护理人员应做好患者饮食护理,提供全面营养支持。对于长期卧床患者,护理人员还要注意预防发生压疮。

2. 病情观察要全面,缓解疼痛是关键。恶性肿瘤治疗会给患者带来轻重不同的痛苦和功能障碍,影响患者生活质量,所以护理人员要全面仔细观察患者在各个阶段病情变化。

在诊断初期,要仔细观察患者有无恐惧、否认、愤怒、抑郁等心理变化。在手术治疗期,要仔细观察手术切口是否感染,对放化疗患者要注意患者毒副反应,并在饮食方面给予高蛋白、高能量食物。恶性肿瘤患者常因肿瘤浸润神经及压迫邻近器官、手术或其他有创性诊断、化疗毒性和放射治疗、炎症感染及活动受限而引起疼痛。疼痛不但使患者活动减少,食欲减退,睡眠不好,而且会使患者产生焦虑、抑郁甚至丧失生存希望。

因此,护理人员应为患者创造一个安静、清洁舒适的治疗环境,以改善患者出现的心理问题,提高治疗效果。

3. 心理护理是重中之重。诊断肿瘤会导致患者产生严重应激反应,引发各种心理和躯体问题。

不良心理因素如恐惧、疑虑、忧郁、绝望等会降低机体免疫力,导致肿瘤细胞活跃,引起肿瘤复发和转移。

部分肿瘤患者不是死于治疗期,而是死于康复期。因此在各项治疗和护理前,护理人员要以关心、热情的态度来听取患者主诉,为患者解决术前心理疑虑,提供专业肿瘤知识,从而制订出相应的护理计划和护理措施。对术后因功能障碍或治疗无望而出现悲观失望、情绪低落患者做好心理护理,帮助他们树立战胜病魔和伤残的信心。在康复期间,也要多了解患者心理困扰并帮助其积极应对,摒弃消极心理,建立并保持良好护患关系。

(二)肿瘤患者护理伦理原则

1. 尊重患者权利,注意适当保密。由于经济状况、文化修养、思维习惯、疾病程度、家庭情况等种种原因,面对肿瘤时不同人会做出不同选择。从伦理学角度,在患者完全知情的情况下,让患者自主选择治疗方案,既是尊重患者权利,又是最大限度地满足患者需要。强调一切为了患者利益,不给患者造成本可避免的身体上、精神上的伤害和经济上的损失。护理人员还应适当保护患者隐私,不要随意传播。

2. 做好基础护理,提高生存质量。肿瘤患者无法忍受疼痛折磨,解除或减轻疼痛已成为护理工作的首要任务。除了药物使用,护理人员可以通过聊天、播放轻柔音乐、按摩等去缓解患者躯体疼痛和消除紧张情绪。高质量基础护理可以提高患者舒适度,能够及时全面观察患者病情变化,有效预防肿瘤的各种并发症。护理人员要努力做好肿瘤患者的各种生活护理,给患者安排高营养易消化食物。在满足特殊治疗需要方面,如药物毒性反应造成脱发,不仅影响患者美观,也给患者精神上带来巨大痛苦,有医院采用冰帽头部冷疗护理法,明显降低了脱发率,实现了治疗疾病和护理问题完美结合。同时加强病房监管力度,保持室内光线柔和,周围环境安静,以免刺激患者产生焦虑心理,加重疼痛。

3. 加强心理护理,给予心理支持。由于肿瘤对人体危害极大,患者长期受疾病折磨,心理比较脆弱,而语言是沟通的直接有效方式,恰到好处的语言能给予患者情感支持和鼓励。护理人员要了解患者心理需求,运用正向思维和措辞激励患者精神上积极抗争,避免负面信息和悲观态度。

六、传染病患者护理伦理

传染病指由病原体引起的在人与人、动物与动物或人与动物之间经过各种途径相互传播的一类疾病。其流行既有隐蔽性又有突发性,严重危害人的健康和生命。传染病具有传染性、流行性、季节性、地方性等特点,决定了传染病患者护理工作的特殊性。

(一)传染病患者护理特点

1. 患者心理问题多 个体感染传染病后,由于对所患疾病性质不了解和对其预后难以预测,加之担心子女、亲属被传染,易产生紧张、焦虑、抑郁、恐惧等负面情绪。

急性传染病患者因发病急骤,缺乏思想准备而急诊入院会产生紧张、不安全感。慢性传染病患者因病情迁延,恢复较慢而产生悲观失望情绪。住院患者由于被隔离,可能会产生孤独、自卑心理,加之社会上部分人群对传染病患者可能会有偏见,更加重其心理负担。

2. 病房管理难度大 传染科病房是各种类型传染病集中的场所,传染病患者都是传染源,为了控制传染病传播和防止交叉感染发生,必须加强消毒隔离管理。尤其对传染病患者用过的物品、器械等要彻底消毒,保证一人一物;同时要限制探视、家属陪伴,做好出院、死亡终末消毒等。

3. 护理人员道德要求高 传染病患者护理人员会接触到具有传染性的分泌物、呕吐物、排泄物等,尽管有消毒隔离措施,然而受感染机会仍然较大。尤其在抢救危重患者时需为患者吸痰、口对口人工呼吸等,这对护理人员道德情操提出了较高要求。

(二)传染病患者护理伦理原则

1. 尊重患者、周到服务 传染病患者由于患病易传播而被隔离,出现恐惧、压抑和自卑等复杂心理，护理人员应维护患者人格尊严，一视同仁地对患者实施护理，关注患者心理动态，帮助患者缓解不良情绪，使其积极地配合治疗及护理，尽早恢复健康。对于隔离患者要给予更多同情和关心，提供全面周到服务，为患者与家人、社会联系提供安全交流措施，既能让患者感受到家人和社会关爱，也为传染病患者提供了人性化的护理服务措施。

2. 预防院感、注重防护 传染病患者的分泌物、呕吐物和排泄物都是危险传染源。传染病患者护理人员工作态度要严谨，应牢固树立无菌观念，严格执行消毒隔离制度，切断各种传播途径，熟悉各种传染病特性、传染源、传播途径、潜伏期、病程、预后状况、防疫方法等，防止患者交叉感染。同时护理人员也要做好自我防护和职业风险防范，切不可因为措施烦琐而省略。

3. 保护隐私、依法上报 护理人员应保护患者隐私，不应将患者疾病诊断及患病原因、家庭住址等传播给无关人士。传染病护理人员应遵守相关法律法规和规章制度，正确处理患者个人利益与社会利益关系，严格执行疫情报告等制度，任何人不得迟报、漏报、错报，绝对不能隐瞒和谎报疫情，否则将负法律和道德责任。

4. 预防为主、服务社会 由于传染病具有传染性、流行性特点，对社会危害性较大，因此国家对传染病防控要求高。护理人员应利用各种途径加强宣传和教育，提高全民预防保健意识，防止传染病发生和传播，并与社会有关部门和人员积极配合，做好传染病预防工作，这是对社会乃至对全人类的道德责任。

七、危重患者护理伦理

危重症救护指受过专门培训的医护人员在备有先进监护设备和救治设备的重症监护病房，接受由急诊科和院内有关科室转诊的危重患者，对多种严重疾病或创伤以及继发于各种严重疾病或创伤的复杂并发症患者进行全面监护及治疗护理。

（一）危重患者护理特点

1. 护理任务异常艰巨 危重患者由于病情危重，常常表现为神志不清或生活不能自理，且病情复杂多变，加之患者和家属的紧张忧虑情绪加重，致使护理工作难度增大，护理工作任务繁重。

2. 护理人员综合素质要求较高 复杂的病情要求从事危重患者护理的护理人员不仅应该具备全面业务素质、良好身体和心理素质、丰富临床护理与抢救经验，还要有较高职业道德修养，以满足危重患者护理工作需要。尤其是有效处理医患、护患冲突的良好沟通能力，可以避免或减少医患、护患矛盾升级。

3. 护理伦理难题较多 由于危重患者病情严重复杂，有些患者甚至处于昏迷或垂死状态，不能详尽提供病史，致使护理人员无法按部就班地进行各种评估，以确定护理相关问题，往往重点询问直接照顾者后就立即投入抢救，这时医护人员的操作具有一定伦理风险。同时，危重患者容易发生合并症或死亡，易引发家属情绪激动与医护人员发生冲突，抑或追究医护人员法律责任。因此，危重患者抢救护理的伦理决策较为艰难。

（二）危重患者护理伦理原则

1. 敏捷和审慎 危重患者病情复杂多变，急险情况易突然发生。在护理过程中，要求护理人员必须头脑机警、冷静，细心观察，正确判断。一旦发现病情变化，要果断地配合医生，敏捷地采取应变行动，以防止病情进一步恶化。

2. 勤快和恒定 由于危重患者护理具有艰巨性特点，因而要求护理人员勤快，不怕脏、苦、累。同时，护理人员要有连续奋战精神，不管白天或黑夜，不管有无人监督，都要保持护理工作的恒定。

3. 理解和包容 不少危重患者缺乏心理准备或心理负担较重，从而心理失去平衡。患者家属也多有忧虑。因此，有时患者或其家属可能对护理人员无端指责，甚至发生无理取闹情况。此时，要求护理人员以冷静态度理解和体谅患者及其家属的心理和行为，耐心地说服，避免矛盾激化。同时，仍要热情、主动地继续做好护理工作，特别是对有悲观绝望情绪患者，要多进行安慰和鼓励，更要安全周到地护理患者，相信最终会得到患者及其家属的理解和信任。

（李恒娟）

第三节 手术患者护理伦理

一、普通手术护理伦理

普通手术指临床外科系统的一般手术。随着医学科技发展，特别是介入放射技术在临床中的应用，有些外科疾病可以用非手术方法或微创手术方式进行治疗，但手术依然是临床外科治疗的重要手段，具有疗效迅速、不易复发的优点。同时，手术也具有损伤性、危险性、失误性及不可逆性。护理人员虽然不是手术决策者和直接执行者，但在术前准备、术中配合、术后护理中发挥着重要作用，具有特殊性和相应伦理要求。

（一）普通外科手术护理特点

1. 护理要求严格 普通外科手术对于护理工作有着严格要求。这是因为手术会开放患者机体，容易造成细菌等病原微生物侵入，从而导致感染。因此，手术的每一个环节都必须非常严谨，一旦失误都可能导致患者不可逆的伤害，甚至危及患者生命。

2. 护理流程衔接 术前准备、术中配合、术后护理是手术患者护理的三个主要阶段，每个阶段护理都是由不同护理人员交接班进行的。术前，做好各种术前器械、药品及手术环境准备，做好术前护理会诊；术中，与医生主动配合，保证手术进行；术后，密切观察病情，并及时做好环境、器械清洁、消毒。

3. 护理全程协作 手术治疗是一个相对复杂的治疗方案，往往需要不同专业医护人员合作。单就护理工作而言，一个患者的手术治疗也常常需要某一科室许多护理人员通力合作才能取得良好效果。

（二）普通外科手术护理伦理原则

1. 术前护理伦理原则

（1）**消除患者顾虑做好心理护理**：手术对患者机体损伤常常使患者在心理上充满恐惧。护理人员应该主动与患者沟通，了解患者的顾虑，解答患者的疑问，安抚患者的情绪，帮助患者调整心态。

（2）**积极主动做好准备工作**：虽然医生已经根据病情确定了手术方案，但是许多生理指标和生命体征会影响手术的进行，因此护理人员根据手术方案积极主动做好术前准备工作意义重大。

（3）**严格查对，落实患者身份**：手术治疗都是非常个性化的治疗方案，特定手术只能施之特定患者。如果患者身份错误，容易造成医疗事故。因此手术之前必须严格执行查对制度，确定患者的具体身份与手术方案的一致性，以保证手术的正确性。

2. 术中护理伦理原则

（1）**安抚患者、保护自尊**：患者进入手术室后，往往比较紧张，甚至对医护人员有"生死相托"的心情。因此护理人员要理解、关心患者，做到体贴入微，耐心指导和帮助患者配合手术。医护人员的性别差异及患者术中四肢固定、身体暴露，使患者在紧张之中感到羞怯和不安，护理人员要理解患者并解释清楚，保护患者的自尊心。

（2）**保持安静、环境安全**：安全、肃静的手术环境是保证手术顺利进行的重要前提。护理人员要加强手术室的技术管理，严格遵守无菌操作规程，禁止无关人员进入手术室。抢救药品要准备齐全，各种手术器械、电器都要认真检查，确保功能完善和安全运转。保持手术室内清洁、温湿度适宜和正常工作秩序，为患者创造一个安全的手术环境。

（3）**熟练操作、密切协作**：在手术过程中，护理人员要全神贯注，熟练地完成各种技术操作，并做到认真严谨、一丝不苟，配合医生手术时要沉着冷静、眼明手快、准确无误，为缩短手术时间积极、主动与手术医生密切协作，及时协助手术者解决问题。在伤口缝合前要认真清点、核对手术器械、手术敷料等，以防止遗留在患者体内，给患者带来伤害。护送患者回病房要与病房护理人员认真交接班。如果手术出现差错、事故，既不得包庇隐瞒，也不能相互推诿，要敢于承担责任，并及时采取补救措施，把对患者的损害降到最小。

3. 术后护理伦理原则

（1）**严密观察、预防意外**：手术之后恢复阶段最重要的护理工作就是对患者生命体征和生理指标的监测。患者回房间后，护理人员要妥善处理患者身上的各种管道，仔细检查伤口是否有渗血，并嘱咐患者卧床静养。如遇紧急情况，护理人员不要惊慌，而是要冷静应对，谨慎、快速、及时地处理。

（2）**缓解痛苦、促进康复**：手术患者因机体损伤的缘故，活动和饮食都会受限，还会有诸多身体上的疼痛和不适。患者心理上也常常有诸多疑虑。护理人员要力所能及地帮助患者缓解其精神紧张和心理焦虑，促进患者康复。

二、整形外科手术护理伦理

整形外科是外科的一个分支，包括再造整形外科和美容整形外科等。整形外科手术护理指针对整形外科手术患者所具有的功能障碍、形态畸形或面部、形体缺乏美感的特点，依据整形外科治疗原则对其在医疗、生活和功能锻炼等方面所实施的一系列有利于手术者康复的工作。

（一）整形外科手术护理特点

1. 专科护理特色强 整形外科手术是一门医学审美艺术，除遵循一般外科手术要求外，还需要遵循美学观念和规律，讲究均衡、对称，不留瘢痕。尤其现在整形外科手术更普遍和广泛，患者更多是渴望实现由普通达成精致的追求。因此整形外科手术护理人员要有科学的审美观念，既要理解和支持患者大胆地选择美、追求美，又要宣传科学审美观，鼓励患者正确理解医学整形技术的作用，理性审视和护理整形外科手术的患者，帮助他们回归正常社会生活。

2. 多学科交叉、护理任务重 整形外科患者治疗内容多，手术涉及的解剖部位遍及全身，并与其他外科交叉，这就使护理人员护理范围增加。尤其多数患者术后生活自理能力下降，这就需要护理人员在生活上给予辅助，如穿衣穿裤、吃饭、喝水、洗头、洗澡、解大小便、下床走路等，整形外科手术的基础护理任务比其他外科护理更多更重。

3. 心理护理要求高 选择整形外科手术方案都力争达到心理期望的美感，心理预期和实际手术效果的差距，患者不满和纠结等情绪往往造成护理人员的护理难题。有些先天性畸形或缺陷患者，往往比较孤僻、自卑、苦恼；后天性畸形或缺陷患者，因意外事件导致某些功能丧失或容貌改变，患者心理负担更重，容易出现情感障碍，如情绪波动大，有时缺乏继续生活的勇气。他们同时都希望通过整形手术达到或接近正常人，但又怕手术效果达不到要求，往往会以敏感、多疑的心态去对待医护人员，甚至不能很好地和医护人员合作。

（二）整形外科手术护理伦理原则

1. 尊重患者、保护隐私 有体表先天性或后天性缺陷而进行外科整形的患者，多有自卑心理和压抑情绪，不愿和人交流。护理人员在护理过程中，要主动与患者进行沟通、交流，以了解和发现他们的心理需求，认真做好心理护理。同时也要尊重患者人格，注意保护患者隐私，避免任何讥笑或歧视他们缺陷的言行，建立和谐护患关系，以利于患者心理健康。

2. 关心患者、减轻疼痛 整形外科患者术后不适和疼痛不同于普通外科手术患者。尤其植皮手术要求患者在一定时间内保持一定姿势，因此，患者非常不适，而且术后 1 周内疼痛剧烈，甚至痛不欲生。这就要求护理人员不但要任劳任怨地做好生活护理和给予适当的镇痛药，而且要多安慰他们，多与他们交流，以转移其注意力，鼓励其树立克服困难的勇气，同时要严密观察病情，防止意外发生。

3. 不辞辛劳、精益求精　整形外科内容丰富，涉及范围广，病种复杂，讲究精细，术前准备与术后护理都十分繁杂。如术前皮肤准备，备皮区常有陈旧性瘢痕，表面凸凹不平，甚至还有隐窝或窦道，而隐窝或窦道存在污垢和毛发，对这些部位清洗难度非常大。为保证手术顺利进行，常需在术前几天就开始每天用热水浸泡局部，软化瘢痕，还需要从不同角度去剔除污垢，剪去毛发，为手术创造条件。术后还要做好术后护理、心理护理、生活护理。这都需要护理人员具有为患者高度负责的精神，不辞辛劳、任劳任怨地帮助患者恢复健康。整形外科医疗护理范围与其他学科有直接或间接联系，整形外科护理人员要熟练地掌握整形外科理论知识和护理技能，了解相关学科基本知识，在完成繁重护理工作同时还需要不断更新知识，使护理技术精益求精，以适应护理工作发展和广大患者日益增长的审美需求。

（李恒娟）

第四节　临终患者护理伦理

临终又称濒死，指由于老化、各种疾病或损伤等，导致人体主要器官功能趋于衰竭，而现代医学又治愈无望，各种生命迹象显示生命活动趋于终结的状态。在我国，通常情况下，临终意味着患者将在不足 6 个月的时间内离世。

一、临终患者护理特点

1. 以提高生活质量为目的　临终的各种躯体症状与焦虑、恐惧等负性情绪常困扰临终患者，影响他们的生活质量。因此，临终护理以舒缓临终症状为中心，着重减轻临终患者的痛苦，给予周到细致的生活护理和全面贴心的心理支持，营造温馨和谐的环境，再配合亲人的关爱和护理人员的体贴，使临终患者的生活质量得到改善。

2. 以临终患者为主要对象，兼顾临终患者家属　临终患者是临终护理的主要对象，需要全方位的护理帮助其走完人生的最后旅程。同时临终患者家属面临亲人即将离世的巨大痛苦，他们也需要安慰、关心和支持。帮助临终患者家属做好心理调适，接受临终患者即将死亡的事实，以积极的心态开始生活也是临终护理的内容。

3. 参与服务人员多元化　临终患者护理以护理人员为主导，还可辅之以社会工作者、志愿者等，也包括各种政府和社会服务机构团体。

> **知识链接**
>
> ### 安宁疗护
>
> 我国将临终关怀、舒缓医疗、姑息治疗等统称为安宁疗护。安宁疗护指为疾病终末期或老年患者在临终前提供身体、心理、精神等方面的照料和人文关怀等服务，控制痛苦和不适症状，提高生命质量，帮助患者舒适、安详、有尊严地离世。为进一步推进安宁疗护发展，满足人民群众健康需求，2017 年 1 月国家卫生和计划生育委员会印发《安宁疗护中心基本标准（试行）》《安宁疗护中心管理规范（试行）》，要求安宁疗护中心至少配备 1 名具有主管护师以上专业技术职务任职资格的注册护士，每 10 张床至少配备 4 名护士并按照与护士 1:3 的比例配备护理员，应当遵守相关技术规范和标准，落实质量控制措施、诊疗护理相关指南和技术操作规程，体现人文关怀等。

二、临终患者护理伦理原则

1. 理解临终患者心理　临终患者在生命的最后阶段不仅要承受躯体病痛的煎熬，而且要忍受由此产生的焦虑、恐惧等不良情绪的折磨。护理人员对临终患者的某些行为失常、情绪变化要予以理解，并积极履行道德义务，以最真挚、亲切、慈爱的态度对待他们，满足他们的合理要求，使他们得到精神上的安抚。

2. 保护临终患者权益　有些临终患者未进入昏迷状态，仍具有情感、思维和想象力等，护理人员应格外注意尊重与维护他们的权利和利益，如允许他们保留自己的生活方式，参与治疗、护理方案的决定，保护隐私等。即使临终患者已处于昏迷状态，护理人员也要尊重其清醒时留下的意愿和家属的代理或监护权。

3. 尊重临终患者生活　尽管死亡是生命运动发展的必然过程，但是临终患者仍有生活的权利。尊重临终患者最后生活的需求实质是对患者人格的尊重。因此，护理人员要指导患者理解生命弥留之际的意义，安慰和鼓励患者，使他们对最后的生活不要丧失希望。同时，护理人员要照顾临终患者的日常生活，尽量满足其合理要求；安排或增加患者与家属会面的机会和时间，满足他们倾诉和陪伴的需求；让他们参加力所能及的活动，尽量帮助患者实现自我护理，以增加生活的乐趣，至死保持人的尊严等。总之，护理人员要像对待其他可治愈的患者一样，平等地对待临终者，赋予他们临终生活的价值。

4. 创造良好休养环境　护理人员需要尽量营造整洁、舒适、温馨的环境。例如，使用色彩温暖的窗帘，或在病房内摆放临终患者熟悉的装饰品等，并提供足够舒适的空间给陪护的家属。

5. 关爱临终患者家属　作为临终患者的家属既辛苦又痛苦，他们不仅要夜以继日地照顾临终者，而且自身也承受巨大的精神压力。这种情况若处理不得当，会严重影响家属自身的死亡观，并对家属今后的人生造成负面影响。护理人员应从以下三方面关怀临终患者家属：①给予精神支持。护理人员应对家属表达极大的同情和关心，给予精神上的支持和鼓励。②提供专业指导。由于缺乏专业的知识和技能，家属在照顾临终者时往往显得手足无措。护理人员一方面要鼓励家属参与到照顾患者的工作中来，减轻家属的紧张情绪，另一方面也要教会家属照顾患者的专业知识和方法，使之有能力、有信心参与日常的护理工作。③解决实际问题。护理人员应关心家属，尽量帮助其解决实际困难，如为陪护者提供方便、适宜的探视时间以及协助准备丧葬事宜等。

三、尸体护理伦理原则

在临床上，医务工作者一直把心跳和呼吸的永久性停止作为死亡的标志，即心肺死亡模式。然而，随着起搏器、呼吸机等设备的应用及复苏技术的普及发展，脑死亡的判断被提出。

脑死亡指包括脑干在内的全脑功能不可逆转地丧失。目前，在我国脑死亡判断标准尚未立法。

对死者的尸体进行最后的护理是终末期护理的重要环节。护理人员应以充满爱心的态度和细致的技术操作，体现对死者的爱护与尊重。

1. 严肃认真、一丝不苟　护理人员应以谨慎的态度护理尸体，主要内容包括各类管道的移除、尸体的清洁等。尸体护理是死者在世间停留的最后一站，是死者接受的最后一项护理。尸体护理应尊重死者生前的宗教信仰、家庭习惯等。护理人员要将其视为一个人，认真细致地按照尸体护理的程序施以护理，动作要轻柔，并保护其隐私。

2. 妥善处理遗物、遗嘱　护理人员应清点死者的遗物，及时交予家属。

3. 消毒隔离、防病传播　死者的物品应彻底消毒。对有传染病的死者，应在尸体护理过程中严格执行消毒隔离制度，防止疾病的传播扩散。

4. 尊重家属情感需求　尸体护理时，往往是死者家属情绪最激动的时刻，护理人员要尊重和满足家属的合理要求。例如，可以邀请家属参与尸体护理工作，使他们可以送亲人最后一程；也可以给予家属足够的时间和安静隐私的空间，使家属能够与亲人做最后的道别。

5. 适当遮挡、减少惊扰 为避免给周围的患者及家属带来惊扰，应尽可能在患者临终前将其移至单人房。若条件不许可，在尸体护理的过程中，护理人员要注意使用屏风等进行遮挡。

（梁 芳）

思考题

1. 某日医院急诊室同时送来2位患者，一位是因车祸重伤生命垂危的年轻人，另一位是突发心绞痛但情况相对稳定的老年人，此时医护人员面临有限的医疗资源需要如何优先分配的问题。请思考在这种情况下，应主要遵循哪些护理伦理原则？护士应如何从伦理角度进行沟通和安抚？

2. 某严重外伤的急诊患者被送到急诊室时生命垂危，被判断抢救成功希望渺茫，但家属情绪激动要求不惜一切代价抢救。请思考此时应遵循哪些急诊患者护理伦理原则？如何在尊重家属意愿和医疗现实之间作出平衡？

3. 某精神障碍专科患者突然在病房内情绪失控，有攻击他人的行为。请思考护士应如何保障其他患者的安全又不伤害该患者？后续护理中怎样体现关爱和保护患者的伦理要求？

4. 某即将手术的患者非常紧张恐惧，对手术风险过度担忧。请思考护士应如何运用伦理原则来缓解患者的不良情绪，同时在手术过程中护士如何保障患者的权益符合伦理要求？

5. 患者，68岁，6个月前被确诊为大肠癌晚期，严重的化疗反应使其疼痛难忍、深受折磨。患者与其女儿主动提出不再接受化疗，希望能转到临终关怀医院。最终，患者的临终症状在临终关怀医院得到了良好的控制，医护人员的抚慰给予了患者与其女儿极大的精神支持。3个月后，患者在临终关怀医院安详离世。有感于母亲逝世的过程，患者的女儿成为了临终关怀医院的志愿者，继续为其他临终者及其家属服务。请思考如何看待患者停止化疗并希望转入临终关怀医院的要求？临终患者护理应遵循哪些道德要求？

ER 4-3
练习题

第五章 | 公共卫生服务伦理

学习目标

1. 掌握公共卫生服务、预防保健的伦理原则；突发公共卫生事件应急护理伦理要求。
2. 熟悉社区卫生服务护理伦理原则；突发公共卫生事件应急护理的特点。
3. 了解公共卫生的定义；预防保健工作特点。
4. 能遵守公共卫生服务的伦理原则和道德要求处置突发公共卫生事件。
5. 具有为人民群众提供全方位、全周期健康服务的职业意识和理念。

随着科技发展和社会进步，人们对医疗卫生服务的需求不断提高。医学的目标已经从减轻患者的痛苦与恢复健康，扩展到维护健康、促进健康。公共卫生服务利用各学科知识、方法达到改善和促进人群健康的目的。护士应掌握公共卫生服务伦理道德要求，更好地实现为人类健康服务的目标。

案例导入

吴静芳，第 33 届南丁格尔奖章获得者。1943 年，她决心成为一名护士，救死扶伤。1944 年，河南东部霍乱流行，一批批患者被送进医院，她积极参加抢救，为患者清洗、喂药、打针。夜以继日的劳累，使她连手腕都抬不起来，但却挽救了不少患者的生命。1955 年，她放弃大城市优越的条件回到商丘，长期在基层踏踏实实从事临床护理和管理工作。1971 年，商丘地区流行性脑脊髓膜炎流行，她再次率队出征，对控制传染病流行作出重要贡献。在近半个世纪的护理生涯中，她不懈追求崇高的护理事业，坚持对人民无私奉献，参与救治过数不清的患者。

工作任务：

1. 吴静芳在传染病流行时积极参与救治，体现了护士在突发公共卫生事件应急护理中应遵循的什么样的伦理要求？

2. 吴静芳放弃大城市优越的条件回到基层工作，提升了当地的护理质量。你认为护士应如何评估和选择自己的工作地点，以促进公共卫生服务的公益性与公平性。

第一节 公共卫生和预防保健伦理

公共卫生是一门以提高公众健康为目的，从群体视角出发认识健康、疾病及医疗卫生服务相关问题，并采用群体手段应对有关问题的科学。预防保健是一项直接关系到人民健康的社会性工作，其开展水平如何是衡量一个国家或地区健康水平高低的重要标准。在工作中遵循伦理道德是公共卫生和预防保健工作人员的基本要求。

一、公共卫生伦理概述

1.公共卫生的定义 关于公共卫生目前学术界对其没有统一的定义。2003年全国卫生工作会议指出，公共卫生是组织社会共同努力，改善环境卫生条件，预防控制传染病和其他疾病的流行，培养良好的卫生习惯和文明生活方式，提供医疗服务，达到预防疾病，促进人民健康的目的。因此，公共卫生建设需要政府、社会、团体和民众的广泛参与、共同努力。其中，政府主要是通过制定相关法律、法规和政策，促进公共卫生事业发展；对社会、民众和医疗卫生机构执行公共卫生法律法规实施监督检查，维护公共卫生秩序；组织社会各界和广大民众共同应对突发公共卫生事件和传染病流行；教育民众养成良好卫生习惯和健康文明的生活方式；培养高素质的公共卫生管理和技术人才，为促进人民健康服务。

公共卫生是以保障和促进公众健康为宗旨的公共事业。通过国家和社会共同努力，预防和控制疾病与伤残，改善与健康相关的自然和社会环境，提供预防保健与必要的医疗服务，培养公众健康素养，创建人人享有健康的社会。

2.公共卫生的特点 公共卫生是关系到一个国家或一个地区大众健康的公共事业，具有以下6个特点：

（1）公共卫生服务成本低、效果好，但它的社会效益回报周期相对较长。

（2）公共卫生的最终目标是促进居民健康、延长期望寿命。

（3）公共卫生以人群为研究重点。

（4）公共卫生的实质体现在公共政策上，政府宏观调控和积极干预在公共卫生工作中将发挥关键性作用。

（5）公共卫生在很大程度上是一个社会问题而非技术问题，具体实施中将涉及社会的各个层面，因此应加强部门间协作和社区参与。

（6）公共卫生工作需要受过良好教育、具有多学科背景的人员参与。

公共卫生伦理学是最近十多年才兴起的一门学科，是现代生命伦理学的重要分支，用于指导培养公共卫生机构和人员的专业精神，指导公共卫生政策与措施的伦理价值，以促进人群健康和社会公正。公共卫生伦理学探讨促进健康、预防疾病以及避免伤害行动等相关的规范，主要关注群体层次的伦理学问题，特别是政府、公共卫生机构及其成员、医疗机构及其成员、公民的义务和责任等问题。其研究内容包括疾病防治中的伦理问题、以群体为单位的伦理问题、公共卫生政策制定中的伦理问题、生物科学影响下的伦理问题等。

二、公共卫生服务伦理原则

公共卫生服务一般是通过制定和实施制度、政策，采取健康教育、改善环境等社会性措施，达到控制传染病、慢性病和其他疾病在人群中的传播、流行的目的，促进人们整体健康水平、身体素质的提高。

根据《国家基本公共卫生服务规范》规定，我国基本公共卫生服务内容包括居民健康档案管理、健康教育、预防接种、0~6岁儿童健康管理、孕产妇健康管理、老年人健康管理、慢性病患者健康管理（包括高血压患者健康管理和2型糖尿病患者健康管理）、严重精神障碍患者管理、肺结核患者健康管理、中医药健康管理、传染病及突发公共卫生事件报告和处理、卫生计生监督协管等12项内容。在实施公共卫生服务过程中，护理人员应遵循以下伦理原则：

1.公益性原则 公益性是我国公共卫生服务长期遵循的基本原则，坚持以人为本，把保护人民健康权益放在首位。以保障人民健康为中心，以人人享有基本医疗卫生服务为根本出发点和落脚点，把基本医疗卫生制度作为公共服务产品向全民提供，努力实现全民病有所医、老有所医。

2. 维护人群健康原则 公共卫生服务的出发点是要促进和维护公众的健康,使目标人群避免疾病以及危险因素的威胁,从而使发病率或患病率下降,提高人群健康水平和生活质量。当前医疗卫生发展首要考虑的是人民群众的健康利益,一切方便于人民群众的医疗行为,一切有利于人民群众的健康保障。

3. 效率与公平兼顾原则 公平是社会平衡的重要目标,效率是事业发展的重要目标。公平作为一种价值目标反映了社会的利益取向,是卫生事业发展的目标和基本方向。效率决定了卫生事业发展和进步的程度与速率。医疗卫生应坚持公平与效率兼顾和统一,政府主导与市场条件相结合,维护公共卫生服务的公益性,促进公共卫生服务的公平公正。

4. 尊重与保护隐私原则 公共卫生服务需要公众参与,因此应本着尊重知情权的原则,保持信息的透明和畅通,特定情况下需尽可能取得目标人群的知情同意,以确保服务效果。公共卫生项目和政策在制定和实施时应该因地制宜,尊重人们不同的价值观、信仰和文化。公共卫生服务应尊重服务对象的隐私权,并对其保密。只有必要情况下,如当隐私内容对他人生命构成威胁时,才能有选择地将相关内容对受威胁的对象公开。

5. 全社会共同参与的原则 人人享有卫生保健,是全社会每个成员应该享有的最基本权利之一,是国家、集体和个人都应共同承担的社会责任。应该建立政府责任为主导、集体责任为主体、个人责任为基础的健康多级责任原则。保障公民的健康是全社会的责任,政府有责任和义务为全民提供最基本的医疗卫生服务。每个公民也应该承担个人在健康方面的责任,改变不良生活习惯,对自己的生活方式、生活行为等方面负责。通过全社会共同努力,逐步建立起一个相对完善、科学合理的全社会健康卫生保障体系。

知识链接

《"健康中国 2030" 规划纲要》

该规划纲要提出:健康是促进人的全面发展的必然要求,是经济社会发展的基础条件。实现国民健康长寿,是国家富强、民族振兴的重要标志,也是全国各族人民的共同愿望。推进健康中国建设,是全面建成小康社会、基本实现社会主义现代化的重要基础,是全面提升中华民族健康素质、实现人民健康与经济社会协调发展的国家战略,是积极参与全球健康治理、履行 2030 年可持续发展议程国际承诺的重大举措。该规划纲要是推进健康中国建设的宏伟蓝图和行动纲领。全社会要增强责任感、使命感,全力推进健康中国建设,为实现中华民族伟大复兴和推动人类文明进步作出更大贡献。

三、预防保健工作特点和伦理原则

预防保健是卫生事业的重要组成部分,是以社会人群及多种社会、心理与环境因素作为研究和服务对象,通过采取各种预防和保健措施来改善影响人类健康的各种因素,减少和控制人群的患病率和感染率,提高健康保障水平的服务活动。护士在预防保健的医疗实践中形成的职业道德即为预防保健工作伦理。

(一)预防保健工作特点

预防保健工作直接关系到人民健康水平,护士工作内容涉及范围广,包括了预防接种、控制环境中有害因素、慢性病家庭护理、传染病预防控制等。其工作特点包括以下几个方面:

1. 预防保健工作的对象是全社会所有的人;内容包括相关政策制定、实施和监管;范围涉及地方病、职业病和传染病防治、慢性病治疗护理等多个方面;工作手段包括控制环境有害因素、社区重点人群筛查、传染病流行调查等。预防保健工作的开展仅仅依靠卫生部门是远远不够的，需要多部门、多系统协调一致开展工作。同时需要动员全社会的力量积极参与，要求全社会每一个人采取健康的生活方式，有效避免不利健康的因素，共同参与控制疾病、促进健康的工作。

2. 预防保健工作对象不是单个患者，而是群体。应以人群为出发点，探索和研究可能流行的疾病情况，并采取相应的措施，控制传染源、切断传播途径、保护易感人群，排除各种可能产生或传播疾病的因素，从而防止某种疾病在该地区的流行。在落实具体工作中，护理人员必须深入基层、发动群众，宣传卫生条例、标准和法规，保证人民群众卫生健康安全。

3. 预防保健工作中的一些措施和做法是通过执行各项法律法规来实现的。如《中华人民共和国母婴保健法》《中华人民共和国食品安全法》《中华人民共和国职业病防治法》《学校卫生工作条例》《公共场所卫生管理条例》等法律法规，有效监督和约束了单位和个人的行为，保障了广大人民群众尤其是弱势群体的利益和安全，成为预防保健工作的坚实壁垒，也为护理人员开展工作提供了法律依据和支持。

4. 预防保健工作艰巨而复杂。工作地点包括城市乡村、陆地海洋，工作内容既要做好疾病的预防，又要抓好疾病的治疗与预后。工作环境复杂，无论遭遇严寒酷暑，刮风下雨，还是面临地震、泥石流等自然灾害，要进行现场调研、监督化验、投药消毒、预防接种、健康教育。尤其在防治传染病时，由于传染病往往具有突发性和急迫性，就要求护理人员不畏困难，迅速行动。

（二）预防保健工作伦理原则

预防保健工作的根本宗旨是维护和增进人类健康，降低疾病和普通百姓高昂的治疗费用，节约国家宝贵的医疗卫生资源。在预防保健工作中护理人员应遵循以下伦理原则：

1. 爱岗敬业、尽职尽责　由于预防保健工作范围广、时间长、内容复杂、任务繁重，加上人群生活环境的变化随机性很大，难以监管，从而造成预防保健工作开展十分艰难，工作环境艰苦。这就要求护理人员要爱岗敬业、尽职尽责、不畏困难、任劳任怨、不计较个人名利和得失、全心全意地开展工作。正是由于从事预防保健工作的护理人员默默无闻地付出，才有了人们健康安全的生产、生活环境，使人们的健康水平不断提高。

2. 深入群众、服从大局　预防保健工作直接面对广大人民群众，对社会承担道德责任。护理人员要主动上门，为群众查病、防病和治病，开展卫生监测和监督工作，要以高度负责的精神，积极热情的态度，主动提供服务。预防保健工作要从全社会整体利益出发，把群众的利益放在首位，坚持细致服务、优质服务。在处理各种利益关系时，要做到个人、小团体利益服从全社会利益，局部利益服从全局利益，眼前利益服从长远利益。

3. 严谨认真、尊重科学　护理人员要严谨认真、一丝不苟地做好本职工作。以预防接种为例，要在人群中形成牢固的免疫屏障，就必须使易感染人群得到预防接种。预防接种的疫苗在储存、运输中对环境和条件有严格要求，有些疫苗需要存放在 −20℃ 的环境中，有些需要存放在 4℃ 环境中、保存环境需避光。护士应本着严谨认真的态度，尊重科学事实，严格按照要求设置存放温、湿度等条件，千万不能为了工作方便随意放置。另外，不同疫苗注射部位和方式不同，注射间隔时间要求也不一致，护士在接种疫苗时应谨慎细致，按照科学的操作规程完成，切实保护人民群众健康。

4. 严格执法、不徇私情　开展预防保健工作需要通过监督、执行各项卫生法律法规等措施来实现。这些法律法规反映了我国现代预防工作的客观规律，保护了人民群众的现实利益和长远利益，是做好预防保健工作的根本保证。从事预防保健工作的护理人员是卫生法律法规的宣传、执行和监督者，应该在工作中以事实为准绳，法律法规为依据，坚持原则、秉公执法、执法必严、违法必究、不徇私情。不管任何单位和个人，只要违反了法律法规，就要坚决查办、依法处理，以维护人民群众根本利益为最终目标。

（申洪娇）

第二节　社区卫生服务护理伦理

社区卫生服务是城市、农村公共卫生和基本医疗服务体系的基础，是实现人人享有初级卫生保健的基本途径，也是促进社会公平，维护社会稳定，构建和谐社会的重要保障。社区护理将成为21世纪护理发展的重要方向，社区护士只有全面掌握并熟练应用伦理知识，才能提高护理水平，为人民群众提供更为优质的健康服务。

一、健康教育伦理原则

（一）含义

健康教育（health education）指有计划、有组织、有系统地向人群传播健康知识和技能的教育活动，健康教育能够促使人们自愿采用有利于健康的行为，消除或降低危险因素，降低发病率、伤残率和死亡率，提高生活质量。

健康教育不同于其他教育，其实质是一个干预过程，其核心是改变教育对象的不良生活方式和生活行为。健康教育应该是提供改变行为所必需的知识、技能与服务。

（二）任务

1. 护士应做好健康教育资料的发放及信息回馈。

2. 积极开展健康教育知识讲座，宣传健康教育知识，紧紧抓住居民所关心的健康问题和所需的健康知识，以宣传健康知识和健康理念。

3. 结合卫生主题宣传日，在群众中开展公众健康咨询活动，提高群众对健康知识的认识。

4. 根据辖区内常见病、多发病以及季节性多发病等特点，进行相应的健康教育和宣传。

5. 做好检查指导和效果评价，要定期对健康教育工作进行检查指导，及时发现问题、解决问题、完善健康教育活动执行过程中的各种活动记录和资料收集整理，对健康教育工作进行总结和评价。

（三）特点

健康教育是一个系统、完整的教学活动，具有四个方面的特点。

1. 内容的科学性　健康教育的目的是通过有计划、有目的的教育活动，促使人们自愿采纳有利于健康的行为和方式，消除和减少影响健康的危险因素，从而预防疾病、促进健康，提高生活质量。目前，健康教育倡导的主要内容：疾病相关知识介绍，各种医疗检查目的、意义介绍，情绪调护和康复锻炼指导等。健康教育的实施，直接为患者提供了恢复健康、促进健康的知识技能。因此，护士在制订健康教育计划时，需要严格遵循内容的科学性、准确性，切忌将似是而非，甚至违背科学的知识传授给患者，以免误导患者。只有接受并掌握了科学性的健康教育知识，才能帮助患者尽快恢复健康。

2. 目标的明确性　健康教育主要是让人们树立正确的健康意识，养成良好的生活方式和行为习惯，促进个人和社会对预防疾病、维护健康的自我责任感，使个人和社会选择有利于健康的行为，消除个体的不健康行为。如吸烟不但危害公民个体的身体健康，也会危害社会群体的身体健康，在公共场所吸烟是一种不道德、不文明的行为。

3. 对象的广泛性　健康的实现是需要人人参与，人人付诸行动的过程，因此健康教育具有泛性。必须进行全民教育，动员广大人民群众参与。生活中的每一个个体都是健康教育的对象，无论他现在处在患病还是健康状态，都要坚持人人健康，人人参与的原则。对于有不良生活嗜好的人，通过健康教育来改变其不良的行为方式和生活习惯，对于已经养成良好习惯的人，通过健康教育继续保持，促进全民健康水平的提高。

4. 重点的突出性　健康教育又称作"行为干预"，需要宣教的内容很多，护士要运用护理程序的工作方法，首先对患者进行评估，找出患者最先应该解决的健康问题，了解患者最迫切想了解的有关知识，再制订有针对性的健康教育计划，避免不切实际的健康教育，造成理论和实际脱节，影响健康教育的实效。另外，对于随时出现的社会性健康问题，要立即进行重点宣传，如常见传染病的预防知识、"高温防暑"常识、应对自然灾害引发疫情的防治措施等，提高社会群体对不良事件的应对能力。

（四）伦理原则

1. 科学严谨、实事求是 护士在进行健康教育过程中，要以新观点、新理论和新知识解释客观现象，实事求是地将专业知识传授给社区的居民，不能杜撰和道听途说，坚决同迷信及一切不科学的宣传作斗争；坚决抵制为追求一己私利而故意夸大某些药物、疗法、仪器的疗效，以免使健康教育走样变形。为了更好地开展健康教育，护士必须加强学习和继续教育，以维持、促进和拓展自己的专业能力。

2. 人人健康、人人参与 护士要坚决贯彻预防为主的思想，树立大卫生观。大卫生观指卫生社会化、系统化的发展观。护理服务由医院扩大到人群、社会，由对患者的护理扩大到健康人的卫生保健服务，把增进人类的健康作为自己的道德责任和目标，同时要调动所有的人都来关心健康、维护健康，推进人类的健康水平。

3. 以人为本、积极耐心 健康是人人都应享有的权利，护士要树立以人为本的服务理念，尊重所有的服务对象，建立良好的人际关系，一视同仁，培养良好的服务意识，使每个个体的健康权利都得到保障。健康教育的对象涉及各行业的个人和群体，人们卫生习惯的养成，受其生活环境、生活观念、物质条件等诸多方面的影响，若想在短时间内改变可能性不大。因此，在健康教育过程中，尊重服务对象的人格和权利，充分分析各种因素对患者的影响，对人群进行耐心、细致、反复的教育活动。如对高血压患者，要从饮食、运动、休息、情绪、药物等方面进行健康教育，才能获得好的效果，对一些可能发生的紧急情况，要教会患者自护自救。另外，还要向患者家属讲解患者的病情及相关知识、护理要点，随时解答患者及家属的疑问，使家属获得相关的医学知识，提高照护能力。

4. 扎根基层、发展科普 我国长期以来坚持要把医疗卫生工作的重点放在基层医疗卫生机构，包括乡镇卫生院、社区卫生服务中心（站）、村卫生室、医务室、门诊部和诊所等，主要提供预防、保健、健康教育、疾病管理，为居民建立健康档案，常见病、多发病的诊疗以及部分疾病的康复、护理，接收医院转诊患者，向医院转诊超出自身服务能力的患者等基本医疗卫生服务。健康教育也应如此。广大护士要积极深入到基层，向基层民众普及卫生保健知识，如妇女健康知识、应急救护知识、慢性病的家庭护理知识等，让民众真正懂得自我保护健康，这是广大护士的职责之所在。

二、社区卫生服务护理伦理原则

（一）含义

社区卫生服务（community health service）指在"政府领导，社会参与，预防为主，防治结合"的方针指导下，以人群健康为中心、家庭为单位、社区为范围、需求为导向，以妇女、儿童、老年人、慢性病患者、残疾人等为重点，以解决社区主要卫生问题、满足社区居民主要卫生服务需求为目的，融预防、医疗、保健、康复、健康教育、优生优育服务为一体的基层卫生服务。

（二）任务

1. 社区防治工作，社区护士负责辖区内人群相关信息的收集、整理及统计分析，并了解社区人群健康状况及分布情况，注意发现社区人群的健康问题和影响因素，参与对影响人群健康不良因素的监测工作。

2. 对社区人群的健康教育与咨询、行为干预和筛查、建立健康档案、高危人群监测和规范管理工作。

3. 社区传染病预防与控制工作，护士参与预防传染病的知识培训，提供一般消毒、隔离技术等护理技术指导与咨询。

4. 完成社区儿童计划免疫任务。

5. 社区康复、精神卫生、慢性病防治与管理、营养指导工作。重点对老年患者、慢性病患者、残疾人、婴幼儿、围产期妇女提供康复及护理服务。

6. 护士承担诊断明确的居家患者的访视、护理工作，提供基础或专科护理服务，配合医师进行病情观察与治疗，为患者与家属提供健康教育、护理指导与咨询服务。

7. 护士承担就诊患者的护理工作。

8. 护士为临终患者提供临终关怀护理服务。

9. 护士参与优生优育技术服务的宣传教育与咨询。

（三）特点

1. 普及性 社区卫生服务是维护居民健康的第一道防火墙。社区卫生服务的对象不是某一个体，而是社区内的全部人群，社区内的每个群体、每一户、每个人都是服务的对象。社区卫生服务是以全体居民充分参与、支持与合作作为基础，具有广泛的普及性。

2. 综合性 社区卫生服务是一项综合性的服务。其服务范围包括个人、家庭和社区；服务对象包括社区内的所有居民，不分性别、年龄和民族，既包括患者，也包括亚健康和健康人群；服务内容包括健康促进、疾病预防、临床治疗和康复护理等，并涉及生理、心理和社会文化等各个方面。

3. 可及性 社区医护人员既是卫生保健服务的提供者，同时也是服务对象的朋友和咨询者，是社区成员之一，社区民众乐于接受。此外，社区卫生服务从时间、地点和价格等方面保证社区居民不仅方便快捷而且经济实惠。社区卫生服务的实践表明，门诊患者和住院的慢性病患者中多数可以在社区得到医治和护理，实现患者的合理分流转诊，可以为患者节省大量的就诊时间和医疗费用，是一项使社区民众就医便捷的良好的保障机制。

4. 全程性 社区卫生服务始于生命的准备阶段直至生命结束的全过程，覆盖生命的各个周期以及疾病的发生、发展的全过程。社区卫生服务是长期的、持久的、相对固定的一种责任，贯穿于每个人生命的整个过程。

5. 合作性 社区卫生服务机构需要与各级医疗保健部门及该社区所在的政府部门，乃至社区内个人、家庭、群体进行密切合作，提供各种健康服务，如患者的访视、出诊、转诊、健康教育、健康咨询及社区内环境的综合治理等，否则难以为社区居民提供必要的基本卫生服务。

（四）护理伦理原则

1. 文明礼貌、主动热情 在社区开展各项卫生服务工作，每天都要面对广大居民，而居民的文化素质、道德水平以及对卫生服务工作的认识等都有很大差异。作为从事卫生服务工作的护士，应有较高的道德修养水平，面对不同服务对象，无论权力大小、关系亲疏、容貌美丑，或者不同的信仰、民族等，都应一视同仁、平等对待。无论对方态度举止如何，都应礼貌相待，主动热情，做好宣传和解释工作。

2. 任劳任怨、无私奉献 社区卫生服务工作以预防为主，预防工作的效益具有明显的滞后性与延期性，与医院立竿见影的治疗效果不同，社区护理工作不容易被理解和信任，甚至会遭遇冷言冷语、不配合的情况。社区护士应具备任劳任怨、甘于奉献的服务品德，认真踏实地做好每一项工作，成为社区居民信得过的知心人。

3. 严以律己、认真负责 社区卫生服务工作中，护士要加强自律、慎独修养，严格遵守各项操作规程。如疫苗接种要及时准确，不遗漏；对急危重症患者要及时做好转诊工作；暴发疫情时处理要及时果断；进入居家服务的医疗护理用品要清洁、消毒和单人单用，避免造成交叉感染；健康教育要注重实效；参与卫生监督、卫生执法任务的护士要秉公执法，坚持原则，不徇私情。

4. 钻研业务、不断提高　社区卫生服务工作是综合性服务，服务对象既包括健康人群，也包括患病人群，服务对象年龄覆盖生命的各个周期，健康需求各异，社区卫生服务中心分科不如医院细致，社区护士必须是"全科护士"，既要掌握全科医疗护理保健专业知识，也要掌握社会人文科学知识。因此，社区护士应拓宽知识面，刻苦钻研，不断提高业务水平。

三、家庭护理伦理原则

（一）含义

1. 家庭护理　家庭护理（home care）是以家庭为单位、以家庭伦理为指导思想，以护理程序为工作方法，护士与家庭共同参与，在护理对象的家中实施的确保家庭健康的一系列活动。

2. 家庭病床　家庭病床（home sick-bed）是医疗机构对适合在家庭环境条件下进行检查、治疗和护理的患者在其家庭就地建立的病床，是我国家庭护理的主要服务形式，其实质就是延续性护理，患者在家庭同样得到心理、生理、社会等方面的支持。家庭病床把医、护、患、家连在一起，融预防、保健、医疗、康复四位于一体，是家庭护理的重要形式。

家庭病床的主要收治对象是老年患者、慢性病患者、晚期肿瘤患者、康复期患者、经住院治疗或急诊留观病情稳定但仍需继续治疗的患者以及需要住院治疗，但因种种困难不能住院而又符合家庭病床收治条件的患者等。

（二）任务

1. 护士认真执行医嘱，准时到患者家中进行各种治疗和护理，严格执行操作常规，及时填写护理记录，向患者和家属交代治疗护理的注意事项以及出现问题的处理方法，防止事故的发生。

2. 护士细心观察患者的病情变化，发现问题及时报告主管医生。

3. 患者病情发生突变时，护士协助患者转院治疗；遇有紧急情况，护士应及时对症处理并做好记录，并及时向主管医生报告。

4. 护士应加强与患者及家属的沟通交流，做好心理护理工作；在与患者及家属的接触中做好防病知识和护理知识的宣教工作，指导家属配合做好日常生活护理和简易的专科护理。

（三）特点

1. 工作内容广泛　家庭病床的护理工作不分科，轻重缓急的患者都有，护士要承担全面的护理工作，包括预防、治疗、康复、心理、生活等各个方面，工作内容多且具有广泛性。

2. 护患关系密切　护士要深入家庭做护理工作，在与患者密切接触过程中，护士应与患者和家属建立相互信任、相互合作的良好关系，对患者的生活环境、心理状态有深入的了解，为有效的病因治疗提供依据，使护理工作更加及时、有效。建立家庭病床，实现了患者"登门求医"向医务人员"上门送医"的服务模式转变，这种新型关系体现了护士全心全意为人民健康服务的根本宗旨，也表现了护士优质服务、尽职尽责的优秀品格。

3. 道德要求更高　在家庭护理中，服务对象因为年龄、文化程度、病情、道德水准的不同，而对护理工作的认识不一样，可能会出现冷漠、态度生硬、缺乏礼貌、不配合等情况。面对工作中的困难和家庭护理工作的特点，承担家庭病床服务的护士不仅要有娴熟的护理操作技能和扎实的专业理论知识，良好的应变能力以及发生紧急情况时独立解决问题的能力，更要有强烈的事业心、责任感和高尚的道德情感，这是做好家庭护理的重要思想基础和根本保证。

（四）护理伦理原则

1. 热情服务、一视同仁　护士要尊重患者的人格和享受医疗保健权利，不应因患者的职业、社会地位、经济条件、风俗习惯、居住条件、文化程度等差别而厚此薄彼，对任何患者都应该一视同仁,热情、周到服务。

2. 不辞辛苦、准时守信 家庭病床的患者是分散管理,在位置上远近不一。护士在上门服务时,除不可抗拒的因素外,必须遵守诺言,风雨无阻,不辞辛苦,按时到达,绝不能以天气、交通等理由延误治疗和护理,要切实维护患者的利益,体现全心全意为患者服务的高尚道德品质。

3. 保守秘密、谨言慎行 护士深入到患者家庭中服务,对所了解到的患者家庭情况、经济情况和个人隐私等都应保守秘密,不能说长道短、搬弄是非,更不得随意透露给他人。对患者和家属提出的问题,应耐心解释,简明扼要,通俗易懂,不能因言语不慎给患者和家属带来不必要的伤害。

4. 团结协作、目标一致 家庭病床的患者病种复杂,常有几种疾病集于一身的情况,而且病情多变。护士除加强与患者及家属的密切合作之外,还需与相关医务人员密切合作,协调共事,形成目标一致、规范有序的医疗护理程序。同时对那些无人在家守候的患者或有特殊困难的家庭,护士应建立起护患信息沟通渠道,及时传递信息,协调关系,以便及时提供医护服务,促进患者早日康复。

5. 自律慎独、精益求精 家庭病床的独特护理方式,使护士单独处理问题的机会更多。对于护士来说,自律慎独是一项重要的行为原则。在道德修养上忠于职守、遵守纪律、秉公办事,尤其要加强自我约束,不以职谋私,自觉遵守各项规章制度和操作规程,努力达到慎独的境界。此外,家庭病床的护士应是全科护士,除了必须掌握的专业知识外,还要具备心理学、社会学、营养学、预防医学等多学科知识,努力提高自己的专业水平,力求工作上精益求精。

(刘 琼)

第三节　突发公共卫生事件应急护理伦理

突发公共卫生事件一般伴随着重大的健康安全隐患,严重危害人们的身体和心理健康。护士往往战斗在应对突发公共卫生事件的第一线,探讨应急护理伦理问题,对于护士做好突发公共卫生事件应急护理有着非常重要的实践意义。

一、突发公共卫生事件应急护理特点

突发公共卫生事件指突然发生,造成或者可能造成社会公众健康严重损害的重大传染病疫情、群体性不明原因疾病、重大食物和职业中毒以及其他严重影响公众健康的突发公共事件。按照突发公共卫生事件的性质、严重程度、可控性和影响范围等因素,一般分为特别重大(Ⅰ级)、重大(Ⅱ级)、较大(Ⅲ级)和一般四级(Ⅳ级)。

突发公共卫生事件具有突发性、群体性、应急处理的综合性、严重性等特点。在对突发公共卫生事件进行应急处置时,护理工作具有以下特点:

1. 时间紧 突发公共卫生事件往往不易预测,一出现就威胁到群众的生命健康和社会的正常生活。突发公共卫生事件发生、发展瞬息万变,迫切要求应对处置的及时性,护士必须快速决策、紧急施救、及时实现现场控制。

2. 风险大 由于事件发生的突然性和复杂性,无论是中毒、疫情、安全事故等,直接接触现场都十分危险。在突发公共卫生事件后,作为第一批进入现场的护理人员往往需要面对极大的风险。

3. 协作强 突发公共卫生事件需要在政府领导下多部门协作处理,因此护理人员不仅面临现场抢救等任务,还要配合其他多部门完成应急工作,如转运救治、善后处理、场地消毒等,护士应服从现场指挥安排,在完成本职工作的同时,积极参与应急救护。

4. 责任重 由于突发公共卫生事件的严峻和复杂,护理工作任务艰巨,既要在宏观上统筹护理各个环节,又要能细致妥帖地完成对伤者或患者的护理。同时,现场环境危险性大、挑战性强,需

要护士具备良好的职业素养和责任心。

5.范围广　突发公共卫生事件往往影响较大，引起的社会反应范围较广。护士在应急护理时应冷静慎重，运用自己的专业知识为现场群众排忧解难，积极宣传防治知识和应对措施，努力消除事件的不良影响。

6.人数多　突发公共卫生事件往往危及人数较多，护士在进行应急护理时应积极配合医生等其他现场人员完成急救，做好人群心理护理和精神抚慰。

二、突发公共卫生事件应急护理伦理责任

在突发公共卫生事件的应急管理中，公共卫生组织包括卫生行政管理机构、医疗机构以及医护人员均应承担起保护公众健康的职责，承担起治病救人的专业责任，这是职业伦理的最基本要求。

（一）突发公共卫生事件发生前要积极预防

具备相应条件的医疗卫生机构应积极培养应急管理专门人才，研究开发用于突发事件预防、监测、预警、应急处置与救援的新技术、新设备和新工具。医护人员应积极参与公共卫生预警系统的建立，提高民众的公共安全和防范风险的意识。只有积极预防、常备不懈、有备无患，才能从真正意义上减少突发公共卫生事件的负面影响。

（二）突发公共卫生事件发生时要积极抢救

当发生严重威胁公众生命安全的自然灾害、公共卫生事件时，护士应当服从县级以上人民政府卫生主管部门或所在医疗卫生机构的安排，立即奔赴现场或临床一线，全力参与伤员的救治，绝不能推诿、逃避或耽误患者的抢救工作。对发生自然灾害、公共卫生事件等严重威胁公众生命健康的突发事件，不服从安排参加医疗救护的护士，县级以上卫生行政部门可根据情节严重程度，给予警告、暂停执业活动或吊销护士执业证书。

（三）突发公共卫生事件发生后要妥善处理

突发公共卫生事件发生后，公共卫生机构应服从应急处理指挥部的统一指挥，妥善处理。其一是在任何情况下，要把人的生命放到首位，为保护、抢救人的生命，应当不惜一切代价。其二是理性地确定科学和合理的处置方案，或者快速启动相关处置预案，保证物资和人员按时到位，迅速有效投入事件的紧急处置，将可能的损失减轻到最低程度。其三是对突发公共卫生事件的各方面相关信息要全面了解和科学分析，特别是对有关重要数据要有准确的把握。其四是按照规程和渠道及时、准确和逐级地向上级有关部门报告情况和发展趋势，包括及时向有关国际组织通报情况。其五是要客观和持续地向社会公众通报事件的有关信息，做到全社会知情并争取公众的理解和帮助。

知识链接

医疗卫生机构在突发公共卫生事件应急中的职责

《突发公共卫生事件应急条例》是为有效预防、及时控制和消除突发公共卫生事件的危害，保障公众身体健康与生命安全，维护正常的社会秩序而制定的卫生行政法规，第三十九条规定了医疗卫生机构在突发公共卫生事件应急中的以下法定职责：

医疗卫生机构应当对因突发事件致病的人员提供医疗救护和现场救援，对就诊患者必须接诊治疗，并书写详细、完整的病历记录；对需要转送的患者，应当按照规定将患者及其病历记录的复印件转送至接诊的或者指定的医疗机构。

医疗卫生机构内应当采取卫生防护措施，防止交叉感染和污染。

医疗卫生机构应当对传染病患者密切接触者采取医学观察措施，传染病患者密切接触者应当予以配合。

医疗机构收治传染病患者、疑似传染病患者，应当依法报告所在地的疾病预防控制机构。接到报告的疾病预防控制机构应当立即对可能受到危害的人员进行调查，根据需要采取必要的控制措施。

三、突发公共卫生事件应急护理伦理要求

突发公共事件是公共卫生、急救医学和急救护理学的特殊领域，在突发公共卫生事件的应急护理中，护士应遵循以下几个方面的伦理要求：

（一）具备敬业奉献精神

突发公共卫生事件应急护理工作中，护士任务艰巨，往往身处危险和艰苦的环境，甚至自身生命安全亦受威胁。这就要求护士有高度的责任心和无私奉献的精神，始终把广大人民群众的生命安危和健康利益放在首位，在伤情、疫情面前不退缩，在抢救现场要敢于克服一切困难，勇于承担风险，充分发挥自己的专业技能和聪明才智，最大限度地救治伤病患者。任何背离医护人员救死扶伤这一崇高职责的行为都是不道德的。

（二）具备科学法治精神

面对突发性公共卫生事件，医护人员要沉着应对，科学处置。在突发公共卫生事件发生时，一般会在短时间内出现大批的患者，在忙乱的工作中不仅要求护士技术精湛，而且要临危不乱、头脑机警、动作敏捷，及时处理各种突发事件。各级护士要有高度的责任心和科学的态度，实事求是，以严谨的态度采取预防措施，制订应急预案，建立预警机制，加强卫生监督。在事件突发紧急状态下，护士应认识到坚决贯彻法治原则的重要性，应个人服从集体，集体服从社会，严格遵守并执行《中华人民共和国突发事件应对法》《突发公共卫生事件应急条例》，保证救护工作科学有序地展开。

（三）具备团队协作精神

突发公共卫生事件的应对处理需多部门、多专业的相互配合、支持与协作，护士要本着对患者负责，对公众负责，对社会负责的态度，与各部门及其他专业人员密切合作，团结一心，共同应对。既要做好群防群治工作，协助做好疫情信息的收集、报告以及人员的分散隔离、公共卫生预防措施的落实工作，还要利用一切手段向人们宣传科学、有效的传染病防治知识和措施。在任何环节都不能发生松懈怠慢、互相推诿、敷衍搪塞等不道德行为。

（四）具备医学人文精神，树立大健康的意识

自古以来，"医者仁心""医道无私"理念世代相传，充分体现医学是造福人类的崇高事业。突发公共卫生事件的救护强调敬畏生命和救死扶伤的人道主义精神，丰富和发展了"以人为本""为人民服务""人民是主人"的人文精神。树立大健康意识，倡导一种健康的生活方式，不仅是治病，更是治未病；消除亚健康、提高身体素质、减少痛苦，做好健康保障、健康管理、健康维护，建立呵护健康、预防疾病的新健康模式。

（刘　琼　申洪娇）

思考题

1. 某社区卫生服务中心负责注射疫苗的护士，某日早上准备注射用物时突然发现，存放疫苗的冰箱可能在夜里出现过断电，但具体情况还需要进一步核实。正当该护士准备向护士长反映时，有多名儿童在短时间内同时来注射疫苗。请问此时该护士应如何正确处置？

2. 某家庭护理护士，负责照顾某阿尔茨海默病患者。在护理过程中，护士注意到，患者家属对

保护患者的隐私不太重视，经常在社交媒体上分享患者的个人生活。护士认为这种行为可能侵犯患者的隐私权。请问该护士应当如何处理这种患者隐私可能受到侵犯的情况？

3. 某地发生 7.0 级地震，震后邻近城市的医疗机构组织医护人员积极参与现场救援。某 28 岁的急诊科护士曾有过多次现场救援的经历，她听从医院号召第一时间报名去震区工作。出发前一晚，该护士 2 岁的孩子突然高热惊厥入院。请思考该护士面对这种情况，应如何妥善处置？

第六章 │ 临床试验及现代医学技术伦理

教学课件

思维导图

ER 6-1　　ER 6-2

学习目标

1. 掌握临床试验、器官移植的含义；临床试验、器官移植伦理原则；优生优育伦理原则；人类辅助生殖技术伦理原则。

2. 熟悉临床试验、器官移植的类型；生殖健康和优生优育的内容；人类辅助生殖技术的含义。

3. 了解临床试验、器官移植的伦理问题；优生优育概念、伦理意义；人类辅助生殖技术的内容。

4. 能将伦理原则运用到护理实践中，正确解决临床试验和现代医学技术的伦理困境。

5. 具有求真务实的科研探索精神；具备以人为本、敬佑生命的医学职业精神和医学人文情怀。

医学技术发展的目的是更好地服务大众，是推动医学不断发展进步的必不可少的重要环节与手段。医学技术助力医疗手段不断创新：临床试验推动医学科研快速发展；器官移植创造生命奇迹；优生优育和人类辅助生殖技术助力解决生育难题。现代医学技术为人们在满足自身健康需要、追求更高的生命质量方面提供了更多的医学技术保障，但也应当遵守相应的伦理要求，保证现代医学技术发挥其至善的终极价值，提高生命质量和生命尊严。

案例导入

患者，48岁，患有严重心脏病，已处于终末期心力衰竭阶段，急需进行心脏移植以挽救生命。由于心脏供体的短缺，患者的情况变得异常紧迫。幸运的是，经过漫长的等待，终于有一名合适的供体出现了，为患者带来了生的希望。术前，医院的移植团队与患者及其家属进行了详细的沟通，确保患者及其家属完全了解手术的风险、预期效果及术后的康复计划。

医院人体器官移植伦理委员会对此次捐献进行了审查，确认捐献完全出于自愿，符合所有移植程序规定。在手术过程中，医护人员在保障手术安全的同时，严格遵守器官移植的伦理原则，确保供体和受体的权益得到最大限度的保护。最终，手术取得成功，患者的身体逐渐恢复，重获新生。

工作任务：

1. 人体器官移植的含义是什么？

2. 本案中医护人员应严格遵守人体器官移植的哪些伦理原则？

3. 人体器官移植伦理委员会具体的职责是什么？

第一节 临床试验伦理

医学的进步离不开医学科学研究，为保护人的生命和健康，维护人格尊严，尊重和保护研究参与者的合法权益，促进生命科学和医学研究健康发展，涉及人的生命科学和医学研究伦理尤为重要。其中临床试验是科学发展的基础和前提，可以揭示疾病的发生发展过程，探寻防病治病的规律，更是促进生物医药科技进步的重要一环，是医学存在和发展的必要条件。通过学习临床试验的含义、类型，遵循相应的伦理原则，为临床科学实践提供必要保证。

一、临床试验概述

（一）临床试验的含义

临床试验是直接以人体作为受试对象，用科学的方法，有控制地对受试者进行观察和研究的医学行为过程，以证实或揭示治疗方法或预防措施的疗效和安全性的科学研究。受试者里面有健康人和患者，其对象的选取主要取决于试验类型。近年来，随着技术进步，临床试验新理念和新模式不断涌现，以适应不断加速的研究进程。

（二）临床试验的意义

1. 临床试验是探求和改进临床医学知识的必要方法 临床试验是医学存在和发展的必要条件，在人类与疾病作斗争的起始阶段，人们就是通过亲身的尝试和体验来研究各种治病方法的。特别是近代医学产生以后，科学的临床试验成为医学科研的核心和医学发展的关键。

2. 临床试验是医学研究不可缺少的必要环节 临床试验是医学研究成果从动物实验到临床应用的中间环节，按照研究对象不同分为动物实验和临床试验。动物实验可以给临床医学带来很大的帮助，但由于种属的差异性，动物实验并不能完全替代临床试验，需要经过验证后才能广泛应用。

3. 临床试验是药物研发的关键环节 临床试验是现代生物医学研究的支柱，为了解药物的安全性和治疗效果，比较新旧药物之间的异同，了解药物的最低有效剂量，需要进行临床试验。临床试验是提高人类健康，寻找新的治疗药物和方法最快最安全的途径。

（三）临床试验的类型

1. 天然试验 天然试验指不受研究者控制、在自然条件下进行的试验。如战争、灾害、瘟疫、核泄漏以及疾病高发事件等对人体造成的影响或伤害，由此自然发生或演进而进行的研究。此类试验的过程、手段和后果都不受人为的控制与干预。

2. 自体试验 自体试验指试验者担心试验会对他人带来不利影响，或为了获取第一手试验资料，利用自己的身体进行的试验。此类试验有结果准确等优点，但具有一定的风险，体现了试验者探索真理的崇高科研献身精神。

3. 自愿试验 自愿试验指受试者在对试验的目的、方法、意义、风险等信息充分知情的前提下自愿参加的试验研究。受试者可以是患者，也可以是健康人或社会志愿者。受试者一般都是在一定的健康目的或社会需求的支配下，对于某些新药、新技术充分了解试验过程和后果的前提下自愿参加的临床试验。此类试验有益于人类医学领域研究，又出自受试者意愿，但试验者应承担对受试者的道德责任。

4. 试验性治疗 试验性治疗通常指病情严重的患者在常规治疗无效时所采用的一种尝试，作出的诊断治疗。此类试验是建立在受试者充分知情和自愿同意的基础上进行的，不论结果如何，试验者一般不受道德谴责。

5. 强迫试验 强迫试验指违背受试者意愿，通过非自愿手段强迫受试者参与的试验。可能会给受试者造成伤害，此类试验无论结果如何，其伦理价值是完全被否定的。

（四）临床试验面临的伦理矛盾

1. 利与弊的矛盾 许多临床试验，尽管目的是提高诊疗水平、治疗疾病，但试验本身往往利中有弊，处于利与弊的矛盾状态中。譬如，许多新疗法和新药物的试用，都存在着利与弊的矛盾。

2. 科学利益与受试者利益的矛盾 科学利益与受试者利益，从根本上是一致的，临床试验通过研究可以获得科学的数据，发现各种新的有效药物、技术与方法，从而增进人类的健康，有利于受试者个人健康利益，满足社会公众的利益。但在实践过程中又存在一定的矛盾。众所周知，有试验就存在失败的概率，临床试验无论成功还是失败都具有科学价值，符合社会公众利益。但对于受试者而言，临床试验的失败不会促进受试者的健康和利益。值得注意的是，医务人员的使命是维护人类健康，所以受试者的健康利益始终是优先的，保证受试者的尊严、权利、安全和福利是伦理规范的首要目的。

3. 自愿与无奈的矛盾 临床试验是以人体作为受试对象的，是在受试者知情同意的情况下，明确试验目的及后果，自愿接受试验的。但有的受试者接受试验是无奈之举，可能出于经济压力或者对自己疾病救治的期望才签字同意的，这种情况在道德上就会出现自愿与无奈的矛盾。

4. 主动与被动的矛盾 在试验过程中，试验者完全明确试验的目的、要求、步骤和方法，且对试验结果的利与弊也有所估计，对可能出现的危害制订了相应的补救措施，所以试验者处于主动的地位。相较而言，受试者因不懂相关领域的医学知识和试验程序，只能从试验者处了解有关信息，往往处于被动和弱势地位。

5. 继续与中止试验的矛盾 在受试者对临床试验知情同意的情况下，研究者可以进行并继续研究，但如果研究过程中出现任何不适与危险，研究人员都应首先考虑受试者的利益，立即中止试验。同时，受试者即使自愿签署了知情同意书，也有权在试验任何阶段中止试验，不需任何理由。研究者应该充分尊重中止研究受试者的意愿，不得进行精神或其他方面的伤害，否则将受到道德的谴责和法律的制裁。

二、临床试验伦理原则

健康所系，性命相托。医学的本质就是维护人类健康，医学的进步离不开科学研究，科学的临床试验是保障人类健康，促进医学发展的重要手段。从临床试验的道德本质和最终目的出发，规范临床试验的具体行为和过程，临床试验应遵循以下伦理原则。

（一）医学目的性原则

医学目的性原则是临床试验的根本原则，临床试验的目的是维护和促进人类健康，推动医学科学的发展，提高诊疗水平和护理质量。临床试验只有符合上述目的才是道德的。因此，严格审查确认是否出于医学目的是在开展临床试验之前的首要任务。临床试验必须以提高和改进治疗或预防措施，以及加深对疾病病因和发病机制的了解，增进人类健康为目的。这就是医学目的性原则，也是进行临床试验的最高宗旨。临床试验的目的是获取医学知识，但是要特别注意应该避免为达目的而忽略试验方法的正确性、道德性和科学性；更要禁止违背人道主义、危害社会和人类进步的相关临床试验。临床试验的道德性和价值就在于以道德和科学的方法促进医学科研的进步，始终坚持伦理价值的正确性。

（二）知情同意原则

知情同意原则是临床试验的基本伦理原则。2023年国家卫生健康委员会印发的《涉及人的生命科学和医学研究伦理审查办法》将受试者的知情同意视为核心内容之一。知情同意是一个完整的概念，包含知情权和同意权，知情是同意或不同意的前提，同意是知情的结果。知情，即受试者充分知悉试验研究的目的、方法、预期益处、试验产生的不适、潜在危险以及可能承受的不适与困难等信息。同意即受试者在充分知悉的基础上不受任何非自愿、强迫手段的驱使，自主、理性地表达同意或拒绝参加临床试验的意愿的权利。知情同意的受试者应签署书面知情同意书，并且拥有可以随时退出的权利。个人以受试者身份参与医学研究必须是自愿的。如果受试者本人缺乏或丧失行使知情同意权的能力，可由其家属、监护人或代理人代替行使知情同意权。贯彻执行知情同意权，既是尊重受试者的基本权利和尊严的重要体现，也是对研究人员的保护。

（三）维护受试者利益原则

维护受试者利益的原则，或称有利原则，是临床试验的前提，也是国际法律规范多方面强调的首要原则。临床试验必须以维护受试者利益为前提，科学研究的重要性应服从于保护受试者的利益不受伤害，这一原则应贯穿于试验的全过程。维护受试者利益的原则要求研究者要始终把受试者的利益放在首位进行考虑，既包括维护受试者的生命健康，也包括维护人格尊严、自主权利，分享试验带来的各类利益，以及维护损伤后获得赔偿的权利。

临床研究者必须始终坚持受试者的利益高于一切的立场来严肃对待临床试验，即对待不同的受试对象应有不同的具体要求：①临床试验开始之前要充分论证临床试验的科学性与可行性，充分估计临床试验的益处和风险，筛选并放弃弊大于利或将明显危害受试者利益的试验。②临床试验必须以动物实验为基础，事先进行可靠的动物实验，并获得了充分的科学依据且确认动物实验的安全性之后，方可进行临床试验。③临床试验设计科学合理，试验程序安全有效，试验过程要有充分的安全防护及补救措施。④临床试验必须有专人负责，即在具有一定学术水平和经验的专业人员亲自监督和指导下进行，同时应注意保护受试者隐私，严加保管受试者资料，防止泄露和丢失。⑤应当特别保护儿童、孕妇、智力低下者、精神障碍患者等特殊受试者。

（四）科学性原则

严谨是科学研究的基本原则。试验设计是研究者根据研究目的和条件，合理安排各种因素，严格控制误差，最大限度地获得丰富而可靠的数据。临床试验的过程应该在符合试验设计的基础上，遵循研究的三要素，即研究对象、处理因素和试验效应，从而确保试验的设计、过程、评价等必须符合普遍认可的科学原理。为保证试验结论的客观性，增强可信度，必须严格遵守科学性原则，即对照原则、随机化原则和重复原则。对照原则可最大限度降低受试者和试验者的主观因素的影响，有利于正确判定试验结果的客观效应；随机化原则可保证试验组和对照组的齐同性和可比性；重复原则可验证确保试验结论的可靠性。在临床试验结束后，必须做出实事求是的科学报告，任何篡改数据、编造材料的行为都是不符合伦理和道德要求的。

（五）伦理审查原则

伦理审查的目的是保护受试者的权利，规范学术行为，所有涉及临床试验的医护研究项目必须经过伦理审查委员会的审查。因此，伦理审查是保证临床试验科学性和伦理性的基本环节，是保证临床试验符合伦理要求的必要组织程序。伦理审查委员会依据相关规定，对临床试验的设计、实施及其结果进行伦理审核、评判、批准、指导和监控，从而保证研究对象的安全和健康等。开始临床试验之前必须将临床试验方案提交伦理审查委员会审查，获得伦理审查委员会审查同意之后方可进行，在试验中接受伦理审查委员会的监督和检查，试验结束后发表论文也要经过伦理审查委员会审核。

伦理审查委员会的委员应当从生命科学、医学、生命伦理学、法学等领域的专家和非本机构的社会人士中遴选产生，人数不得少于 7 人，并且应当有不同性别的委员，民族地区应当考虑少数民族委员。

随着医学科研的不断发展，临床试验逐渐增多，必须坚持以医学目的性为根本，知情同意为前提，维护受试者利益为首要，始终将受试者的利益放在首位，坚持科学性，遵循伦理审查，才能完成发展医学、增进人类健康和社会进步的目的。

（杨美芳）

第二节　器官移植伦理

器官移植医学作为现代医学技术水平突飞猛进的代表之一,经过半个世纪的发展,延续了无数终末期患者的生命。它将正常健康的器官替代损坏或功能丧失的器官,以人的身体健康为目的从而使生命得以延续,有利于促进人类健康和社会的发展。由于这一技术包含了器官的捐献、摘取和植入等多个环节,涉及的法律问题与伦理道德问题较多。

一、器官移植概述

(一)器官移植的含义

人体器官移植指摘取人体器官捐献人具有特定功能的心脏、肺脏、肝脏、肾脏或者胰腺等器官的全部或者部分,将其植入接受人身体以代替其病损器官的过程。一般而言,把提供器官的一方称为供体,接受器官的一方称为受体。

根据移植器官的种类,器官移植可分为生物器官移植和人工器官移植。生物器官移植根据供体及受体的生物遗传特点,可分为自体移植、同种异体移植和异种移植;根据移植的位置不同,可分为原位移植和异位移植;根据种属不同,将其分为同种移植与异种移植,同种移植又按供、受体是不是同一个体可分为自体移植、同种异体移植、异种移植。根据供体的不同,又可分为尸体供体、活体供体和动物供体等。

(二)器官移植的历史发展

器官移植的产生和发展大约可以分为三个时期:幻想传说期、实验探索期和临床应用期。公元前3世纪,我国《列子·汤问》一书中曾记载过扁鹊为两位患者互换心脏的故事。20世纪50年代末,肝、肾移植的动物学实验研究率先在武汉、上海、广州、北京等地相继开展。1960年,吴阶平院士率先开展了临床肾移植,开辟了我国临床器官移植的先河。目前,我国器官移植事业在各方面也取得了长足发展,器官移植技术已趋成熟,人体器官移植手术技术处于国际先进水平。

(三)器官移植的伦理问题

器官移植技术是生物医学领域中具有划时代意义的一项重大突破,对于挽救终末器官功能衰竭患者的生命具有重要意义。但是供需问题始终存在,无法满足全部器官移植需求。器官移植技术的应用同时也冲击着人们的传统观念,并引起了相应的伦理问题。

1. 器官捐献与传统观念的矛盾　目前,尸体器官是构成器官移植供体来源的主体,也是伦理上争议较少的一种来源方式。但是由于传统观念和死亡判定标准争议的影响,尸体器官捐献仍然存在障碍。在临床实践中,器官捐献的方式应与社会传统、医学标准和文化背景等紧密结合,才能取得良好的效果。

2. 活体移植的伦理问题　从医学的角度来看,活体器官移植具有很多的优势,受到世界各国普遍推荐和采用。国际器官移植学会早在20世纪80年代就提倡自愿捐献的伦理原则,世界各国也在鼓励活体器官捐献。自愿捐献是活体器官捐献的唯一形式。从理论上讲,成年人在完全自愿、充分知情同意、无任何压力和利诱的情况下所进行的活体器官捐献较少涉及伦理问题。然而,在实践中出现了以下问题:如活体捐献者是否充分知情且是自愿捐献?供者风险与受者利益问题是否充分权衡?效用与公平问题是否得到解决?这些问题需要医护人员做好充分的解释和知情同意工作。

3. 异种器官移植的伦理问题　异种器官移植指将器官、组织或细胞从一个物种的体内取出植入另一个物种体内的技术。异种器官移植作为解决移植器官严重短缺问题的潜在途径,为移植器官来源提供现实可能,但同时引发了诸多伦理思考。如移植安全问题、受体生命价值问题、动物权利问题、跨物种感染问题等。这些问题目前都难以解决,却不得不考虑。

4. 人工器官移植的伦理问题　人工器官指能植入人体或能与生物组织或生物流体相接触的材料来置换已丧失功能的人体脏器的机械装置，如人造子宫、人造皮肤、人工肾等。人造可植器官的供应可以缓解器官短缺的问题，但器官移植的行为无法通过法律进行强制的平均分配，此处涉及有限医疗资源的分配问题。

> **知识链接**
>
> ### 中国人体器官捐献管理中心
>
> 　　2012 年 7 月 6 日经中央机构编制委员会办公室批准，中国人体器官捐献管理中心成立，是中国红十字会总会直属的公益一类事业单位。主要职责为负责参与人体器官捐献的宣传动员、报名登记、捐献见证、公平分配、救助激励、缅怀纪念及信息平台建设等相关工作；参与推动地方红十字会规范开展遗体及角膜等组织的捐献相关工作。遗体和人体器官捐献是挽救垂危生命、服务医学发展、弘扬人间大爱、彰显社会文明的高尚事业，是一项社会系统工程，需要全社会的参与和支持。

二、器官移植伦理原则

器官移植技术的发展受到许多道德伦理难题的束缚，为保障器官移植技术能够充分造福人类，结合我国人体器官移植的相关规定与条例，在处理人体器官移植的具体伦理事务中应遵循如下伦理原则：

（一）患者利益至上原则

在器官移植技术的应用中，器官移植的供者、受者双方的权利应受到充分的尊重和保护，必须把是否符合患者健康利益作为首要标准。人体器官捐献和移植工作坚持人民至上、生命至上。医护人员应尊重患者人格，保护患者隐私，坚持原则，公平公正，一切为患者着想，用精心的护理避免患者出现不必要的风险。

（二）知情同意原则

在实施器官移植术前，人体器官移植的供体和受体同时应该被充分地告知且取得自愿同意。对于活体捐献者，知情同意的内容包括：摘除器官的用途、摘取器官对健康的影响、器官摘除手术的风险、术后注意事项、可能发生的并发症及预防措施等。对于供体来说，知情的内容至少应该包括：自愿捐献、明确判定死亡的标准、一定要有生前自愿捐献的书面或口头遗嘱；对于受者及家庭来说，知情的内容至少应包括：患者患病的严重程度、包括器官移植在内的所有可能治疗方案、器官移植的必要性及程序、器官移植的费用及预后效果等。只有在严格且充分履行知情同意原则的前提下实施器官移植手术，才是对患者自主权的尊重，才能最大限度地维护他们的利益。

（三）公正原则

在严重供需矛盾的情况下，对于可供移植的器官进行分配应遵循效用原则，使得受体利益最大化，但效用原则必须在公正的基础上进行。该原则主要指在众多等待器官移植的患者中，在严格尊重医学标准的前提下，充分考虑患者的病情紧迫程度、等待时间和登记的先后顺序，尽量避免因经济等个体差异造成的分配不公，有效保证等待者享有平等权利，公正合理地分配稀有的器官资源并最大限度地实现捐献器官的合理利用。2013 年起，我国捐献器官必须通过器官分配系统进行分配，任何机构、组织和个人不得在器官分配系统外擅自分配捐献器官。实行的自动化器官匹配，以患者病情的紧急程度和供受体器官匹配的程度等国际公认医学需要、指标对患者进行排序，通过技术手段最大限度地监控和排除人为因素的干扰。

（四）保密原则

医务人员要充分尊重器官供者和受者的隐私。因此在器官移植中，医务人员应对供者和受者以及与此手术相关的所有信息最大限度地予以保密。一方面包括对社会和他人保密，如摘除了供者的何种器官、移植给谁等以及受者接受了什么器官、健康状况如何等；另一方面包括供者与受者之间保持互盲。以避免器官捐献者对受体施加额外压力，或受体对配型成功但不愿意捐献器官的潜在捐献者迫使其做出有违其初始意愿的捐献决策等。

（五）自愿、无偿、禁止买卖原则

人体器官捐献应当遵循自愿、无偿的原则。公民享有捐献或者不捐献其人体器官的权利；任何组织或者个人不得强迫、欺骗或者利诱他人捐献人体器官。捐献人体器官的供体应该具有完全民事行为能力，并且应当有书面形式的捐献意愿。器官捐献是一项公益事业，任何组织或个人不得以任何形式买卖人体器官，不得从事与买卖人体器官有关的活动。从事器官移植的医生不得参与器官供者的治疗或宣判其死亡，除移植手术和术后维持费用外，医疗机构不得收取额外费用。

（六）伦理审查原则

医疗机构及其医务人员从事人体器官获取、移植，应当遵守伦理原则和相关技术临床应用管理规范。获取遗体器官或活体器官前，负责器官获取的部门应当向其所在医疗机构的人体器官移植伦理委员会提出获取遗体器官或活体器官审查申请。人体器官移植伦理委员会需对捐献意愿的真实性、是否存在买卖行为及捐献人与接受人关系等事项进行严格审查，经三分之二以上委员同意方可出具同意获取遗体器官或活体器官的书面意见。只有获得人体器官移植伦理委员会同意后，医疗机构才能获取捐赠器官。伦理审查作为器官移植程序中重要一环，确保了人体器官移植的公平、公正和公开。

（杨美芳）

第三节　优生优育伦理

对个体生命的尊重在人类社会和医学界具有重要的价值和意义。随着人们对遗传病的认识越来越深入，优生优育及生殖健康已经成为医学实践的一个重要领域，需要从医学伦理视角加以审视和思考。

一、优生优育概述

（一）优生优育的概念

优生思想自古有之，在19世纪末期生命科学有了划时代的成就，英国生物学家高尔顿在达尔文进化论和孟德尔遗传学说的启发下创立了优生学。20世纪后半叶以来，优生学和遗传学摆脱了种族主义的不良影响，在理论方面取得了重大突破，出现了将遗传咨询、产前诊断与选择性流产三者相结合的"新优生学"。中国特色的新优生学兴起于20世纪70年代，可以定义为防止出生缺陷、提高出生质量的科学，因此又被称为优生优育或生殖健康。优生是提高人口素质，实现人种优化的重要手段；优育是优生的进一步加强和发展，是提高人口素质的一个重要环节。新优生学不仅在遗传学层面考虑下一代个体的身体素质，还要防止各种非遗传性的先天疾病、新生儿疾病等，确保下一代个体的身心健康。

提高优生优育服务水平

《中共中央 国务院关于优化生育政策促进人口长期均衡发展的决定》(2021年6月)指出:

保障孕产妇和儿童健康。全面落实妊娠风险筛查与评估、高危孕产妇专案管理、危急重症救治、孕产妇死亡个案报告和约谈通报等母婴安全五项制度。实施妇幼健康保障工程,加快推进各级妇幼保健机构标准化建设和规范化管理,加强危重孕产妇、新生儿救治能力及儿科建设,夯实县乡村三级基层网络,加快补齐生育相关公共服务短板。促进生殖健康服务融入妇女健康管理全过程。加强儿童保健门诊标准化、规范化建设,加强对儿童青少年近视、营养不均衡、龋齿等风险因素和疾病的筛查、诊断、干预。做好儿童基本医疗保障工作。

综合防治出生缺陷。健全出生缺陷防治网络,落实三级预防措施。加强相关知识普及和出生缺陷防控咨询,强化婚前保健,推进孕前优生健康检查,加强产前筛查和诊断,推动围孕期、产前产后一体化管理服务和多学科协作。扩大新生儿疾病筛查病种范围,促进早筛早诊早治。做好出生缺陷患儿基本医疗和康复救助工作。

规范人类辅助生殖技术应用。强化规划引领,严格技术审批,建设供需平衡、布局合理的人类辅助生殖技术服务体系。加强人类辅助生殖技术服务监管,严格规范相关技术应用。开展孕育能力提升专项攻关,规范不孕不育诊治服务。

(二) 生殖健康与优生优育

生殖健康是新优生学研究的重点领域和实践体现。1994年9月在埃及开罗召开的国际人口与发展会议上,把生殖健康概念写进了《行动纲领》,标志着生殖健康已经跨出医学范畴,而成为全球的共同承诺。生殖健康指于生殖系统及其功能和过程所涉及一切事宜上身体、精神和社会等方面的健康状态,而不仅仅指没有疾病或不虚弱。生殖健康理念的基础是男女平等,生命权利和优质服务是生殖健康的核心,婚前医学检查、产前诊断、遗传咨询、遗传筛查与教育等都与生殖健康和保健密切相关。

1.婚前医学检查 婚前医学检查对生殖健康有重要意义,指医疗保健机构针对准备结婚的人进行的有关遗传病、传染病、精神病等方面的检查,进一步指导健康保健和生育行为,提高社会人口素质,促进公民婚姻幸福。

医护人员在《婚前医学检查证明》中需要说明是否发现下列疾病:①在传染期内的指定传染病,如《中华人民共和国传染病防治法》中规定的艾滋病、淋病、梅毒以及医学上认为影响结婚和生育的其他传染病。②在发病期内的有关精神病,如精神分裂症、躁狂抑郁型精神病以及其他重型精神病。③不宜生育的严重遗传病,指由于遗传因素先天形成,患者全部或部分丧失自主生活能力,子代再现风险高,医学上认为不宜生育的疾病。④医学上认为不宜结婚的其他疾病,如重要脏器疾病和生殖系统疾病等。若发现相关疾病,医务人员应当向当事人说明情况,提出预防、治疗及采取相应医学措施的建议。

当事人依据医护人员的医学建议,自主决策采取暂缓结婚等措施,或自愿采用长效避孕措施,医疗保健机构应当为当事人提供必要的医学咨询服务,充分尊重男女双方的知情权、自主决定权和隐私权。

2.产前诊断 产前诊断又称宫内诊断或出生前诊断,是在遗传咨询的基础上,应用各种先进的科学技术手段了解胎儿在子宫内生长发育状况,如观察胎儿外形、分析胎儿染色体核型、检测基因和基因产物等,以对胎儿是否有某些遗传缺陷及先天畸形做出诊断,这是实现优生优育、保护孕妇人身安全、确保胎儿正常发育、提高出生人口素质和生命质量的有效手段。

尊重孕妇的自主选择是孕妇维护其自身健康利益和医生尊重其医学价值与信仰而采取的重要原则，要求医护人员在选择产前诊断与干预治疗前务必要取得孕妇本人的知情同意。经产前诊断如发现胎儿患严重遗传病、胎儿有严重缺陷、因患严重疾病继续妊娠可能危及孕妇生命安全或者严重危害孕妇健康的情况，医师应当向夫妻双方说明情况，并提出终止妊娠的医学意见。但施行终止妊娠或者结扎手术，应当经本人同意，并签署意见。本人无行为能力的，应当经其监护人同意，并签署意见。在发现胎儿异常的情况下，经治医师必须将继续妊娠和终止妊娠可能出现的结果以及进一步处理意见，以书面形式明确告知孕妇，由孕妇夫妻双方自行选择处理方案，并签署知情同意书。若孕妇缺乏认知能力，由其近亲属代为选择。涉及伦理问题的，应当交医学伦理委员会讨论。

3. 遗传咨询　遗传咨询主要是利用人类遗传病学、基因诊断技术和数据，与不孕不育、单基因病、多基因病等患者及其家属讨论和分析相关遗传病的发病原因、遗传方式、诊断、治疗和预后等问题，对家族中的发病率和再显危险率进行解答，并开展产前诊断、结婚妊娠、生产和婴儿保健等指导，提出合理化和可行性的措施建议。

根据我国《开展产前筛查技术医疗机构基本标准》和《开展产前诊断技术医疗机构基本标准》等规定，常见的遗传咨询对象有如下几种：①不明原因智力低下、精神分裂症或先天畸形儿不能自理、自主的父母。②不明原因的反复流产或有死胎、死产等情况的夫妇。③婚后多年不育的夫妇。④ 35 岁以上的高龄孕妇。⑤长期接触不良环境因素的育龄青年男女。⑥孕期接触不良环境因素以及患有某些慢性病的孕妇。⑦常规检查或常见遗传病筛查发现异常者。

在遗传咨询过程中，首先要求医护人员通过与受咨询者的沟通，确定他的智力、心理和社会经济特点；其次，医护人员不仅向受咨询者提供必要的遗传病的相关知识，还需要帮助其了解基本的遗传方式和遗传的可能性；再次，医护人员要确定受咨询者是否已经接受或理解了相关遗传病的知识，并且是否有能力做出必要而理智的决定；最后告诉受咨询者需要进行短期或长期的随访，以确定其对遗传病知识的接受程度，并确定咨询结果对家庭所作出决定的影响。除此之外，医护人员同样要关注到受咨询者的心理和情绪状态，尊重平等，在自卑或内疚等情绪上给予安慰，减轻患者的心理压力；尊重和保护患者的隐私，设置单独的诊室咨询，必要时有遗传病的夫妻双方也会分开咨询；给予相关遗传病知识的科普和教育，帮助受咨询者做出最佳的医学选择。

（三）优生优育的伦理意义

1. 有利于改善和提高人口素质　我国的可持续发展要以不断提高人口质量为前提，所以国家采取综合优生优育措施，预防有遗传病和先天性缺陷的个体出生，通过医学手段改良人的遗传素质，有效地降低先天性畸形及遗传病的发生率，推动实现适度生育水平，从而优化人口结构，改善和提高人口的素质。

2. 有利于节约有限的社会资源　卫生资源相对于人们的卫生需求是短缺的，实行优生优育，减少先天性缺陷和遗传病婴儿的出生比例，减轻了家庭和社会的负担，有利于节约有限的社会资源。

3. 有利于贯彻计划生育国家政策　计划生育是我国的基本国策，优生优育是其中的重要内容。开展优生优育技术服务，禁止近亲结婚，筛查严重遗传病，重视并做好孕产全周期的健康检查和保健工作，重视出生缺陷的三级预防，提倡优生优育的生育行为，为计划生育政策的顺利实施提供了科学依据。

二、优生优育伦理原则

（一）树立科学的生育观和人口观

优生优育是现代人的生育选择和生育责任，也是社会对适龄生育群体提出的伦理要求。为实现人口与经济、社会、资源、环境的协调发展，国家推行计划生育，这是社会公益与个人利益有机结合和相互统一的体现。科学的生育观和人口观是计划生育的价值基础，树立关于生育和人口的正确观念，才能保障社会的可持续发展，确保优生优育工作的顺利开展。

（二）尊重法律政策原则

"有法可依、有法必依、执法必严、违法必究"是我国全面推进依法治国的基本要求。优生优育工作必须严格遵守相关法律法规，如《中华人民共和国宪法》《中华人民共和国人口与计划生育法》《中华人民共和国母婴保健法》《中华人民共和国母婴保健法实施办法》等，不触碰医疗道德底线，遵纪守法开展优生优育技术服务工作。

（三）维护患者利益原则

在优生优育临床医疗技术服务中，维护患者利益原则是在医护人员考虑孕妇健康、保护和促进其利益的情况下而采取的原则，该原则要求医护人员在婚前检查、产前诊断、遗传咨询等诊断与干预处理中，接受法律和道义上的约束，运用现代医学专业知识和临床经验，经过缜密的逻辑思维，寻求和采取最恰当和最合理的措施，将对孕妇和胎儿产生危险的可能性降低到最低限度，充分保护与促进孕妇和胎儿的健康利益。并且从患者的生命健康角度出发，全面维护患者利益，尊重其人格和生命权利，保护患者的隐私和医疗信息，不得歧视患者，更不能在某种利益或压力的驱动下损害患者的利益。

（四）贯彻知情同意原则

知情同意原则是以患者为中心的伦理原则具体体现，医护人员在开展优生优育临床医疗技术服务时应详尽告知患者服务的目的、预期效果、可能出现的风险和后果、可供选择的诊治方案及利弊信息、病情预后以及诊治费用等方面真实、充分的信息，使患者或其监护人经过深思熟虑自主地做出决定，征得本人同意后方可确定和实施诊疗方案。尊重孕妇自主权，意味着医护人员不应该去猜测和评价孕妇为何做出这种选择，应充分体谅孕妇在做出决定时所面临的来自其丈夫、家庭甚至家族的压力，而且应告知孕妇具有优先决定权，不管其亲属的意见如何，仍应鼓励由孕妇本人做出最终决定。

（五）提供优质服务原则

国家采取措施提供优质的计划生育技术服务，开展优生优育指导、咨询和相关的临床医疗服务。医护工作者要秉承医者仁心理念开展人文关怀服务，技术上精益求精，严格遵循操作诊疗和操作规程，坚决避免不应有的差错、事故和并发症；服务上以患者为中心，努力提高服务质量，为患者提供全方位的、优质的医护服务。

（张 槊）

第四节　人类辅助生殖技术伦理

生殖是人类延续生命的活动和形式，在传统社会中更是视为人类及其个体的自然权利。在人类有能力控制生育与性的今天，人们必须思考的是，应如何运用自身的合法能力和权利，让生命在伦理之光的普照下，获得最深层次的敬畏和尊重，让每个家庭收获终极幸福和快乐。

一、人类辅助生殖技术概述

（一）人类辅助生殖技术的含义

人类自然生殖过程包括男女结合、输卵管受精、植入子宫、子宫内妊娠以及胎儿分娩。人类辅助生殖技术指运用医学技术和方法对配子、合子、胚胎进行人工操作，以达到受孕目的的技术，分为人工授精和体外受精 - 胚胎移植技术及其各种衍生技术。自然生殖被看成理所应当的，而今天，辅助生殖技术已经打破了人类自然繁衍的连续过程。

（二）人类辅助生殖技术的内容

截至目前，最基本的生殖技术有三种：人工授精、体外受精和无性繁殖，随着生殖医学技术的进步，继而发展了多种衍生技术。

1. 人工授精技术 人工授精是用人工技术将精子注入母体，在输卵管受精达到受孕目的的一种方法，实际上代替了自然生殖过程的第一步骤，主要解决男子不育症引起的生殖障碍。根据精子来源的不同，将人工授精分两种，分别是夫精人工授精和供体人工授精。

2. 体外受精与胚胎移植技术 体外受精与胚胎移植技术即我国所谓的第一代试管婴儿，是用人工的方法使精子和卵子在体外培养皿（如试管）内结合形成胚泡并培养，到分裂成 2~8 个分裂球时，再移植入女性子宫内自行发育的技术。体外受精与胚胎移植技术代替了男女自然结合、输卵管受精和植入子宫的步骤，主要是为了解决妻子不能受孕或夫妻双方不育症引起的生殖障碍，对于因输卵管阻塞、损伤而导致不孕的妇女，体外受精是唯一的生育方法。

1978 年 7 月，人类史上第一个试管婴儿在英国诞生，此创举因突破生育自然法则而震撼全世界，一场前所未有的生殖变革拉开新时代序幕；1988 年我国首例试管婴儿出生，辅助生殖技术此后迅速发展。

3. 无性繁殖 无性繁殖属于遗传工程的细胞核移植生殖技术，即用细胞融接技术把单一供体细胞核移植到去核的卵子中，从而创造出有与供体细胞遗传上完全相同的机体的生殖方式。我国规定，医务人员不得实施任何形式的生殖性克隆技术。

4. 后续发展的衍生技术 后续发展的衍生技术主要包括胞质内单精子注射技术、胚胎植入前遗传学诊断技术、卵浆置换技术、冷冻胚胎技术和三亲婴儿技术。每一项技术均针对不同身体素质的需要人群，可以提高手术的成功率，实现优生优育的目标。

二、人类辅助生殖技术伦理原则

为安全有效、规范有序、合理合法地开展和实施人类辅助生殖技术的研究和临床应用，保障个人、家庭以及后代的健康和利益，维护社会公益，我国颁布了《人类辅助生殖技术管理办法》《人类辅助生殖技术和人类精子库伦理原则》《人类辅助生殖技术规范》《人类精子库基本标准和技术规范》等文件，为辅助生殖技术顺利开展提供了伦理依据，确立了规范人类辅助生殖技术应用、加强人类辅助生殖技术服务监管和严格规范相关技术应用的伦理原则。

（一）有利于患者的原则

充分考虑患者病理、生理、心理及社会因素，告知患者目前可供选择的治疗手段、利弊及其所承担的风险，在患者充分知情的情况下，提出有医学指征的选择和最有利于患者的治疗方案；禁止以多胎和商业化供卵为目的的促排卵；不育夫妇对实施人类辅助生殖技术过程中获得的配子、胚胎拥有其选择处理方式的权利，技术服务机构必须对此有详细的记录，并获得夫、妇或双方的书面知情同意；患者的配子和胚胎在未征得其知情同意情况下，不得进行任何处理，更不得进行买卖。

（二）知情同意的原则

人类辅助生殖技术必须在夫妇双方自愿同意并签署书面知情同意书后方可实施；医务人员对人类辅助生殖技术适应证的夫妇，须使其了解：实施该技术的必要性、实施程序、可能承受的风险以及为降低这些风险所采取的措施、该机构稳定的成功率、每周期大致的总费用及进口、国产药物选择等与患者做出合理选择相关的实质性信息；接受人类辅助生殖技术的夫妇在任何时候都有权提出中止该技术的实施，并且不会影响对其今后的治疗；医务人员必须告知接受人类辅助生殖技术的夫妇及其已出生的孩子随访的必要性；医务人员有义务告知捐赠者对其进行健康检查的必要性，并获取书面知情同意书。

（三）保护后代的原则

医务人员有义务告知受者通过人类辅助生殖技术出生的后代与自然受孕分娩的后代享有同样的法律权利和义务，包括后代的继承权、受教育权、赡养父母的义务、父母离异时对孩子监护权的裁定等；医务人员有义务告知接受人类辅助生殖技术治疗的夫妇，他们通过对该技术出生的孩子（包括对有出生缺陷的孩子）负有伦理、道德和法律上的权利和义务；如果有证据表明实施人类辅助生殖技术将会对后代产生严重的生理、心理和社会损害，医务人员有义务停止该技术的实施；医务人员不得对近亲间及任何不符合伦理、道德准则的精子和卵子实施人类辅助生殖技术；医务人员不得实施代孕技术；医务人员不得实施胚胎赠送助孕技术；在尚未解决人卵胞质移植和人卵核移植技术安全性问题之前，医务人员不得实施以治疗不育为目的的人卵胞质移植和人卵核移植技术；医务人员不得实施以生育为目的的嵌合体胚胎技术；同一供者的精子、卵子最多只能使五名妇女受孕。

（四）社会公益原则

医务人员必须严格贯彻国家人口和计划生育法律法规，不得对不符合国家人口和计划生育法规和条例规定的夫妇和单身妇女实施人类辅助生殖技术；根据《中华人民共和国母婴保健法》，医务人员不得实施非医学需要的性别选择；医务人员不得实施生殖性克隆技术；医务人员不得将异种配子和胚胎用于人类辅助生殖技术；医务人员不得进行各种违反伦理、道德原则的配子和胚胎实验研究及临床工作。

（五）保密准则

凡使用供精实施的人类辅助生殖技术，供方与受方夫妇应保持互盲、供方与实施人类辅助生殖技术的医务人员应保持互盲、供方与后代保持互盲；机构和医务人员对使用人类辅助生殖技术的所有参与者（如卵子捐赠者和受者）有实行匿名和保密的义务。匿名是藏匿供体的身份；保密是藏匿受体参与配子捐赠的事实以及对受者有关信息的保密；医务人员有义务告知捐赠者不可查询受者及其后代的一切信息，并签署书面知情同意书。

（六）严防商业化的原则

机构和医务人员对要求实施人类辅助生殖技术的夫妇，要严格掌握适应证，不能受经济利益驱动而滥用人类辅助生殖技术；供精、供卵只能是以捐赠助人为目的，禁止买卖，但是可以给予捐赠者必要的误工、交通和医疗补偿。

（七）伦理监督的原则

为确保以上原则的实施，实施人类辅助生殖技术的机构应建立生殖医学伦理委员会，并接受其指导和监督；生殖医学伦理委员会应由医学伦理学、心理学、社会学、法学、生殖医学、护理学专家和群众代表等组成；生殖医学伦理委员会应依据上述原则对人类辅助生殖技术的全过程和有关研究进行监督，开展生殖医学伦理宣传教育，并对实施中遇到的伦理问题进行审查、咨询、论证和建议。

（张 椠）

思考题

1. 某制药公司在进行一项新药的临床试验时，向参与者提供了简短的知情同意书，但未详细解释潜在的副作用和风险。试验过程中，有参与者出现了严重的副作用。请问该制药公司的做法是否符合临床试验伦理原则，为什么？

2.一名年轻患者因交通事故不幸脑死亡。该患者生前未表明是否愿意捐献器官，其家属在悲痛之中无法达成一致意见。移植团队认为患者年轻，器官捐献能够拯救多名等待移植的患者。请问该移植团队的正确做法是什么？涉及的伦理原则有哪些？

3.优生优育技术主要内容包括哪些？

4.人类辅助生殖技术研究和应用要遵循哪些伦理原则？

ER 6-3

练习题

第七章 | 护理伦理建设

ER 7-1
教学课件

ER 7-2
思维导图

随着医学模式的改变，护理伦理学在护士综合素质的培养教育中不可或缺，而护理伦理建设是伦理道德培养最重要的一环。护理伦理建设包括护理伦理教育、护理伦理修养和护理伦理评价三大部分。其中，护理伦理教育是护理伦理修养和评价方式的前提，护理伦理修养是护理伦理教育和修养的目标，护理伦理评价是护理伦理教育和修养的结果。只有全面重视护理伦理建设，才能有效提高护理人员的道德修养。

案例导入

章令媛，第39届国际南丁格尔奖章获得者，2023年荣获国际成就奖。她从事临床护理工作40余年；退休后，于1999年开始，开拓性地建立了社区志愿服务体系，将护理专业实践延伸到社区。她发起创建了具有示范作用的社区－医院－家庭－志愿者"四位一体模式"、居家养老（全患者、全家庭、全护理、全方位、全过程）连锁服务模式和智慧养老服务平台。

章金媛说："护理人员有一双翅膀，一边是微笑和奉献，一边是爱心和真诚。"正是这份恒心和爱心，使她在护士这个平凡的岗位上发光发热，全心全力为病患服务；而对于千万得到她照顾与关怀的病患和老人而言，他们眼里的章金媛，专注、体贴，帮助他们驱散了身上的病痛与心中的苦闷，值得一生铭记与感激。

工作任务：

1. 作为一名护理专业的学生你对章金媛的行为如何评价？
2. 章金媛的事迹对大家今后从事护理工作有什么启发？
3. 通过案例学习谈谈如何提高个人护理道德修养？

第一节 护理伦理教育

护理伦理教育是护理职业道德形成过程中对护理人员进行有针对性的道德教育过程，通过护理伦理教育有助于护士形成良好的职业道德品质，提高护理职业道德、情感、意志、信念和行为。

一、护理伦理教育的概念

护理伦理教育指按照护理伦理理论、原则和规范的要求，运用各种教育方式和方法，有组织、有目的、有计划、有步骤地对护理人员进行系统的伦理知识灌输，施加系统的伦理影响的活动。其内容主要包括世界观、人生观、价值观教育，护理伦理原则、规范、范畴教育，专业思想、敬业精神、服务意识以及卫生法律法规教育等。

护理伦理教育具有职业性和综合性、理论性和实践性、同时性和层次性、长期性和渐进性、实践性和针对性等特点。通过护理伦理教育可以帮助我们培养优秀的护理人才、提升护理人员的职业道德、建立和谐的护患关系和促进护理事业的发展。

二、护理伦理教育的过程

护理伦理教育的过程是养成护理道德的过程，包括提高护理道德认识，培养护理道德情感，锻炼护理道德意志，树立护理道德信念，养成护理道德行为习惯等系列环节。

1. 提高护理道德认识　护理道德认知是护士对护理伦理理论、护理伦理关系以及调节这种关系的护理伦理原则和规范的认识、理解和接受。提高护理道德认知是护理道德教育的起点，也是实现护理道德教育其他环节的基础和前提。护理人员只有掌握护理伦理学的理论、原则和规范，提高护理道德认知水平，才能产生护理道德情感，提高道德判断能力，增强履行护理道德义务的自觉性，从而养成护理道德行为习惯，凝结护理美德。

2. 培养护理道德情感　护理道德情感是护理人员根据护理伦理观念，在护理道德认识的基础上，在处理护理人际关系和评价护理道德行为的实践过程中产生的心理反应或情感体验。同情感、事业心和责任感等道德情感不是与生俱来的，而是自我情感体验受到护理道德教育熏陶，在护理实践中逐步升华出来的。

3. 锤炼护理道德意志　护理道德意志是护理人员恪守护理道德原则和规范、履行道德义务、进行伦理判断与决策时突破障碍、迎接挑战的坚强毅力和能力。护理伦理教育有助于引导护士自觉磨炼道德意志，培养坚毅品格，坚持目标的一致性。护理道德意志是由护理道德认识到护理道德行为的关键环节。

4. 树立护理道德信念　护理道德信念是护理人员对护理道德义务发自内心的真诚信仰和强烈责任感。它是道德认识、情感和意志的有机统一，是护理人员自觉选择伦理行为的精神支柱。护理道德信念具有综合性、稳定性和持久性的特点，是护理道德认识转化为护理道德行为的中介，对护理美德的形成也具有决定性的意义。

5. 养成护理道德行为习惯　护理道德行为习惯是护理人员在一定的护理道德认识、情感、意志和信念的支配下所形成的经常性、持续性、自然而然的行为方式。行为习惯既是个体伦理素质的外在化表现，也是衡量护理道德的客观标志。护理道德行为习惯的养成是护理道德教育的归宿。

三、护理伦理教育的原则

护理伦理教育的原则是进行护理伦理教育的过程中应当遵守的基本方法和路径，是开展护理道德教育的行动指南，是组织护理伦理教育的基本要求和重要依据，应贯穿护理伦理教育的始终。护理伦理教育的原则如下：

1. 目的性原则　对护理人员进行护理伦理教育，首先需要有明确的目标，即培养全心全意为人民健康服务，为我国健康事业发展做贡献，具有高尚道德的护理人员。这一目的贯彻护理教育活动始终和全过程。

2. 整体性原则　整体性原则指在进行护理伦理教育的过程中，应充分考虑护理伦理的多层次性和多内涵性,要注重对护理人员实施全方位的职业道德训练和培养。在护理伦理教育中坚持全面整体性原则,充分认识护理伦理教育是培养合格护理人员的重要教育内容,从而实现教育目标、教育内容和教育方法的完整和完善。

3. 层次性原则 在护理伦理教育中,应根据护理人员道德水平的不同层次采取相应的教育方法。如对护理道德高层次的护理人员运用激励、奖励的方法,引导模范示范作用;对于护理道德需要进一步提高的护理人员采取理论熏陶、提高认知等方法,循序渐进提高护理道德水平,从而有助于取得良好的教育效果。

4. 引导性原则 护理伦理教育是一种可采取外在手段进行积极引导的教育活动。一方面向护理人员灌输正确的职业道德观念和行为规范,规范自身言行;另一方面还需要采取相应措施,通过外部力量使护理人员审视自己并趋向正确的道德价值。通过积极的引导,促使护理人员从内心深处信服护理职业道德的要求,发挥护理道德教育才能应有的作用,获得教育效果。

5. 渐进性原则 护理道德具有层次性。它的形成是一个从低层次道德向高层次道德不断发展的过程。在进行伦理教育的过程中,一定要注意要教育护理人员在所有情况下都不能打破道德底线,同时也注意引导护理人员向着更高的道德层次努力。良好的道德行为和道德品质的形成不是朝夕可成之事,而是一个缓慢的、循序渐进的过程。因此,在护理道德教育中应当遵守循序渐进原则。

6. 践行性原则 道德是知与行的统一体,表现为内在的认知、情感、意志和外在的行为。在进行护理道德教育的过程中,既要注重提高正确的道德知识和道德观念,又要规范正确的道德实践行为。特别注意要与医院管理工作相结合,通过制度的力量来规范护理人员的道德行为,从而实现护理道德的知行合一。

四、护理伦理教育的方法

护理伦理教育的方法是人们在护理伦理教育过程中,经过不断实践摸索总结出来的。好的教育方法可以使护理伦理教育取得好的教育效果。在具体的护理伦理教育中,应在护理伦理教育的原则指导下,根据教育的目的、仟务、内容、对象采取灵活多样的教育方法。常见的教育方法有以下几种:

1. 言传身教法 言传,即用言语讲解、传授;身教,即以行动示范。在护理伦理教育中,言传指教育者通过语言向受教育的护理人员传授护理道德规范等护理伦理学知识。在护理伦理教育中,身教指教育者结合临床来进行教育。一方面,在临床见习和实习阶段结合护理实践进行教育;另一方面,临床教师在护理道德上身体力行,以对学生起到良好的示范教育作用。在护理教育中,应坚持护理伦理学理论和临床实践教学相结合,既用言语来教导,又用行动来示范。

2. 榜样示范法 榜样示范法是教育者以他人的高尚思想、模范行为和卓越成就影响学生,促使其形成优良品德的方法。这种方法的特点是把抽象的道德规范和高深的政治思想原理具体化、人格化,以生动具体的典型形象影响学生心理,使教育有很强的吸引力、说服力和感染力。在护理伦理教育中教育者引导护理人员模仿、学习护理道德高尚者,使自身品德逐渐与榜样的品德接近、相似、最后趋于相同,这样就有助于养成良好的道德品质和行为习惯。

3. 参与学习法 护理伦理教师组织学生积极参与社会实践,如组织学生到医学道德工作做得好的医疗单位参观学习,学习其先进的经验和好的做法,结合自身体会,思考该如何做,该拥有怎样的道德风貌。

4. 案例分析法 护理伦理教师要善于利用现实社会中典型的优秀护理道德案例对学生进行品德教育,恰当地运用反面案例补充教育,使教育自然、生动、形象。在教学中,利用优秀护理道德的典型案例,如全国最美医生、南丁格尔奖等案例进行分析,让学生理解高尚医德在维护人民健康、维护幸福生活方面的重要意义；也可利用在护理工作中出现的违反医德的反面案例进行分析，如护理差错，揭示其中的道德问题，理解不良的护理道德的危害性，从而使之接受劝说、吸取教训，达到教育的目的。

5. 管理规范法 护理伦理教育必须与护理管理相结合才能起到良好的效果。在加强对护理人员的伦理教育和业务培训中，教育者要注意抓好护理管理及技术规范和规章制度的教育，加大有关法律法规及管理制度的宣传教育力度，从而使护理人员增强法纪意识，遵纪守法。

护理伦理教育的各种方法都要注意以理服人、以情动人、以爱感人、以境育人，只有这样，才能收到良好的效果。

第二节　护理伦理修养

护理伦理修养是护理道德活动的一种重要形式，其目标是提高护理人员的高尚道德，更好地服务人民健康事业。护理伦理修养的提高关系到每个护理人员的道德水平提升，对于深化护理道德教育、构建和谐的护患关系等，具有十分重要的意义。

一、护理伦理修养的概念

护理伦理修养指护理人员为培养护理道德品质所进行的自我教育、自我提高的行为过程，以及经过学习和实践的陶冶和磨砺所形成的道德情操和所达到的道德境界和道德理想。护理伦理修养有两层含义：一是修养的行为，二是修养行为后达到的境界。护理伦理修养的内容主要是护理人员要达到护理伦理原则、规范的要求；提高护理道德认识、培养护理道德情感、锻炼护理道德意志、树立护理道德信念；养成良好的护理道德行为和习惯。

二、护理伦理修养的特点

1. 自觉性 护理伦理修养是个体自觉地将外在的要求内化为个体素质的活动，建立在高度自觉性的基础之上，是一个人在内心对自己的审视。自我修养的过程存在着善与恶的斗争，需要发挥个体的主观能动性，自觉地趋善避恶、扬善抑恶。自觉性决定护理人员道德水平的高低，是护理伦理修养是否高尚的关键因素。

2. 实践性 护理伦理问题产生于护理实践，需要在实践中加以鉴别和处理。只有在护理实践中，不断运用护理伦理基础理论、基本原则和规范正确解决伦理困境，在护际关系中甄别行为的善恶，才能做出正确的护理伦理决策。所以，高尚的护理道德品质必须在护理实践中通过锻炼和修养才能形成。

3. 长期性 道德修养没有终点，其过程也必然是曲折的。因此需要护理人员慎独慎微，扬善抑恶，通过坚持不懈地努力，才能不断提高道德修养。

4. 艰巨性 护理伦理修养贵在持之以恒。护理伦理修养是一个长期、艰苦磨炼的过程，是人生观、价值观重塑的过程。护理人员在遇到困难时能自觉地磨炼顽强的意志和克服困难的毅力，持之以恒不断加强自我修养，活到老、学到老，实现良好道德修养的目标。

三、护理伦理修养的内容

护理伦理修养的内容主要是护理道德规范体系的内容，护理道德修养的过程就是将护理道德原则、规范所提出的要求转化为内心信念的过程。护理伦理修养主要包括：

1. 护理道德理论修养 护理人员只有对护理伦理学理论与原则有较深刻的把握、理解、认同，并内化为自己的道德修养，才能在护理实践中明辨是非善恶，择善而从。

2. 护理道德情感修养　护理人员对患者的同情、尊重、自省与人格的完善，都会使道德情感渐趋稳定和深刻。

3. 护理道德意志修养　护理人员根据护理道德原则和规范的要求，对自己的思想和行为进行反省和批判，及时清除不良的意识和观念，形成正确的护理道德意识，从而形成高尚的护理道德行为。

4. 护理道德行为修养　护理道德的理论修养、意识与情感修养最终体现在护理行为上。由护理道德意识到行为习惯的养成，情感和意志起到了关键的作用。

四、护理伦理修养的目标

护理伦理修养目标是护理人员在护理实践中形成的对未来所要达到的护理道德境界的向往和追求，是护理人员进行护理伦理修养的奋斗目标，也是护理人员完善道德品格的体现。护理人员应该追求大公无私这一崇高的道德理想目标。为此，护理人员必须从以下方面确立自己的护理伦理修养目标。

1. 热爱护理职业　护理工作是卫生保健事业的重要组成部分。护理作为具有特定研究领域和工作范围的专门学科，是一门"最精细的艺术"，目的是"保护生命、减轻痛苦、恢复健康"。护理是一种平凡而崇高的职业，其工作质量的好坏对提高医疗质量、发展医学科学意义重大。从保护人民群众的身心健康和生命安全来说，护理人员的劳动更具有特殊意义。正因为护理工作的性质、特点，以及护理工作的平凡、伟大，所以护理人员一定要克服社会存在的对护理职业的种种偏见和误解，正确理解自己所从事的职业价值，稳定专业思想，热爱护理工作，树立献身护理事业的道德理想。

2. 积极投身护理事业　护理成为一门独立的职业后，对预防疾病、维护健康做出了重大贡献。随着生物医学的进步、医学模式的转变以及人们对卫生保健需求的不断提高，护理工作日益为人们所重视，护理的研究范围与服务领域在不断扩大，护理理论在不断创新，技术在不断发展。这也为护理工作带来了新的课题和任务，也面临着很多挑战。这要求护理人员适应职业形势的变化，不断优化自己的专业知识结构，提高专业知识水平和能力，进一步发展护理事业。

3. 全心全意为人民服务　无私奉献和全心全意为人民服务是护理工作的根本宗旨，也是护理人员进行护理工作的行动指南。护理人员在履行促进健康、预防疾病、协助康复、减轻痛苦的护理职责和任务时，要达到高尚的护理道德境界，树立大公无私的护理道德理想，就必须自觉确立全心全意为人民身心健康服务的道德观念和人生信念，使自己的一切护理行为以维护人民的健康利益为最高标准。

五、护理伦理修养的方法

护理人员进行伦理修养，达到高尚的护理道德境界，树立崇高的护理道德理想，最根本的方法就是不断学习护理伦理知识，躬行护理伦理实践，坚持理论与实践的统一，在改造客观世界的同时，改造自己的主观世界。具体来说，护理人员提高自我护理伦理修养要注意以下几个方面：

1. 强化理论学习，提高道德素养。学习和掌握一定的护理伦理知识是形成良好道德品质的前提，护理伦理修养是将伦理理论、原则、规范转化为个人的道德意识和行为的活动。知识是一切德行之母，护理人员要努力学习护理伦理理论，并转化为个人的思想觉悟和品德，增强善恶、是非、荣辱观念，把护理科学知识和伦理知识转化为观察问题和处理问题的能力，保证自己护理道德行为方向的正确性，即学会做人做事。

2. 参与道德实践，提高情感体验。参与道德实践是塑造良好的道德品质和达到高层次道德境界的根本途径。护理伦理规范来源于护理实践，因此护理人员的伦理修养也必须结合工作，在处理与患者、同行和社会关系的实践中，回忆和检查自己的言行，认清自己的道德差距并予以缩小、消除。只有不弃小善，才能铸成大善。在实践中要及时总结经验教训，有的放矢地提升伦理修养，护理人员才能克服不道德行为，培养并提高自己的道德品质。

3. 加强自我反省，提高修养自觉性。护理伦理修养能否取得成效，关键在于护理人员的自觉性。护理伦理修养是在进行人格的自我完善，必须依靠每个护理人员的自律，自律是其原动力。因此，护理人员在护理实践中要脚踏实地进行自我锻炼和修养，勇于剖析自己，敢于自我批评，善于主宰自己，保持自我的道德评判和选择能力，不断提高修养的自觉性。护理伦理修养要求护理人员自觉接受群众、同行和社会的监督，时常检视自己的言行，对照护理伦理原则和规范，高标准、严要求对待自己。只有自觉地锻炼、修养，崇高的护理道德境界才能形成。

4. 严格坚持慎独，提升道德觉悟。慎独是护理道德修养的一种重要方法，指的是在没有他人监督的情况下仍坚持自己的道德信念，自觉地按道德要求行事，不因无人监督就恣意妄为。慎独强调了道德主体内心信念的作用，体现了严格要求自己的道德自律精神。它既是一种重要的道德修养方法，也是一种很高的道德觉悟。护理职业的特点之一是多数护理操作常在无人监督的情况下独立进行，所以慎独对护理人员尤为重要，护理人员在护理实践中务必做到慎独。护理人员只有养成了良好的自律品格，才能达到慎独状态，克服护理工作中的各种困难，有效约束可能发生的不良行为，从而使自己的护理行为时时处处有利于患者和社会。

5. 紧跟时代步伐，贵在持之以恒。古语说："逆水行舟，不进则退。"随着时代发展，人们的健康观和对健康的需求不断变化，新的疾病和新的科学技术不断出现，这就要求护理人员紧跟时代步伐，要有持之以恒的精神，拥有自觉磨炼自己顽强意志和克服困难的毅力。只有坚持不断学习护理伦理理论，不断在护理实践中丰富充实自己，不断加强自我锻炼和修养，持之以恒，与时俱进，才能把自己培养成一个具有高尚护理道德情操的护理工作者。

第三节　护理伦理评价

护理伦理评价是护理伦理活动的重要组成部分，是护理伦理实践的重要内容。加强对护理人员护理伦理的自我评价和社会评价，既能提高护理伦理原则、规范和范畴的贯彻和落实，又能提高护理人员的医疗服务水平，对促进医疗卫生事业的发展意义重大。评价是护理伦理考核的前提，护理伦理考核是护理伦理评价的结果，二者对增强护士的伦理观念，加强医院的精神文明建设有着重要的作用。

一、护理伦理评价的概念

护理伦理评价指在护理实践中，普通民众、护理管理人员及一线医护人员依据护理伦理原则、标准和规范，对护理人员或医疗单位的行为活动及各种医德现象做出的道德价值判断。

护理伦理评价包括社会评价和护士的自我评价，是医学伦理评价的重要内容。社会评价包括患者和其他医务人员对护理人员或护理医疗单位的职业行为作出的道德价值判断。自我评价指护理人员对自己的职业行为所做的自我道德价值判断。自我评价一般依赖于护理人员的道德良知和职业操守。

二、护理伦理评价的作用

1. **裁决作用**　道德的评价标准是善与恶。护理行为是否道德，即护理行为是善是恶，应由护理伦理做出评价。凡是有利于患者、人类和社会的护理行为即是善，反之，则是恶。

2. **教育作用**　护理伦理评价能起明确是非、善恶标准并抑恶扬善的作用。因此，护理人员可以从正面事例中得到激励，从反面事例中受到教育。护理伦理评价的这种深刻教育，有助于护理人员克服自身道德缺陷，弃恶扬善，从而形成个人优秀的护理道德品质，并有助于促进医院整体优良护理道德风尚的形成。

3. 调节作用 护理伦理评价作为护理伦理原则、规范转化为护理道德行为的重要杠杆，对护理人员的职业行为起着重要的调节作用。通过对护理行为的肯定与否定，达到为护理人员提供善恶标准，对护理人员的职业行为进行引导、激励、约束和控制的作用。

4. 促进作用 医学发展进程中，新技术不断得到广泛应用。但新医学技术手段可能会与伦理道德产生矛盾，从而带来伦理方面的新争议。相关技术应用过程中做出的正确的护理伦理评价，对护理学乃至医学事业的发展都起着重要的促进作用。

三、护理伦理评价的标准

护理伦理评价的标准指衡量护理人员护理行为的善恶及其社会效果优劣的尺度和准则。在护理实践中，对护理人员进行护理伦理评价的具体标准很多，但基本标准主要有以下三个：

1. 疗效标准 要有利于患者症状的缓解和疾病的康复，这是衡量护理人员护理行为善恶基本的标准。护理人员护理行为是否有利于患者疾病康复、病情缓解和痛苦减轻，是否有利于保障患者生命安全，是评价和衡量护理人员行为是否符合道德以及道德水平高低的重要标志，也是护理学的目的之一。

2. 科学标准 要有利于护理学的发展和社会的进步，在随着高科技在护理实践中的广泛应用，护理水平不断提高，护理功能不断扩大，护理科研不断发展，护理成效日益显著，护理人员应在尊重人的身体健康的前提下树立科研意识，积极进行科学研究，促进护理学的发展和社会的进步。

3. 社会标准 要有利于人类生命延长以及保护和改善人类生存环境，这就要求护理人员在救治患者的同时，担负着对社会健康人群的预防和保健重任，某些护理措施对患者有利，但会影响社会人群的健康，如医疗废弃物的处理。如果只考虑医院自身及患者的卫生安全，就有可能妨害社会环境安全，危及人民群众的健康利益，这也是不道德的。因此，护理行为要考虑整个社会利益的发展和需要，重视群体卫生保健，维护人类的生命健康。

护理伦理评价标准的中心和实质都是围绕广大护理服务对象的健康利益展开的，三者是辩证统一的。护理工作由于涉及广泛、内容复杂，在实际运用时可能遇到一些矛盾。因此，在对护理行为进行伦理评价时，要全面分析护理行为，全面考虑护理伦理评价的标准，实现局部健康利益和整体健康利益、眼前健康利益和长远健康利益的统一。

四、护理伦理评价的依据

护理伦理对护理实践中进行评价时，不仅需要客观标准，还需要有评价的依据。护理伦理评价的依据主要有动机与效果、目的与手段。

1. 动机与效果 动机是激发和维持有机体的行动，并将使行动导向某一目标的心理倾向或内部驱力。它是人们为了追求某种预期目的的自觉意识，是护理伦理评价的依据之一。效果指行为主体的道德行为给社会或他人带来的实际后果，也指人在动机支配下的举动所引起的客观结果。

动机和效果是辩证统一的。一般情况下，动机和效果是一致的，良好的动机产生好的效果，不良的动机产生不良的效果。在这种情况下，无论是根据动机还是根据效果，评价的结果都是一样的。但是，由于种种原因，动机和效果有时会出现不一致的情况，良好的动机有时可能产生不良的效果。由此在对护理人员进行护理评价时，要根据护理行为的动机和效果进行辩证分析，既不能单看行为动机，也不能单看行为效果，要把二者结合起来综合评价。

2. 目的与手段 目的是护理人员经过努力之后期望达到的目标，而手段指为达到这一目标所采取的措施、方法和途径。目的和手段是相互制约、相互联系、相互渗透的。目的决定手段,手段服务于目的。没有目的的手段是不存在的,目的的实现又不能离开一定的手段。

在进行护理伦理行为评价时,应坚持目的与手段相统一。依据目的与手段相统一的观点,在选择手段时,应坚持以下五个原则:①有效性原则,护理人员所选用的手段应经过临床实践检验,证明对患者是切实有效的;②知情同意原则,为了达到患者康复和尊重患者权利的目的,护理人员将采取的护理方案和各种护理措施以及预后等情况告知患者或家属,并征得同意;③最佳性原则,选用的护理手段必须是效果最佳的;④社会后果原则,在选用手段时必须考虑该手段对社会产生的影响,可能给社会造成严重不良影响的手段要慎用;⑤一致性原则,选用的护理手段必须与病情的发展程度及医疗目的相一致。

五、护理伦理评价的方式

1. 社会舆论 社会舆论指人们对社会生活中的事件和人的行为所持的态度、发表的议论以及情感的褒贬。社会舆论的基本形式有以下两种:

一种是人们根据传统习俗和生活经验,自发地对周围的人或事物表达的议论及倾向性看法。它不一定有明确的目的和意图,只是在一定范围内形成和交流。但由于它和人们的日常生活密切相关,又具有直观性、可感性和较强的渗透性,常常会使人们感到人言可畏,从而对其他人的行为产生显著的评价和导向作用。

另一种是国家机关、社会团体通过各种媒体,有组织、有领导、有目的地对社会生活的事件和人的行为进行评判,发表议论,肯定和赞扬一些行为,而否定和谴责另一些行为。这种社会舆论的特点是权威性强、信息量大、传播迅速,具有广泛性和群众性。

正因为社会舆论的这些特征,从而形成一种道德氛围,无形地影响人们的言行举止。社会舆论通过表扬肯定或谴责否定,形成一种巨大的精神力量,促使护理人员在护理实践中避恶就善,反省自己,约束自己的思想行为,去选择合乎护理伦理的行为。

2. 传统习俗 传统习俗指人们在长期社会生活中形成的一种稳定的、习以为常的行为倾向、行为规范和生活方式。传统习俗有源远流长、根深蒂固的特点,使民族情绪、社会心理交织在一起,对人们的行为有着强大的约束力。

护理伦理方面的传统习俗,一方面能够增强护理人员的信念;另一方面又会形成一种社会舆论,对护理人员的行为进行善恶评判。而对于那些消极、落后的习俗及封建伦理思想,则要坚决抵制,不能让其成为新的护理伦理风尚的阻力。对待传统习俗在护理伦理中的作用,要具体分析,区别对待。护理人员应本着扬其精华、弃其糟粕的精神,促进新的、符合时代特点的护理伦理风俗习惯的形成。

3. 内心信念 内心信念指人们根据一定的社会伦理原则、规范而形成的伦理信念,是人们发自内心的真挚信仰。护理人员的内心信念常表现为责任感、荣誉感和羞耻感。在护理实践中,当护理人员的行为符合护理伦理要求时,就会对自己合乎护理伦理的行为产生强烈的荣誉感,从而获得精神上的欣慰和满足,激励自己继续努力;当自己的行为不符合护理伦理要求时,在护理工作中出现了某些差错,给患者带来一定痛苦或损失时,即使未被他人察觉,不曾受到社会舆论的谴责,也会受到良心的责备,从而产生羞愧感和羞耻感,并告诫自己避免犯同样的错误。因此,对护理人员来说,由于其工作性质的特殊性,内心信念在伦理评价中起着自知、自尊、自戒和不断自我完善的重要作用,是护理人员进行自我调整的巨大精神力量。

综上所述,社会舆论、传统习俗和内心信念三种评价方式在护理伦理评价中发挥着特定的作用。传统习俗的产生和发展是通过社会舆论、内心信念发挥作用的,而社会舆论的形成和内心信念的养成,又受传统习俗的影响。可见,这三种评价方式是紧密联系、相互促进、相互渗透、相互补充的。只有综合运用各种方式，才能使护理伦理评价发挥更好的作用，才能在护理人员良好护理品德的形成中起到推动作用。

（刘永仓）

思考题

1. 结合学习实际谈谈如何通过护理伦理教育提高自己的道德素质？

2. 某医院肿瘤科收治一位癌症晚期并伴随其他疾病的老年患者，由于患者家属缺乏护理常识，导致患者身上出现水疱、溃疡甚至坏死，散发难闻气味。该医院某肿瘤科护士不怕脏、不怕累，和其他护理人员一起为患者清洗身体、清除异味，在患者住院期间及时为患者更换被褥，尽量提供舒适的环境，在人生的最后阶段尽量减轻患者痛苦，给予患者尊重。请思考，对肿瘤科护士的行为应做怎样的伦理评价？

ER 7-3
练习题

法律法规

第八章 | 卫生法律法规概论

教学课件

思维导图

学习目标

1. 掌握卫生法律法规的概念及特征；卫生法律关系的概念与构成；卫生法律责任的概念与种类；学习卫生法律法规的意义和方法。
2. 熟悉卫生法律法规的特征；卫生法律法规的调整对象；卫生法律法规的基本原则。
3. 了解卫生立法的依据、基本原则和程序；卫生法的适用、效力范围、遵守和解释。
4. 能运用卫生法律法规基本理论分析解决护理实践中的法律问题。
5. 具有依法执业的法律素养和维护患者合法权益的法律观念。

随着我国民主法治建设进程的稳步推进，人们的法治意识也在不断增强。由于护理、助产等专业人员从事的职业具有较高的法律风险性，为了能在今后的工作中更好地依法执业、降低法律风险，我们就需要学习与专业息息相关的卫生法律法规知识，掌握一定的法律知识和用法技能。

案例导入

患者，停经 2 个月，发现胚胎异常 3 日，被诊断为"剖宫产瘢痕妊娠"，拟入院终止妊娠。患者离异，既往有两次剖宫产手术史，此次妊娠胚胎位于剖宫产瘢痕处，如行人工流产术，瘢痕处子宫破裂风险高；如出血严重，甚至有切除子宫的可能。患者感到非常害怕顾虑重重，情绪激动。经医护人员积极解释，患者消除了心理负担，但要求医护人员对于她此次入院终止妊娠进行保密。经过充分告知并在患者签字同意的情况下，医护人员为患者实施了手术。术后，主管护士精心指导患者按医嘱服药，并监测服药后情况，最终患者康复出院。

工作任务：

1. 本案例涉及卫生法律法规调整对象中的哪些关系？
2. 本案涉及卫生法律关系的主体和客体是什么？

第一节　卫生法律法规概述

卫生法律法规旨在调整保护人体的生命健康，并规范与人体生命健康相关活动中形成的各种卫生法律关系。本节主要从卫生法律法规的概念、特征、基本原则几个方面进行阐述。

一、卫生法律法规的含义

卫生法律法规是卫生与法律法规的有机结合。它作为法律规范的一种，为国家加强对卫生领域的管理、促进卫生事业健康发展、维护公民生命健康权益提供了重要的法律依据。

（一）卫生法律法规的概念

卫生法律法规指由国家制定或认可，以保护人体生命健康为目的，以权利义务为调整机制，并通过国家强制力保证实施的调整卫生社会关系的一系列法律规范的总和。我们通常说的卫生法就指卫生法律法规。它不仅包括医疗卫生管理法律、行政法规、部门规章以及诊疗护理规范、常规，也包括宪法、刑法、民法和行政法中调整卫生领域的法律规范。

（二）卫生法律法规的特征

1. 保障生命健康权利　生命和健康是现代人们参与社会活动，改造自然、愉快生活的必要条件。生命健康权指公民对自己的生命安全、身体组织、器官的完整和生理功能以及心理状态的健康所享有的权利，包括生命权、身体权和健康权。卫生法律法规以保障公民生命健康权为根本宗旨，指卫生法律法规的制定和实施要从广大人民群众的根本利益出发，使每个公民依法享有基本医疗保健的权利，增进身体健康。

2. 紧密联系自然科学　卫生法律法规的许多内容是依据现代医学、药学、生物学、公共卫生学等学科的基本原理及研究成果为基础制定的，更有许多具体内容是这些学科研究成果的具体体现，现代医学科学的发展推动着卫生法律法规的发展，二者的紧密结合更有利于现代社会对人体生命健康权益的保护。

3. 吸收众多的技术规范　卫生法律法规要保护的是人体健康这一特定对象，加之医疗卫生工作本身就是一项技术性很强的工作，这就必然要将大量的技术规范法治化，即卫生法律法规将直接关系到公民生命健康安全的操作规程、卫生标准等确定下来，成为技术规范，并把遵守技术规范确定为法律义务，使公民生命健康权得到保障。

4. 调整内容十分广泛　保障公民健康权利是一项非常复杂、非常具体的社会工程。它不仅涉及人们在劳动、学习和生活中的卫生条件和居住环境，而且涉及对疾病的治疗、预防和控制；不仅关系到优生优育和社会保障事业，而且还关系到公民自身的健康权益；不仅要处理因卫生问题而产生的人际关系，而且要解决卫生工作中的技术问题。因而，卫生法律法规的内容几乎涉及社会生活的各个领域，凡是对人体健康产生影响的产品、环境、活动和行为等，都在卫生法律法规的调整范围之内。

5. 调节手段多种多样　要如何有效保护公民健康权利是一项十分复杂且非常具体的社会工具。卫生法律法规调整内容广泛，决定了其调节手段多样。为了有效保护公民的健康权利，卫生法律法规既要采用行政手段来调整卫生行政组织管理活动中产生的社会关系，又要采用民事手段来调整卫生服务活动中的权利义务关系，同时还要借助刑法的刑罚手段惩处危害公民的生命健康的犯罪行为。

6. 反映社会共同需求　疾病的发生和流行没有国界、地域和种族人群的限制，也不因国家贫富、强弱和社会制度的不同而使疾病防治的根本目的有所不同。预防和消灭疾病，保障人的生命健康权利，这是全人类的共同目标。

因此，如何保障国民得到最高水平的医药健康保健服务，如何最大限度地维护国民的生命健康权益，一直是世界各国所共同关注的主题，也是世界各国卫生法的首要宗旨和根本目的。

二、卫生法律法规的调整对象

（一）概念

卫生法律法规的调整对象指国家卫生行政机关、医疗卫生组织、企事业单位、公民个人和国际组织及其内部，因预防和治疗疾病，改善人们生产、工作、学习和生活环境及卫生状况，保护和增进公民健康而形成的各种社会关系。

（二）分类

1. 卫生组织关系　卫生组织指各级卫生行政部门和各级各类医疗卫生机构及组织。国家通过用法律规范的形式将各级卫生行政部门和各级各类医疗卫生机构及组织的法律地位、组织形式、隶属关系、职权范围以及权利义务等固定下来,形成合理的管理体系和制度。

2. 卫生管理关系　卫生管理是国家从社会生活总体角度进行的全局性的统一管理,是国家行政管理的重要内容和职责,指卫生行政机关对医疗卫生机构及组织、有关企事业单位、社会团体和公民、社会公众、医疗卫生技术人员等以及这些组织与个人的医药卫生活动等进行管理所形成的行政管理关系。

3. 卫生服务关系　卫生服务指卫生行政机关、医疗卫生机构及组织、有关企事业单位、社会团体和公民向社会公众提供的医疗预防保健服务、卫生咨询服务、卫生设施服务等活动所形成的关系。

4. 生命健康权益保护关系　生命健康权指人的机体组织和生理功能的安全受到法律保护的权利。保护人的生命健康是卫生法根本的职能,居于保护人的生命健康权益所形成的各有关组织、自然人和法人之间的关系成为卫生法调整的对象。

5. 现代医学与生命科学技术关系　现代医学与生命科学技术不断发展,给人类带来巨大利益和福祉的同时,也向法律提出了前所未有的挑战。卫生法不仅要调整与生命健康相关的法律关系,而且对于现代医学与生命科学技术发展中的许多新问题,也亟待卫生法予以规范和调整。

6. 国际卫生关系　国际卫生关系指各国在国际交往中以调整国家和国际组织之间在保护人类身心健康活动中所产生的卫生关系。在我国,除声明保留的条款外,优先适用参加的国际公约或国际条例。

三、卫生法律法规的基本原则

（一）概念

卫生法律法规的基本原则指卫生法律规范基础的原则和准则,是卫生法律法规的指导思想。卫生法律法规的基本原则贯穿于各种卫生法律规范中,是对调整保护人体生命健康而发生的各种社会关系具有普遍指导意义的准则,是我国长期卫生工作的根本方针、政策在法律上的具体体现。

（二）内容

1. 保护公民身体健康原则　健康权指公民以其身体的生理功能的完整性和保持持续、稳定、良好的心理状态为内容的权利。卫生法的制定和实施从保护公民身体健康合法权益出发,以维护公民身体健康为卫生法的最高宗旨,使每个公民都依法享有改善卫生条件,获得基本医疗保健的权利,以增进身体健康。

2. 全社会参与原则　全社会参与原则指卫生工作必须把各级政府、部门和企事业单位及群众的积极性调动起来,参与进来。卫生事业在社会发展中发挥着不可替代的特殊作用,也为社会各级政府、组织和个人所认识、成为全社会的共同行为。通过为全社会成员提供医疗保健和卫生防疫服务,保护社会劳动力,使劳动者具有健康的体魄、良好的心理素质和社会适应能力;通过优生优育和儿童保健工作,提高人口质量,促进人口长期均衡发展。

3. 卫生监督原则　卫生监督原则指政府卫生行政部门和法律授权承担公共卫生事务管理的组织,对管辖范围内的社会组织和个人贯彻执行国家卫生法律、法规、规章的情况,要予以监察督导,坚持依法办事,严格执法,同一切违法行为作斗争,直到追究法律责任。卫生法律监督包括医政、药政、防疫监督和其他有关卫生监督。

4. 预防为主原则　预防为主原则是我国卫生工作长期坚持的基本方针和政策的概括。加强对公民身体健康相关的产品、行为和执法人员的监督管理,为其设置较为严格的市场准入制度和市场监督制度以及法律责任,把住入口,控制过程,最大限度地保障人的生命健康。凡有可能对人体生命健康产生影响的行为和活动，或可能引起疾病广泛传播的重要传染病疫情，以及影响较大的食品中毒和职业中毒条件，卫生法规定了相应的监测、预警、报告、强制性检疫、强制隔离与治疗、封锁疫区等多项制度与措施，并强化了相关人员的职责及法律责任。

5. 依靠科技进步原则　依靠科技进步原则指在防病治病活动中，高度重视当今科学技术的作用，大力开展医学科学研究及成果推广，不断提高医疗预防技能和医疗器械设备的现代化。卫生部门是推进生命科学发展、管理、维护生命健康权益的职能部门。

生命科学是当今科技发展非常活跃的领域之一，不断给医学发展以巨大的动力，使人类对自身生命现象和疾病本质的认识不断进入新的阶段。所以，以维护人体生命健康为宗旨的卫生法，必然把依靠科技进步作为自己工作的原则范畴，以推动医学科技发展、保障医学科研工作秩序、维护医学研究人员合法权益，营造良好的法律氛围和条件。

6. 中西医协调发展原则　中西医协调发展原则指在对疾病的诊疗护理中，正确处理好我国传统医学和西医的关系，促进两者协调发展。卫生法把中西医协调发展纳入自己的基本原则，立法上予以具体规范，运用上予以保障，有利于实现维护公民健康权利的根本宗旨。

四、卫生法律法规的作用

随着我国卫生法治建设的发展，卫生法律法规已成为我国社会主义法律体系的重要组成部分，并在社会发展中起着十分重要的作用。

（一）贯彻国家卫生政策，促进卫生事业发展

卫生事业在社会主义建设中具有重要地位，它决定着能否提高人民的健康水平和促进民族的繁衍，决定着能否调动人民的生产积极性，为建设社会主义事业贡献力量。加强卫生立法，可将经过实践证明是科学、有效的卫生政策具体化、法治化、制度化，成为具有相对稳定性、国家强制性与规范性的法律条文。

（二）增强卫生法律意识，保护人体健康

在卫生行政管理中，采用法律手段，进行卫生法治教育，增强卫生法律意识，使国家机关、企事业单位、社会团体、医疗卫生机构和公民明确各自在卫生活动中的权利和义务并努力改善和提高卫生条件，同时对违反卫生法的行为进行制裁，从而起到保护人体生命健康的作用。

（三）促进医学科学和经济社会的发展

卫生法律法规是保证和促进医学科学发展的手段。当今，高新科技不断被运用到医学领域，如试管婴儿、器官移植等，既促进了医学科学的发展，又产生了一系列的问题。只有以法律手段来调整医药新发现、新技术引发的新关系，才能保证高新医学科技的有效实施和健康发展。经济的发展离不开体魄健全、智能优良的人。人们有了健康的身体，才能在工作中发挥积极性和创新精神，从而促进经济的发展。

（四）维护国家主权，促进国际卫生合作

随着对外开放政策的实行，我国同世界各国的友好往来日益增多，出入境人口也不断增加，食品、药品、医疗器械、化妆品等医药卫生产品的进口贸易不断扩大，传染病传播概率加大，卫生活动中的争议也会增加。卫生法律法规对于预防国内外一些疾病的传播，解决外贸索赔争议，维护我国主权和其他合法权益、保护我国公民的身体健康，起着日益重要的作用。

（五）明确法律责任，健全卫生管理体制

卫生机构包括卫生管理机构和卫生业务机构。这些机构的设置和职责的明确，并不是凭个人意志而是依卫生法的规定而设置和明确的。因此，这些机构是依法建立的机构，其职责成为法定职责，其法律地位和行为合法性、权威性都有了法律依据。同时，法律明确了不同的机构和人员各自的职责，健全了我国的卫生管理体制。

第二节　卫生法律关系和卫生法律责任

卫生法律关系是卫生法律法规的基本范畴之一，是卫生法律法规调整范围与调整方式的具体化，是调整人们行为过程中形成的法律权利与义务关系。了解和掌握卫生法律关系具有较强的现实意义。

一、卫生法律关系

法律关系是根据法律规范产生的、以主体间的权利与义务关系的形式表现出来的特殊的社会关系。每一个法律部门都调整特定方面的社会关系。卫生法律法规作为特定的部门法，同样调整着一定范围的社会关系。卫生法律规定对该特定范围内社会关系的调整所形成的法律关系就是卫生法律关系。

（一）卫生法律关系的概念

卫生法律关系是指国家机关、企事业单位、社会团体、公民个人在卫生管理和医药卫生预防保健服务过程中，根据卫生法律规范所形成的权利和义务关系。

（二）卫生法律关系的特征

卫生法律关系是法律关系的一种，同时又是有别于其他法律关系的一种特殊法律关系。其独有的特征如下。

1. 卫生法律关系是由卫生法所调整的社会关系　卫生法律关系的形成，以相应的卫生法律规范的存在为前提。国家制定的卫生法律规范，规定了国家卫生行政机关、企事业单位、社会团体和公民之间一定的权利和义务关系，从而使他们之间的关系具有法律性质。所以，我国卫生法律规范的存在是我国卫生法律关系产生的前提，卫生法律关系是由卫生法所调整的社会关系。

2. 卫生法律关系是卫生法律规范实现的特殊形式　卫生法律规范在实际中的运用和实现表现为卫生法律关系。法律规范在逻辑上表现为假定、处理、法律后果三部分，是在假定某一事实存在的情况下，设定人们有某种权利和义务，并不表示人们的现实行为。而卫生法律关系则是在卫生法律规范所假定的事实已经存在的情况下，实际产生的权利和义务关系。《护士条例》对护士在执业活动中的权利和义务作出明确的规定，这些规定是针对护士的普遍性的法律规定，只有当这些规定运用到具体护士身上时才产生相应的权利和义务关系，此时，这一卫生法律规范才得以实现。

3. 卫生法律关系是一种纵横交错的法律关系　纵向关系和横向关系相互交错、相互结合，形成一个统一的有机整体，具有纵横交错的综合性的特征。卫生立法是综合性的社会立法，不仅包括纵向的卫生管理立法，还包括横向的卫生服务关系的立法。

与之相适应，卫生法律关系也包括两个方面，即纵向的卫生管理关系和横向的卫生服务关系。两者是有机整体，既存在区别，又密切联系，其最终目的都是保障公民的身体健康。

4. 卫生法律关系的主体具有特定性　卫生法是一个专业性很强的部门法，这就决定了卫生法律关系主体的特殊身份，即通常是从事卫生工作的组织和个人。

在纵向关系中，必定有一方当事人是卫生管理机关，如卫生行政机关、食品卫生监督机构等；在横向关系中，必定有一方当事人是医药卫生保健服务机构或个人。卫生法律关系要求主体具有专业性、特殊性，但并不是有卫生管理机构和卫生服务机构参与的法律关系都是卫生法律关系。这些机构内部及其相互之间，以及他们与其他的国家机关、企事业单位、社会组织和公民个人之间，也可能发生民事法律关系。

只有以卫生管理和卫生服务为内容，为我国现行的卫生法律规范调整所形成的法律关系才是卫生法律关系。

(三) 卫生法律关系的构成

法律关系是法律在调整人们行为过程中所产生的一种特殊的社会关系。卫生法律关系同其他法律关系一样，都由主体、客体和内容三个方面的要素构成。这三个要素必须同时具备，缺一不可；如果缺乏其中任何一个要素，卫生法律关系就无法形成或继续存在。

1. **主体** 卫生法律关系的主体指在具体的卫生法律关系中享有权利和承担义务的当事人，是卫生法律行为的实际参加者。卫生法律关系的主体包括国家机关、医疗卫生机构、企事业单位、社会团体和自然人等。

(1)**国家机关**：国家机关主体主要是作为纵向卫生法律关系的一方当事人，即行政管理人。依据卫生法所涉及的主要内容，其主体主要有各级卫生行政部门、各级药政监督管理部门、卫生检疫部门、劳动与社会保障管理部门、司法部门等，其中各级卫生行政部门在卫生法的国家机关主体中占大多数。

(2)**医疗卫生机构**：指提供医疗卫生服务和公共卫生服务的机构，包括基层医疗卫生机构、医院和专业公共卫生机构等。其中，基层医疗卫生机构指乡镇卫生院、社区卫生服务中心（站）、村卫生室、医务室、门诊部和诊所等，专业公共卫生机构指疾病预防控制中心、专科疾病防治机构、健康教育机构、急救中心（站）和血站等。专业公共卫生机构指疾病预防控制中心、专科疾病防治机构、健康教育机构、急救中心（站）和血站等。

(3)**企事业单位**：企事业单位作为行政相对人既可以成为纵向卫生法律关系的一方当事人，也可以与接受它们产品或服务的国家机关、企事业单位、自然人等结成横向卫生法律关系，成为横向卫生法律关系的主体。

(4)**社会团体**：社会团体分为卫生社会团体和一般社会团体。卫生社会团体如中国红十字会、中华医学会等，在卫生法律关系中的地位和作用类似于卫生事业单位，为社会提供卫生咨询和卫生医疗服务。

(5)**自然人**：自然人包括中国公民、外国公民和无国籍人。自然人主体既可以是纵向卫生法律关系中的主体，也可以是横向卫生法律关系的主体。如个体食品经营者和个体开业医生，一方面是行政相对人，另一方面是经营者和服务者。

2. **客体** 卫生法律关系的客体是主体之间权利和义务所指向的对象，包括人身、物、行为及精神财富等。

(1)**人身**：人身包括生命、身体和健康等，是公民从事正常生产、生活活动的前提条件，是卫生法律关系的最高层次的客体。

(2)**物**：物指有一定空间，可以为人们控制，且具有经济价值，能作为财产权利对象的一切物质财富，包括食品、药品、医疗器械、生物制品、血液制品、化妆品等。

(3)**行为**：行为是法律关系主体行使权利和履行义务的活动。在卫生管理和卫生服务活动中，卫生管理行为和卫生服务行为就是卫生法律关系的客体，如卫生许可、卫生监督、卫生审批、医疗服务等。行为有合法行为和违法行为，合法行为受法律保护，违法行为要受到法律制裁。

(4)**精神财富**：精神财富主要指知识产权和智力成果，是法律关系主体从事智力活动的成果，包括各种发明、创造、设计、著作等。精神财富可以转换成一定形式的物质财富。保护知识产权是保护和发展生产力的要求，也是卫生法的基本任务之一。

3. **内容** 卫生法律关系的内容指卫生法律关系的主体依法享有卫生方面的权利和应承担的义务，是卫生法律关系的基础。

(1)**权利**：权利指卫生法律主体能够做出或者不做出一定行为，以及要求他人相应做出或不做出的一定行为的资格。权利的含义包括：一是享有权利的卫生法律关系主体在卫生法律规定的范围内，有权根据自己的意志进行卫生管理和卫生服务活动；二是在卫生法规定范围内，主体有权要求他人做出一定行为,以保证不影响自己的权利实现;三是在卫生法规定的范围内,由于他人的行为使自己的权利不能实现时,有权请求有关机关给予保护。

(2)**义务**:义务指卫生法律主体必须做出或不做出一定行为的责任。义务是由卫生法规定的,要求义务人必须做出一定行为或禁止做出一些行为,以维护国家利益和保证权利人的权利获得实现。义务是必须履行某种责任,不履行或不正当履行时,权利主体可以请求司法机关或卫生行政部门采取必要的措施或追究法律责任,以保障权利的享有。

卫生权利和卫生义务是卫生法律关系的两个不同方面,二者相互依存,密不可分。权利的内容,需要通过相应的义务表现出来;义务的内容,需要相应的权利加以限制。当事人一方享有权利,必然有另一方负有相应的义务。不允许只享有权利而不履行义务,也不允许只承担义务而不享有权利。

(四)卫生法律关系的类型

根据卫生法律关系各主体间的法律地位是否平等,卫生法律关系分为平权型和隶属型卫生法律关系。

1. 平权型卫生法律关系 平权型卫生法律关系又称为平向卫生法律关系,指存在于法律地位平等的当事人之间的卫生法律关系,如人体生命健康相关产品的制造者、经营者同相关产品的消费者之间形成的法律关系;从事医药保健服务活动的服务者与被服务者之间的法律关系等。在平权型卫生法律关系中,各当事人之间的法律地位是平等的,相互之间的权利与义务也都是平等的。然而,医务工作者与患者之间就权利和义务而言应当是平等主体之间的平权型卫生法律关系,但进行疾病诊治时他们之间又处于一种无法平权、无法实现权利义务对等的特殊关系。患者的疾病支配了医务人员的义务,而医务人员行使诊疗权的实质依然是义务,因此,医患之间是一种特殊的民事法律关系。

2. 隶属型卫生法律关系 隶属型卫生法律关系又称为纵向卫生法律关系,指一方当事人依据职权而直接要求对方当事人做出或不做出一定行为的法律关系。隶属型卫生法律关系分为两种:一种是存在于医药卫生行政机关或医药企业单位内部的具有职务关系的上下级之间的隶属关系;另一种则是依法享有国家卫生行政管理职权的机关和其职权管辖范围内的各种行政相对人之间形成的卫生行政法律关系。在隶属型卫生法律关系中,占绝大多数的是卫生行政法律关系,即卫生行政部门及履行卫生行政监督管理职能的机构或组织与行政相对人之间形成的法律关系,如药品监督管理部门与药品生产者或经营者之间形成的管理与被管理的法律关系、食品卫生监督部门与食品生产者或经营者之间形成的管理与被管理的法律关系等。这些都是比较典型的卫生行政法律关系。在隶属型卫生法律关系中,各当事人之间的法律地位是不平等的,相互之间的权利与义务也总是不对等的。

二、卫生法律责任

法律责任指行为主体违反法律法规所应当承担的不利法律后果。卫生法律责任是卫生法的基本范畴之一,是促进人们守法、维护社会正义的一种有效的强制手段与工具,了解和掌握卫生法律责任具有较强的现实意义。

(一)卫生法律责任的概念

卫生法律责任指公民、法人或其他组织违反卫生法律、法规给其他人或社会造成损害应承担的法律后果。卫生法律责任是法律责任中的一种,对卫生法律责任的规定是规范卫生法律关系主体行为,是确保公民生命健康权益的重要措施。

违法的构成要件

在一般情况下,构成违法必须具备以下要件:①违法的客体,指为法律所保护而为违法行为所侵犯的社会关系。②违法行为的客观方面,指行为人违反法律规定的行为和由这种行为所引起的后果。③违法的主体,指具有法定责任能力的自然人、法人或其他社会组织。④违法的主观方面,指违法主体其所实施的违法行为及其危害后果所具有的故意或过失的心理状态。违法的一般构成要件,既包括主观方面,也包括客观方面。违法行为是主观要件和客观要件的统一。

(二)卫生法律责任的特点

与道义责任或者其他社会责任相比,卫生法律责任具有以下特点:

1. 法律依据 承担卫生法律责任的最终依据是法律。承担法律责任的原因各异,但最终依据是法律。

2. 国家强制力 卫生法律责任具有国家强制性,即法律责任的履行由国家强制力保证。当然国家强制力只是在必要时,在责任人不能主动履行其法律责任时才会使用。

(三)卫生法律责任的种类

根据违反卫生法律规范的性质和社会危害程度不同,卫生法律责任可以分为行政责任、民事责任和刑事责任三种。

1. 卫生行政责任 卫生行政责任指卫生法律关系主体违反卫生行政法律规范,但尚未构成犯罪时,所应承担的法律后果,包括行政处罚和行政处分两种形式。

(1)**卫生行政处罚**:指卫生行政机关对违反了卫生法律法规的行政相对人所实施的行政制裁。

(2)**卫生行政处分**:指卫生行政机关或企事业单位依据行政隶属关系,对有违法、违纪或失职行为的人员给予的行政制裁。

2. 卫生民事责任 卫生民事责任指卫生法律关系主体违反卫生法律规定侵害公民的健康权利时,应向受害人承担赔偿的责任。

(1)**卫生民事责任的构成**:包括损害事实、行为违法、行为人有过错、损害事实与行为人的过错有直接的因果关系等条件。

(2)**民事责任的特点**:主要是财产责任;是一方当事人对另一方承担的责任;主要是补偿当事人所遭受的损失;在法律允许的条件下,民事责任可以由当事人协商解决。

(3)**承担民事责任的方式**:停止损害;排除妨碍;消除危险;返还财产;恢复原状;修理、重做、更换;继续履行;赔偿损失;支付违约金;消除影响、恢复名誉;赔礼道歉等。

法律规定惩罚性赔偿的,依照其规定。上述承担民事责任的方式,可以单独适用,也可以合并适用。卫生法所涉及的民事责任主要以补偿赔偿、精神赔偿为主要形式。

3. 卫生刑事责任 卫生刑事责任指卫生法律关系主体违反法律规定,实施了侵犯卫生管理秩序及公民生命健康权的犯罪行为所应承担的法律后果。刑事责任是最为严厉的法律责任,只有构成犯罪时才用承担刑事责任。

承担刑事责任的方式是刑罚处罚。我国的刑罚分为主刑和附加刑,主刑有管制、拘役、有期徒刑、无期徒刑、死刑。附加刑有罚金、剥夺政治权利、没收财产。附加刑可以独立适用也可以附加适用。对于犯罪的外国人,可以独立适用或者附加适用驱逐出境。

第三节　卫生立法与实施

立法是我国法治建设的重要内容,制定完备的卫生法是卫生法治建设的基础;卫生法的实施是卫生法制的重要方面,是卫生法运行的关键;卫生行政执法则是卫生法适用的最主要途径和手段。目前,我国已经建立起较为完善的卫生立法体制,而卫生立法与实施活动,不仅要遵循一定的基本原则,还应遵循法定的程序。

一、卫生立法

(一)卫生立法的概念

卫生立法指特定国家机关依照法定的权限和程序,制定、认可、修改、废止规范性法律文件的活动。有广义和狭义之分。狭义的卫生立法专指国家最高权力机关即全国人民代表大会及其常务委员会制定卫生法律这种特定规范性文件的活动。广义的卫生立法除了狭义上的,还包括国务院制定卫生行政法规的活动,国务院有关部委制定卫生行政规章的活动,地方人民代表大会及其常务委员会制定地方性卫生法规的活动,地方人民政府制定地方政府卫生规章的活动,民族区域自治地方的自治机关制定卫生自治条例与单行条例的活动,特别行政区的立法机关制定规范性卫生法律文件的活动。

卫生立法的特征有以下四个方面:

1. 权威性　卫生立法是以国家名义进行的一项专门活动,只能由享有卫生立法权的国家机关进行,其他任何国家机关、社会组织和公民都无权进行卫生立法活动。

2. 职权性　具有卫生立法权的国家机关不能随意立法,只能在其特定的权限范围内进行与其职权相适应的卫生立法活动。如国务院有权制定卫生行政法规,不能制定卫生法律;有地方卫生立法权的国家机关有权制定地方性法规,不能制定全国性法规。

3. 程序性　卫生立法活动必须依照法定程序进行。在我国不仅制定卫生法律需要遵循法定程序,制定卫生行政法规、地方性卫生法规和卫生部门规章、地方性卫生规章也要遵循一定的程序,这样才能保证卫生立法具有科学性、权威性和稳定性。

4. 综合性　卫生立法是一项系统工程,不仅包括制定新的规范性卫生法律文件的活动,还包括认可、修改、废止等一系列卫生立法活动。制定,指国家机关进行的直接卫生立法活动。认可,指国家机关进行的赋予某些卫生习惯、卫生条约或其他卫生规范以法的效力的活动。修改和废止,指有权国家机关适时变更现行卫生法的活动。

(二)卫生立法的依据

1. 宪法是卫生立法的法律依据　宪法是国家的根本法,具有最高的法律效力,是国家所有法律制度的基础和依据,对每一个部门法都具有指导意义。

如《中华人民共和国宪法》中有关卫生方面的规定:国家发展医疗卫生事业,发展现代医药和我国传统医药,鼓励和支持农村集体经济组织,国家、企事业组织和街道组织举办各种医疗卫生设施,开展群众性的卫生活动,保护人民健康……就是国家卫生立法的法律依据。

2. 社会经济条件是卫生立法的物质依据　立法的根本目的就是为了执行,就是让社会中的方方面面能够有条不紊地进行。而法的内容是由一定社会物质生活条件决定的,离开了社会的物质生活条件所指定的法律,既不能执行,也不能有效地规范社会行为,不能调整其应调整的社会关系。因此,卫生立法离不开我国现阶段的物质生活条件。

3. 卫生方针政策是卫生立法的政策依据　在我国,卫生方针政策是党和国家在一定历史阶段,为实现特定的任务而提出的行为准则。它在卫生法调整的社会关系中起到了重要的作用,是卫生立法的关键和依据。卫生立法以卫生方针政策为指导,有助于使卫生法反映客观规律和社会发展要求，充分体现人民意志，使卫生法律规范能够在现实生活中得到普遍遵循和贯彻，最终形成良好的卫生法律秩序，保障人民群众卫生权益的实现。

4. 保护人体健康是卫生立法的思想依据　健康是人类生存和发展的基本条件，增进人民健康，提高全民族的健康素质，是我国社会经济发展和精神文明建设的重要目标，也是促进经济发展和社会可持续发展的重要保障。因此，保护人体健康是卫生立法工作的出发点和落脚点。

5. 医药卫生科学是卫生立法的科学依据　卫生法是法学与医学、卫生学、药物学等自然科学相结合的产物，其许多具体内容依据基础医学、临床医学、预防医学和药物学、生物学的基本原理、研究成果而制定。因此，卫生立法工作应当遵循卫生工作的客观规律，把医学、卫生学、药物学、生物学等自然科学的基本规律作为卫生立法的科学依据。通过科学的立法，促进医学科学进步和卫生事业的发展，以达到有效保护人体健康的立法目的。

（三）卫生立法的基本原则

卫生立法的基本原则指在卫生立法工作中应当遵循的指导思想和方针，也是我国社会主义立法原则在卫生立法中的具体体现，反映了卫生立法工作的一般规律。根据《中华人民共和国立法法》的规定，卫生立法应遵循以下基本原则：

1. 遵循宪法基本原则的原则　立法应当遵循宪法的基本原则，以经济建设为中心，坚持社会主义道路、坚持人民民主专政、坚持中国共产党的领导、坚持马克思列宁主义毛泽东思想邓小平理论，坚持改革开放。遵循宪法的基本原则和规定，是立法必须始终遵循的一条重要的原则和规定，这是卫生立法工作坚持正确的政治方向，反映人民群众医药卫生方面的愿望和要求，维护人民卫生权益的根本保证。

2. 依照法定的权限和程序的原则　依法治国的一个重要方面就是依法行政，做到各个国家机关严格在宪法和法律的范围内行使职权。国家机关的卫生立法活动也应当在法定的范围内进行，这是社会主义法律的一项重要原则。依法进行卫生立法活动，主要包括两个方面：一是卫生立法应当遵循法定的权限；二是卫生立法应当遵循法定的程序。一切卫生立法工作都必须严格在各自的权限范围内进行，遵循法定程序，不得越权和违背法定程序。

3. 坚持法制统一的原则　《中华人民共和国宪法》明确规定：国家维护社会主义法制的统一和尊严。

维护法制统一，首先要从立法做起。一切立法活动，都必须从国家整体利益出发，以广大人民群众的根本利益为依据，不得以部门利益、地方利益等局部利益凌驾于国家整体利益之上。一切卫生法律、卫生行政法规、地方性卫生法规、卫生自治条例和单行条例以及卫生规章都不得同宪法相抵触。

4. 坚持民主立法的原则　卫生立法应当体现人民意志，发扬社会民主，保障人民通过多种途径参与卫生立法活动。

《中华人民共和国宪法》规定：中华人民共和国的一切权力属于人民。

人民当家作主的一个重要方面，就是通过各种途径参与国家立法活动，是法律真正体现人民的意志，反映广大人民群众的根本利益和长远利益。人民群众参与立法活动主要表现在两个方面：一是人民群众通过民主选举各级人大代表，有人大代表代表人民参与立法工作，反映人民的意见和要求；二是国家机关在卫生立法活动中，采取各种有效措施，如将草案向社会公布，公开征求群众意见和召开座谈会、听证会、论证会等，广泛听取人民群众的意见。

5. 坚持从实际出发的原则　卫生立法必须从调整社会关系的客观实际出发，符合实际需要。坚持卫生立法从实际出发，最根本的就是坚持从我国的国情出发。

在卫生立法中，必须正确认识我国的基本国情，充分考虑到我国的社会经济基础、生产力水平、各地的卫生条件、人员素质等状况，科学、合理地规定公民、法人和其他组织的权利和义务，国家机关的权利和责任,做到权利和义务统一、权力和责任相一致;认真总结自己的经验,将经过实践证明行之有效的成功做法和经验上升为法律。

坚持从实际出发,也应注意在充分考虑我国的国情,体现中国特色的前提下,适当参考、借鉴外国卫生立法的有益经验,与国际接轨,但决不能照搬照抄。

(四)卫生立法的程序

卫生立法的程序指特定国家机关在制定、修改和废止卫生规范性文件中所需遵守的法定的形式、时间和顺序的总称。它包括卫生法的制定程序、卫生法的修改程序和卫生法的废止程序三个方面。

1. 卫生法律的制定程序

(1)**法律案的提出**:根据《中华人民共和国立法法》的规定,全国人大教科文卫委员会和国务院等可以向全国人大常委会提出制定卫生法律案。

(2)**法律案的审议**:列入全国人大常委会会议议程的卫生法律案,由有关的专门委员会进行审议,提出审议意见,印发人大常委会会议。卫生法律案一般应当经三次人大常委会会议审议后再交付表决。

(3)**法律案的通过**:卫生法律案经全国人大常委会分组会议审议,在听取各方面意见并对法律草案加以修改,形成卫生法律草案修改稿。经全国人大常委会分组会议审议后,由宪法和法律委员会根据常委会组成人员的意见对法律草案修改稿作进一步修改,形成法律草案表决稿,可交付表决,由全国人大常委会全体组成人员的过半数通过。

(4)**法律案的公布**:全国人大常委会通过的卫生法律由中华人民共和国主席签署主席令予以公布。

2. 卫生行政法规的制定程序

(1)**立项**:国务院卫生行政部门根据需要和社会发展状况,提出立法项目草案,由部(局)务会议审定后上报国务院。经国务院统一部署,决定立法项目名称、等级和起草部门,具体工作由国务院法制机构组织实施。

(2)**起草**:卫生行政法规由国务院组织起草。具体起草工作由国务院卫生行政部门等分别负责。起草法规内容涉及两个以上部门时,应以一个部(局)为主起草,必要时成立专门的起草小组起草。

(3)**报送和审查**:起草部门将行政法规送审稿报送国务院审查时,应当一并报送行政法规送审稿的说明和有关材料。报送国务院的行政法规送审稿,由国务院法制机构负责审查。国务院法制机构向国务院提出审查报告和草案修改稿,审查报告应对草案主要问题做出说明。

(4)**通过和公布**:卫生行政法规草案经国务院常务会议通过或总理批准后,由总理签署国务院令公布,或经国务院批准由国务院主管部门发布。

此外,根据《中华人民共和国立法法》及相关组织法的规定,制定地方性卫生法规要经过起草、提出、审议、通过和公布五个阶段;制定卫生规章要经过立项、起草、审查、决定、公布和备案等六个阶段;制定地方性卫生规章要经过起草、审查、决定、公布和备案等五个阶段。

二、卫生法的实施

卫生法的实施是卫生法运用的主要环节。健全的卫生法制不仅需要创制出反映卫生发展规律,符合社会价值的完备的卫生法律体系,还要求现行的卫生法律在实际社会生活中得到普遍的遵循和公正的适用。否则,卫生法的作用就无从体现,卫生法的实现就无从谈起。卫生法的运行包括卫生法的制定、实施和实现的逻辑机制及其动态过程。卫生法的实施是连接卫生法的生成与实现的桥梁和纽带,是卫生法运行的关键环节,也是卫生法制的重要方面。

(一)卫生法实施的含义

卫生法的实施指通过一定的方式使卫生法律规范在社会实际生活中得到贯彻和实现的活动。卫生法的实施过程,是把卫生法的规定转化为主体行为的过程,是卫生法作用于社会的特殊形式。按照卫生法律实施主体及其职能,卫生法的实施可分为卫生守法、卫生执法、卫生司法和卫生法律监督。

(二)卫生法的适用

卫生法的适用简称卫生司法,指特定国家机关或法律法规授权组织依照法定职权和程序,运用卫生法律规范处理具体卫生案件的活动。它有广义和狭义之分。广义的卫生法的适用包括卫生行政部门以及法律法规授权组织依法进行的卫生执法活动和司法机关依法处理有关卫生违法和犯罪案件的司法活动。狭义的卫生法的适用,仅指司法活动。这里指的是广义的卫生法律的适用。

卫生法的适用是实施卫生法的重要方式之一,是一种国家活动,不同于一般公民、法人和其他组织实现卫生法律规范的活动。它具有以下特征:

1. 权威性 卫生法的适用是由特定的国家机关或法律法规授权组织按照法定职权实施法律的专门活动,具有国家权威性。除特定国家机关外,其他任何国家机关、社会组织和个人都不得从事此项活动。

2. 强制性 卫生法的适用是以国家强制力为后盾实施卫生法的活动,具有国家强制性。对于特定国家机关或法律法规授权组织依法做出的决定,所有当事者都必须执行,不得违抗。

3. 法定性 卫生法的适用是特定国家机关或法律法规授权组织依据法定程序适用卫生法处理案件的活动,具有严格的法定性。国家特定机关及法律法规授权组织运用卫生法的活动必须依照法定程序进行;同时,对卫生事务或案件的处理,应当有相应的法律依据,否则无效。枉法裁判,应当承担相应的法律责任。

4. 要式性 卫生法的适用必须有表明法的适用结果的法律文书,具有要式性。这些法律文书如卫生许可证、罚款决定书、判决书等,既是司法规范的形式要求,也是产生既判力的依据。

(三)卫生法的效力范围

卫生法的效力范围指卫生法具体生效或适用的范围,包括卫生法的时间效力、空间效力和对象效力三个方面。

1. 卫生法的时间效力 卫生法的时间效力指卫生法律法规何时生效、何时失效以及对其生效以前的事件和行为是否具有溯及力。

(1)卫生法的生效:即卫生法何时产生效力。卫生法开始生效的时间,一般根据该法律规范性文件的具体性质和实际情况来决定。

卫生法的生效通常有以下三种情形:

1)在卫生法律文件中明确规定从法律文件颁布之日起生效。它一经公布便具有约束力。如2017年11月17日国务院修订的《中华人民共和国母婴保健法实施办法》规定,本办法自公布之日起施行。

2)卫生法律文件中明确规定由其颁布后的某一具体时间生效。我国现行的卫生法多属于这种情况,主要是为卫生法的实施提供一个宣传和准备的时间。如2019年12月28日全国人民代表大会常务委员会颁布的《中华人民共和国基本医疗卫生与健康促进法》规定,本法自2020年6月1日起实施。

3)在卫生法律文件中没有明确规定具体生效时间,一般应视为颁布之日起生效。如2002年6月17日国家卫生部修订的《婚前保健工作规范(修订)》本身并未有规定其生效时间,该文件就是以颁布时间为生效时间。

(2)卫生法的失效:即卫生法的废止。我国卫生法的失效主要有三种情况:①新法颁布实施后,相应的旧法即自行失效。②新法颁布生效时，明文规定原有同类旧法废止。③有关国家机关发布专门的决议、命令对某些卫生法律、法规、规章明令废止。

（3）**卫生法的溯及力**：又称卫生法溯及既往的效力，指新法颁布施行后对其生效前的事件和行为是否可以适用。如果适用就具有溯及力；如果不适用就不具有溯及力。我国卫生法原则上没有溯及力，即采取法不溯及既往的原则，也就是说卫生法律法规只适用于生效后发生的事件和行为，但为了维护人民的利益和特定的形势需要而作特别规定的除外。

2. 卫生法的空间效力 卫生法的空间效力指卫生法在哪些地域有效力，适用于哪些地区。卫生法律法规的空间效力主要有以下几种情况：

（1）**在全国范围内生效**：全国人民代表大会及其常务委员会制定的卫生法律、国务院制定的卫生法规、国家卫生健康委员会等国务院部委制定的卫生规章，除特别规定外，适用于我国全部领域，包括领土、领海、领空以及作为领土延伸的本国驻外使馆、在外船舶及飞机。

（2）**在一定的区域范围内生效**：有两种情况。一是地方卫生法律法规和规章，只在发布机关管辖的行政范围内有效，不适用于其他区域；二是某些中央国家机关发布的卫生法规和规章，是针对特定区域发布的，明文规定在某些区域范围内生效。

3. 卫生法的对象效力 卫生法的对象效力指卫生法对谁有效力，适用于哪些人。我国卫生法的对象效力主要有以下几种情况：

（1）对卫生法律规范空间效力范围内的所有自然人和法人都有效，包括中国公民、外国人、无国籍人和所有国家机关、企事业单位和社会团体。

（2）对空间效力范围内某种具有特定职能的自然人或法人有效。如《中华人民共和国医师法》《医疗机构管理条例》只分别适用于医师和医疗机构。

（3）对空间效力范围内的某些人适用或不适用，由法律、法规、规章明文规定。如《医疗机构管理条例》规定：外国人在中华人民共和国境内开设医疗机构及香港、澳门、台湾居民在内地开设医疗机构的管理办法，由国务院卫生行政部门另行规定。

（四）卫生法的遵守

卫生法的遵守，又称卫生守法，指一切国家机关、社会组织和公民依照卫生法的规定，行使卫生权利，履行卫生义务，从而使卫生法律规范得以实现的活动。它包括卫生守法主体、卫生守法内容和卫生守法范围等构成要素。

1. 卫生守法主体 卫生守法主体指在一个国家和社会中应遵守卫生法律规范的人或组织。按照宪法的规定，我国卫生守法主体既包括一切国家机关、社会组织和全体中国公民，也包括在中国领域内活动的国际组织、外国组织、外国人和无国籍人。

2. 卫生守法内容 卫生守法内容包括依法行使权利和履行义务两方面，既包括国家机关、社会组织和公民依法行使卫生法律权利，又要求国家机关、社会组织和公民依法承担和履行卫生法律义务。卫生守法是行使卫生法律权利和履行卫生法律义务的有机统一，两者密切联系，不可分割。

3. 卫生守法范围 卫生守法范围指卫生守法主体必须遵守的行为规范种类。在我国，卫生守法的范围极其广泛，主要包括我国的宪法、卫生法律、卫生行政规章、地方性卫生法规、卫生自治条例和单行条例、卫生规章、特别行政区卫生法、国家有关机关制定的一些卫生标准和技术规范、我国参加的世界卫生组织的章程、我国参加与缔结或加入的国际卫生条约、协定等。对于卫生法适用过程中，有关国家机关依法做出的某些非规范性文件，如人民法院的判决书、调解书，卫生行政部门的卫生许可证、卫生行政处罚决定书等，因其具有明确的法律效力，也属于卫生守法的范围。

（五）卫生法的解释

卫生法的解释指对卫生法律规范的内容、含义、概念、术语等所做的必要的说明。按照解释的主体和效力的不同，卫生法的解释可分为正式解释和非正式解释。

1. 正式解释 正式解释又称法定解释、有权解释、官方解释,指特定的国家机关基于法律的规定或授权对卫生法有关的法律条文所进行的解释,具有法律上的效力。

具有法定解释权的国家机关有立法机关或其授权的相应机关、国家司法机关、国家行政管理机关。正式解释分为立法解释、司法解释和行政解释。

(1)**立法解释**:立法解释指依法制定卫生法律、法规、规章的国家机关或授权机关,对自己制定的法律、法规、规章条文所作的进一步解释。立法解释具有与法律同等的法律效力。常见三种形式:

1)将解释的内容作为卫生法规条文的一部分。

如《中华人民共和国药品管理法》规定:本法所称药品,指用于预防、治疗、诊断人的疾病,有目的地调节人的生理功能并规定有适应证或者功能主治、用法和用量的物质,包括中药、化学药和生物制品等。

2)通过颁布专门的解释性文件对某卫生法规做出的补充规定,如《〈中外合资、合作医疗机构管理暂行办法〉的补充规定》等。

3)通过卫生法草案说明报告解释卫生法,如第十三届全国人民代表大会常务委员会第二十五次会议审议《中华人民共和国医师法》的意见等。

(2)**司法解释**:司法解释指司法机关在法律适用过程中对具体的法律行为所作的解释。司法解释必须由法律规定。

《全国人民代表大会常务委员会关于加强法律解释的工作的决议》规定:凡属于法院审判工作中具体应用法律、法令的问题,由最高人民法院进行解释。凡属于检察院检察工作中具体应用法律、法令的问题,由最高人民检察院进行解释。最高人民法院和最高人民检察院的解释如果有原则性的分歧,报请全国人民代表大会常务委员会解释或决定。

(3)**行政解释**:行政解释指国家行政机关在依法行使职权时,对卫生法律、法规的适用问题所作的解释。行政解释有两种情况:一是对于不属于审判和检查工作中的其他法律法令如何具体应用的决议问题,由国务院及其主管部门进行解释;二是凡属于地方性法规如何让具体应用的问题,由省、自治区、直辖市人民政府主管部门进行解释。

2. 非正式解释 非正式解释又称非法定解释、无权解释、非官方解释,指未经立法机关授权的机关、团体、社会组织、学术机构以及公民个人对卫生法所作的解释。非正式解释不具有法律效力,对于法律的实施主体来讲不是必须依照的根据。但是,非正式解释对司法机关正确运用法律、加强和完善法制、增强公民的法律意识是十分必要的。

非正式解释可分为学理解释和任意解释。

(1)**学理解释**:指教学机构、学术团体、法学工作者、宣传机构在教学、科研以及法制宣传活动中对卫生法律规范所作的知识性、理论性、常识性解释。它对于正确理解和运用卫生法律规范,推动卫生法学发展具有重要意义。

(2)**任意解释**:指在司法活动中的当事人及其代理人、律师对于卫生法律规范的解释和公民在日常生活中对卫生法律规范的理解。它对于执法机关正确运用法律规范、防止工作中出现偏差具有一定的参考价值。

第四节 学习卫生法律法规的意义和方法

卫生法律法规是一门应用型的社会科学课程,对医学、护理、药学、医学相关类专业学生具有特殊的社会现实意义。只有弄清楚这门课程的目的、意义,才能促使我们产生学习的动力和自觉性;同时,因该课程又有别于医学课程的学科,有它特定的研究方法,所以,了解和掌握其学习方法有利于护理、助产专业学生学好本课程。

一、学习卫生法律法规的意义

《中华人民共和国宪法》规定：中华人民共和国实行依法治国，建设社会主义法治国家。

全面依法治国的理念涵盖了对基本权利，即公民健康权益的保护和尊重，实施健康中国战略要求营造良好的尊医重卫的医患关系，这就要求不断增强医学生和人民群众的法治意识和应用法律的能力，也是新时代全面推进依法治国战略的重要内容。因此，我们学习卫生法律法规就具有重要的现实意义。

（一）依法治国、建设社会主义法治国家的需要

实施依法治国，其重要基础是一定要加强法制宣传教育。卫生事业的发展关系到广大人民群众的健康利益，关系到社会稳定与和谐，关系到国民经济健康持续发展，同时，依法管理卫生事业是实现依法治国，建设社会主义法治国家的重要内容。只有不断加强法制宣传教育，增强卫生法律意识，才能实现依法治国，建设社会主义法治国家的目标。当代医学生拥有必需的法律知识和较强的法律意识，是社会主义事业建设者的必备素质。

（二）发展卫生事业、推动健康中国行动战略的需要

我国的卫生事业是以为人民健康服务为中心的，在适应生物 - 心理 - 社会医学模式的同时，逐步适应我国市场经济体制和人们不断增长的多层次卫生需求。卫生事业将成为重要的社会保障体系，成为人人都需要的、群众受益并承担一定社会福利职能的社会公益事业，政府、社会、个人协同推进，建立健全健康教育体系，促进以治病为中心向以健康为中心转变，提高人民健康水平。为实现这一目标，卫生事业必须走向法制管理的轨道，把健康融入所有政策。不仅卫生机构的设置，各类人员的执业要纳入法制管理，医务人员的行医行为，患者的求医行为和遵医行为都要纳入法制管理轨道。因此，对于医务人员、医学生来说，学习卫生法律法规课程，可以更好地完善自己的知识结构，拓展自己的治学领域，既明确自己的专业和职业与卫生法律法规是密切相关的，又明确自己在医药卫生工作中享有的权利和应承担的义务，增强卫生法律意识，正确履行岗位职责，为保护人体健康、和谐医患关系，促进卫生事业的改革与发展作出应有贡献。

（三）提高卫生执法水平需要

社会公共卫生管理是我国卫生事业的重要内容。卫生行政执法就是卫生行政机关依据有关法律法规实施卫生行政管理工作的基本方式，是实现预防战略、保护人体健康的基本手段。卫生行政执法水平的高低，不仅关系到改善社会公共卫生状况、提高社会卫生水平和人民生活质量的问题，而且关系到规范市场经济秩序、优化投资环境、促进经济发展的问题。因此，提高卫生执法水平，必须有一支既有丰富的专业知识和懂卫生法律法规，又熟悉自己执法范围的高素质的卫生行政执法队伍。而学习卫生法律法规理论，将有助于卫生行政执法人员更好地做到依法行政，不断提高卫生行政执法水平。

（四）维护公民健康权利的需要

通过学习卫生法律法规知识，有助于树立卫生法治观念，在自己的健康权利受到侵害时，对健康权有一个全面、科学、系统的认识，正确运用法律武器维护自己的合法权益；另一方面，在自己的工作和日常生活中，依法遵守公共卫生法律规定，规范卫生行为，维护医疗卫生单位和医护人员的合法权益，提高遵守卫生法律法规规范的自觉性。

（五）规范医护人员医疗卫生活动的需要

医护人员的医疗卫生活动行为，要受到卫生法律法规的调整。医护人员的权利义务行为规则由相应的法律法规规定，如《中华人民共和国医师法》《护士条例》《母婴保健专项技术服务许可及人员资格管理办法》等。

因此，医护人员要认真学习卫生法律法规，明确自己的权利义务，增强卫生法律意识，正确履

行岗位职责，依法从医，更好地为保护人们身体健康作出贡献。

二、学习卫生法律法规的方法

任何一门科学的发展，都有其研究的方法。古语云："工欲善其事，必先利其器"。所以，要学好这门课程，应当掌握其学习方法。

（一）马克思主义是我们学习卫生法律法规课程的总指导

马克思主义法学理论认为，法是人类社会发展到一定历史阶段的产物，是历史范畴，在阶级社会里，法是上升为国家意志的统治阶级意志的体现。因此，学习卫生法律法规课程，必须以马克思主义的辩证唯物主义和历史唯物主义的世界观和方法论为总指导，运用唯物辩证法，正确认识卫生法律法规作为阶级社会上层建筑的重要内容之一，由其赖以生存的经济基础决定，又反作用于经济基础。

卫生法律法规的发展变化，归根到底是经济基础发展变化结果的反映。同时，还必须运用全面的、历史的、发展的观点，把卫生法律法规这一社会现象放在一定的历史条件下，研究它产生的经济基础、社会政治等因素对它的影响。只有这样，才能对卫生法律法规的历史、现状及发展趋势，卫生法律法规的本质和作用做正确、全面的认识和理解，从而创建出具有中国特色的卫生法律法规和卫生法律法规课程，促进和保障我国卫生事业的不断发展。

（二）学习卫生法律法规课程的方法

1. 理论联系实际方法 实践的观点是马克思主义理论研究的出发点和归宿。一方面，卫生法律法规课程是一门应用理论学科，具有很强的实践性。学习卫生法律法规，必须结合我国政治、经济体制改革和民主政治建设实际，深入研究我国现行的卫生法律法规和卫生法制管理实践，总结卫生法制管理的经验，使卫生法律法规理论在实践中不断加以检验、发展。另一方面，采用理论联系实际方法，将卫生立法、卫生法律法规的实施、卫生执法监督、卫生法律纠纷和诉讼同个人的思想、生活、专业工作等实际结合起来，有助于提高运用卫生法律法规的基本理论发现、分析、解决问题的能力，增强卫生法律意识，规范自己的行为，运用法律武器维护国家、集体、群众的利益，更好地为人民服务。

2. 历史考察方法 任何社会现象都有其发生和发展的历史。卫生法律法规的内容涵盖了卫生社会的各方面，同整个社会发展紧密联系。因此，用历史考察的方法，才能将与之相联系的社会经济、意识形态及医药卫生事业的发展关系探索清楚，才有可能揭示卫生法律法规的本质、发生和发展的规律。

3. 比较分析方法 比较分析方法就是通过不同事物异同，分析原因，从而揭示其内部规律的一种方法。它是学习卫生法律法规的重要方法之一。通过比较，了解世界各国的卫生法律制度和卫生立法情况，因此在比较分析、学习、研究国外的卫生法律法规制度时，注意其社会制度、生产力发展水平、自然条件、民族文化和传统习惯不同，做到从我国国情出发，加以取舍和改造，有分析、有选择地学习和吸收。通过比较，在不断总结自己卫生法制管理实践经验的基础上，形成和发展具有中国特色的卫生法律法规。

除以上一些方法外，还有如案例分析法、演绎、归纳法、系统方法和模拟法庭的方法等。

总之，学习卫生法律法规课程，要以马克思主义的唯物辩证法和历史唯物主义为总的方法论指导，做到既能明确课程的基本要求，掌握卫生法学科的基本结构，又能全面系统地学习教材，掌握卫生法律法规概念的核心内容和相近、易混法律概念的区别。综合运用各种学习方法，吸收和采用多种学科的知识，理论联系实际，实事求是，才能真正学好卫生法律法规课程，为我国卫生事业作出有益的贡献。

（屈海宏）

1. 结合思想实际谈谈为什么要学习卫生法律法规？

2. 某医院儿科收治一名高热患儿，经医生初诊"发烧待查，不排除脑炎"。值班护士凭多年经验，对患儿仔细观察，发现精神越来越差，末梢循环不好，伴有谵语，但患儿颈部不强直。于是，护士又详细询问家长，怀疑是中毒性菌痢。经肛门指诊、大便化验，证实为菌痢，值班护士便及时报告给医生。经医护人员密切配合诊疗，患儿得救。请思考：本案涉及什么卫生法律关系？其内容是什么？

ER 8-3

练习题

第九章 | 护士管理法律制度

教学课件

思维导图

> ## 学习目标
>
> 1. 掌握护士执业注册规定；护士执业权利和义务；护士的法律责任。
> 2. 熟悉护士的概念、护士管理立法、护士管理机构；护士执业资格考试；医疗卫生机构的法律责任。
> 3. 了解医疗卫生机构配备护士的要求；其他主体的法律责任。
> 4. 能运用卫生法律知识，正确进行执业注册，规范执业行为。
> 5. 具有维护自身权利、履行法律义务、依法执业的意识和法治素养。

护理工作涉及维护和促进人的健康，是卫生健康事业的重要组成部分和健康中国建设的重要内容。护士以其专业化知识和技术为患者提供护理服务，满足人民群众的健康服务需求，在医疗、预防、保健、康复等领域发挥着重要作用。护士队伍是卫生健康战线的重要力量。护士管理法律制度是建设中国特色社会主义法治体系、建设社会主义法治国家的重要组成部分，对于加强护士队伍建设具有重要意义。

> ## 案例导入
>
> 某护理专业学生于 2021 年 6 月通过护士执业资格考试；2021 年 9 月毕业后进入一家单位从事行政工作，因从事职业与护理工作无关，就一直未办理护士执业注册；2024 年 7 月拟在某医院从事护理工作，需办理护士执业注册。
>
> **工作任务：**
> 1. 该学生申请护士执业注册是否在有效期内？
> 2. 该学生应向什么部门提出护士执业注册申请？
> 3. 该学生申请护士执业注册应提交哪些材料？

第一节 概 述

一、护士的概念

护士指经执业注册取得执业证书，依照《护士条例》规定从事护理活动，履行保护生命、减轻病痛、增进健康职责的卫生技术人员。

护士既要了解诊疗护理常规，熟练掌握护理操作技能，又要有很强的亲和力、沟通能力以及语言表达能力，还要具有高度的责任心、良好的职业道德、严谨的工作态度、较强的综合分析能力、敏锐的洞察力，这样才能更好地履行护士工作职责。

按照《卫生技术人员职务试行条例》规定，护士按照本人业务能力和学术水平可获得相应的专业技术职务，分为护士、护师、主管护师、副主任护师、主任护师五级。其中，主任护师、副主任护师为高级技术职务；主管护师为中级技术职务；护师、护士为初级技术职务。

二、护士管理立法

（一）护士管理立法情况

为了维护护士的合法权益，规范护理行为，促进护理事业发展，保障医疗安全和人体健康，2008 年 1 月 31 日，国务院公布了《护士条例》，自 2008 年 5 月 12 日起施行。2020 年 3 月 27 日进行了修订。《护士条例》明确了护士权利、义务及执业规则，以及医疗机构在保证护士人力配置、维护护士合法权益、加强护理管理方面的职责，从法规层面维护护士的合法权益，规范护理行为。对于加强护士队伍建设、促进护理事业健康发展、保障医疗安全和人民群众健康具有重要的意义。

为了规范护士执业注册管理，2008 年 5 月 6 日，国家卫生部发布《护士执业注册管理办法》，自 2008 年 5 月 12 日起施行。2021 年 1 月 8 日，国家卫生健康委员会对《护士执业注册管理办法》进行了修订。为了规范护士执业资格考试工作，2010 年 5 月 10 日，国家卫生部、国家人力资源和社会保障部发布了《护士执业资格考试办法》，自 2010 年 7 月 1 日起施行。

（二）护士管理立法的意义

1. 维护护理人员的合法权利　通过立法，使护理人员的地位、作用和职责范围具有明确的法律依据。护士在履行法定的职责时，其权利受到法律的保护、国家的支持和人民的尊重，任何人都不可随意侵犯和剥夺。护士执业权利的法律保护，增强了护理人员对护理专业的崇高使命感和安全感，激励护理人员充分发挥自己的最佳才干，尽职尽责地为公众的健康服务。

2. 维护护理对象的合法权益　护士管理立法规定了护士执业的准入标准、执业活动范围和行为规范，强化护理人员的执业功能，注重提高护理人员的执业技术水平和护理道德水准，最大限度地维护患者的合法权益。如《护士条例》规定了护理人员必须保障公民的生命健康权利，以高度责任心为患者服务；无法律许可，不得以任何借口拒绝护理患者或抢救患者；在医疗缺陷发生后，不得弄虚作假，伪造护理文书及其他证据材料。

3. 促进护理人员不断接受培训教育　护士管理立法为护理专业技术人员的培养和毕业后的继续教育制定了法治化的规范和标准，从而保证了护理人员接受正规的护理学历教育和继续护理学教育的权利和义务，使其通过不断地学习和接受培训，始终保持高水准的执业技能，以促进护理教育和护理学学科向现代化、科学化、标准化的方向发展。

4. 引导护理教育和服务实践逐步标准化、专业化　护士管理立法集中了先进的法律思想和护理理念，对护理制度、护理执业活动和护理行为，通过立法的形式进行强制性规范，使之做到有法可依、有章可循、违法必究，促进了护理管理的法治化进程，有利于提高护理质量，保障护理安全，保证护理工作的连续性、稳定性、有效性和安全性，防范医疗缺陷和护理风险，促进护理学科的发展。

三、护士管理机构

国务院有关部门、县级以上地方人民政府及其有关部门以及乡（镇）人民政府应当采取措施，改善护士的工作条件，保障护士待遇，加强护士队伍建设，促进护理事业健康发展。国务院有关部门和县级以上地方人民政府应当采取措施，鼓励护士到农村、基层医疗卫生机构工作。

国务院卫生主管部门负责全国的护士监督管理工作。县级以上地方人民政府卫生主管部门负责本行政区域的护士监督管理工作。

第二节　护士执业注册

一、护士执业资格考试规定

全国护士执业资格考试指评价申请护士执业资格者是否具备执业所必需的护理专业知识与工作能力的考试。

国家卫生健康委员会负责组织实施护士执业资格考试,该考试实行国家统一考试制度,统一考试大纲,统一命题,统一合格标准。

(一)报名条件

在中等职业学校、高等学校完成国务院教育主管部门和国务院卫生主管部门规定的普通全日制3年以上的护理、助产专业课程学习,包括在教学、综合医院完成8个月以上护理临床实习,并取得相应学历证书的,可以申请参加护士执业资格考试。

(二)提交材料

申请参加考试的人员,应当在公告规定的期限内报名,并提交以下材料:①护士执业资格考试报名申请表;②本人身份证明;③近6个月二寸免冠正面半身照片3张;④本人毕业证书;⑤报考所需的其他材料,如护理临床实习证明等。

(三)报名流程

1.网上报名　登录中国卫生人才网进行网上报名,并打印报名表。

2.审核确认　持报名表及相关证件,送至所在单位报名管理部门审核。学校可以为本校应届毕业生办理集体报名手续。申请人为非应届毕业生的,可以选择到人事档案所在地卫生健康主管部门报名。

(四)考试内容

护士执业资格考试原则上每年举行一次,内容包括专业实务和实践能力两个科目。

1.专业实务科目考查内容　运用与护理工作相关的知识,有效而安全地完成护理工作的能力。考试内容涉及与健康和疾病相关的医学知识,基础护理和技能,以及与护理相关的社会人文知识的临床运用能力等。法律法规内容包含在专业实务科目之中。

2.实践能力科目考查内容　运用护理专业知识和技能完成护理任务的能力。考试内容涉及疾病的临床表现、治疗原则、健康评估、护理程序及护理专业技术、健康教育等知识的临床运用等。

一次考试通过两个科目为考试成绩合格,考试成绩合格者,可申请护士执业注册。

二、护士执业注册规定

护士经执业注册取得《护士执业证书》后,方可按照注册的执业地点从事护理工作。未经执业注册取得《护士执业证书》者,不得从事诊疗技术规范规定的护理活动。

国家卫生健康委员会负责全国护士执业注册监督管理工作。县级以上地方卫生健康主管部门是护士执业注册的主管部门,负责本行政区域的护士执业注册监督管理工作。省、自治区、直辖市卫生健康主管部门结合本行政区域的实际情况,拟定护士执业注册工作的具体实施办法,并报国家卫生健康委备案。

(一)执业注册

护士执业注册包括首次执业注册、延续执业注册、变更执业注册、注销执业注册、重新执业注册及建立护士管理信息系统,实行护士电子化注册管理等注册规定。

1.注册条件　申请护士执业注册需具备以下条件:

(1)具有完全民事行为能力;完全民事行为能力人,一般指满18周岁的成年人,或者年满16周岁并且能以自己的劳动收入足以养活自己的公民。

（2）在中等职业学校、高等学校完成国务院教育主管部门和卫生健康主管部门规定的普通全日制 3 年以上的护理、助产专业课程学习，包括在教学医院、综合医院完成 8 个月以上护理临床实习，并取得相应的学历证书。

（3）通过国家卫生健康委员会组织的护士执业资格考试；护理、助产专业学生毕业当年可以参加护士执业资格考试，考试成绩合格是申请护士执业注册、取得护士执业证书的必要条件之一。

（4）符合申请护士执业注册规定的健康标准。健康标准包括：①无精神病史；②无色盲、色弱、双耳听力障碍；③无影响履行护理职责的疾病、残疾或者功能障碍。

2. 提交材料　申请护士执业注册应当提交的材料包括：①护士执业注册申请审核表；②申请人有效身份证明；③申请人学历证书及专业学习中的临床实习证明、护士执业资格考试成绩合格证明；④医疗机构出具的申请人近 6 个月内健康体检证明；⑤医疗卫生机构拟聘用的相关材料。

3. 提出申请　自通过护士执业资格考试之日起 3 年内向批准设立拟执业医疗机构或者为该医疗机构备案的卫生健康主管部门提出申请；逾期提出申请的，除按照初次申请提交规定的材料外，还应当提交省、自治区、直辖市卫生健康主管部门规定的教学、综合医院接受 3 个月临床护理培训考核合格的证明。

4. 审核与注册　卫生健康主管部门应当自受理申请之日起 20 个工作日内，对申请人提交的材料进行审核、注册。符合规定条件的，发给国家卫生健康委员会统一印制的护士执业证书，注明护士的姓名、性别、出生日期等个人信息及证书编号、注册日期和执业地点。对不符合规定条件的，不予注册，并书面说明理由。护士执业注册有效期为 5 年。

（二）延续注册

护士执业注册有效期届满需要继续执业的，应当办理延续注册。

1. 提出申请　有效期届满需要继续执业的，应当在有效期届满前 30 日，向批准设立执业医疗机构或者为该医疗机构备案的卫生健康主管部门申请延续注册，并提交护士执业注册申请审核表和申请人的护士执业证书。

2. 审核办理　注册部门自受理延续注册申请之日起 20 个工作日内进行审核。审核合格的，予以延续注册；审核不合格的，不予延续注册，并书面说明理由。医疗卫生机构可以为本机构聘用的护士集体办理护士执业注册和延续注册。

3. 不予延续注册的情形　有下列情形之一的，不予延续注册：①不符合申请护士执业注册规定的健康标准的。②被处暂停执业活动处罚期限未满的。

（三）变更注册

护士在其执业注册有效期内变更执业地点等注册项目，应当办理变更注册。

1. 提出申请　护士在其执业注册有效期内变更执业地点等注册项目的，应当向批准设立执业医疗机构或者为该医疗机构备案的卫生健康主管部门报告，并提交护士执业注册申请审核表和申请人的护士执业证书。

2. 变更办理　注册部门应当自受理之日起 7 个工作日内为其办理变更手续。护士跨省、自治区、直辖市变更执业地点的，收到报告的注册部门还应当向申请人原执业地注册部门通报。县级以上地方卫生健康主管部门应当通过护士管理信息系统，为护士变更注册提供便利。

3. 不需变更注册的情形　有下列情形之一的，不需要办理执业地点变更等手续：①承担经注册执业机构批准的卫生支援、进修、学术交流、政府交办事项等任务。②参加卫生健康主管部门批准的义诊。③在签订帮扶或者托管协议的医疗卫生机构内执业。④从事执业机构派出的上门护理服务等。

（四）注销注册

注销护士执业注册是基于特定事实的出现，由卫生行政部门依照法定程序收回护士执业证书。该证书自注销决定生效之日起失去效力，护士不能继续执业，继续执业属于违法，护士执业注册被依法撤销、撤回，或者依法被吊销。

护士执业注册后有下列情形之一的，原注册部门办理注销执业注册：①注册有效期届满未延续注册。②受吊销护士执业证书处罚。③护士死亡或者丧失民事行为能力。

（五）重新注册

1. 需重新申请注册的情形　有下列情形之一的，拟在医疗卫生机构执业时，应当重新申请注册：①注册有效期届满未延续注册的。②受吊销护士执业证书处罚，自吊销之日起满2年的。

2. 提交材料　重新申请注册的，按照初次申请注册的规定提交材料。中断护理执业活动超过3年的，还应当提交在省、自治区、直辖市人民政府卫生健康主管部门规定的教学、综合医院接受3个月临床护理培训并考核合格的证明。

县级以上地方人民政府卫生主管部门应建立本行政区域护士执业良好记录和不良记录，并将该记录记入护士执业信息系统。护士执业良好记录主要反映护士在执业活动中勤勉工作，规范服务，认真履行法定义务等情况，包括护士受到的奖励、表彰以及完成政府指令性任务的情况。护士执业不良记录主要反映护士在执业活动中不履行职责或者不正确履行职责的情况，护士因违反条例以及其他法律、法规、规章或者诊疗技术规范的规定受到行政处罚、处分的情况。

知识链接

《全国护理事业发展规划（2021—2025年）》

"十四五"时期全面推进健康中国建设对护理事业发展提出了新要求。护理事业需要紧紧围绕人民健康需求，构建全面全程、优质高效的护理服务体系，不断满足群众差异化的护理服务需求。积极应对人口老龄化对护理事业发展提出了新任务。老龄化程度不断加深，对护理服务特别是老年护理服务提出迫切需求，需要有效增加老年护理服务供给。推动高质量发展为护理事业发展带来了新机遇。护理领域主要矛盾表现为人民群众的护理服务需求与供给相对不足之间的矛盾，需要进一步从护理体系、服务、技术、管理、人才等多维度统筹推动护理高质量发展，提高护理同质化水平。信息化技术的快速发展为护理事业创造了新条件。云计算、大数据、物联网、区块链、第五代移动通信（5G）等新一代信息技术与卫生健康服务深度融合，卫生健康领域新模式、新产业、新业态的不断涌现，为推动护理服务模式创新，提高护理服务效率，引领我国护理高质量发展提供了有力支撑。

第三节　护士权利和义务

权利和义务是相互依存、不可分割的整体，没有无权利的义务，也没有无义务的权利。规范护士的行为，提高护理质量，对于保障医疗安全至关重要，同时也为护士安心工作提供了保障。

一、护士权利

护士权利指护士在护理执业中应享有的权利和应获得的利益。护士明确自身的权利，依法执业，对促进护理工作顺利开展具有重要意义。《护士条例》明确规定了护士执业享有的权利。

1. 人格尊严权　护士享有人格尊严、人身安全不受侵犯的权利，护士依法履行职责，受法律保护。全社会应当尊重护士。

2. 劳动报酬权　护士执业，按照国家《中华人民共和国劳动法》《工伤保险条例》《关于护士工龄津贴的若干规定》等有关法律法规规定获取工资报酬、享受福利待遇、参加社会保险的权利。任何单位或者个人不得克扣护士工资，降低或者取消护士福利等待遇。

3. 劳动保护权　护士享有获得与其所从事的护理工作相适应的卫生防护、医疗保健服务的权利。从事直接接触有毒有害物质、有感染传染病危险工作的护士，有依照有关法律法规的规定接受职业健康监护的权利，患职业病的，有依照法律法规的规定获得赔偿的权利。

4. 学习培训权　护士享有按照国家有关规定获得与本人业务能力和学术水平相应的专业技术职务、职称的权利；享有参加专业培训、从事学术研究和交流、参加行业协会和专业学术团体的权利。

5. 诊疗知情权　护士享有获得疾病诊疗、护理相关信息的权利和其他与履行护理职责相关的权利；享有可以对医疗卫生机构和卫生健康主管部门的工作提出意见和建议的权利。

6. 获得表彰和奖励权　国务院有关部门对在护理工作中做出杰出贡献的护士，应当授予全国卫生健康系统先进工作者荣誉称号，受到表彰、奖励的护士享受省部级劳动模范、先进工作者待遇；对长期从事护理工作的护士应当颁发荣誉证书。县级以上地方人民政府及其有关部门对本行政区域内做出突出贡献的护士，按照省、自治区、直辖市人民政府的有关规定给予表彰、奖励。

二、护士义务

护士义务指在护理工作中，护士对患者、对社会应尽的执业要求，包括对患者的法律和道德责任。护士履行义务的目的在于维持和促进患者的生命及健康。《护士条例》明确规定护士执业应履行的义务。

1. 依法执业　护士执业，应当遵守法律、法规、规章和诊疗技术规范的规定，这是护士执业的基本要求和根本准则，即合法性原则，包含了护士执业过程中应当遵守的具体规范和应当履行的义务。通过法律、法规、规章和诊疗技术规范的约束，护士履行对患者、患者家属以及社会的义务，对于保证医疗质量，保障医疗安全，防范医疗事故的发生具有重要的意义。

2. 及时告知义务　护士在执业活动中，发现患者病情危急，应当立即通知医师。护士发现医嘱违反法律、法规、规章或者诊疗技术规范规定的，应当及时向开具医嘱的医师提出；必要时，应当向该医师所在科室的负责人或者医疗卫生机构负责医疗服务管理的人员报告。如果明知医嘱有误却不提出或由于疏忽大意未发现而执行酿成严重后果的，护士将与医生共同承担法律责任。

3. 先行紧急救护　护士在紧急情况下为了抢救垂危患者生命，若医生不在场或无法联系时，应当先行实施必要的紧急救护，如给氧、吸痰、止血、建立静脉通道、心肺复苏等，待医生到达后，护士应立即汇报抢救情况并积极配合医生进行抢救。

4. 保护患者权益　护士应当尊重、关心、爱护患者，保护患者的隐私。隐私指患者在就诊过程中向医师公开的、不愿让他人知道的个人信息、私人活动或私有领域，如可造成患者精神伤害的疾病、病理生理上的缺陷、有损个人名誉的疾病、患者不愿他人知道的隐情。由于治疗护理的需要，护士在工作中不可避免地会接触患者的隐私，如婚姻状况、生理缺陷、实验室检查结果、疾病的诊断和预后等，护士有为患者保密的义务和责任。同时，未经患者同意，护士不得复印或转发患者病历，不得将患者的个人信息泄露给与治疗护理无关的其他人员。若护士泄露或者公开谈论、渲染患者的隐私，则侵犯了患者的隐私权，患者可追究护士的法律责任。这实质上是对患者人格和权利的尊重，有利于与患者建立相互信任、以诚相待的护患关系。这既是职业道德层面的要求，也是法定义务的要求。

5. 参加公共卫生和疾病预防控制及突发事件医疗救护　护士有义务参与公共卫生和疾病预防控制工作。发生自然灾害、公共卫生事件等严重威胁公众生命健康的突发事件，护士应当服从县级以上人民政府卫生健康主管部门或者所在医疗卫生机构的安排,参加医疗救护。

三、医疗卫生机构的职责

护理服务需求从单一的治疗需求扩大到预防保健需求,从纯粹的技术操作需求扩大到健康教育需求,从满足患者需求扩大到对家属的关怀,因此,护士队伍建设和管理,直接关系到医院的工作质量,更直接影响到护理质量、患者安全。医疗卫生机构应当按照法律法规的要求,加强护士队伍的建设和管理。

(一)配备护士的要求

医疗卫生机构配备护士的数量不得低于国务院卫生健康主管部门规定的护士配备标准。2020年8月21日,国家卫生健康委员会办公厅发布的《关于进一步加强医疗机构护理工作的通知》指出,医疗机构要建立护士人力资源配置和弹性调配制度,采取有效措施优先保障临床护士人力配备到位,不得随意减少临床一线护士数量,原则上临床护理岗位护士数量占全院护士数量不低于95%,二级及以上医院全院病区护士与实际开放床位比不低于0.5:1,重症监护病房护士与实际开放床位比不低于2.5:1~3:1。

(二)保障护士合法权益

保障护士合法权益包括以下四方面:

1. 医疗卫生机构应当为护士提供卫生防护用品,并采取有效卫生防护措施和医疗保健措施。

2. 医疗卫生机构应当执行国家有关工资、福利待遇等规定,按照国家有关规定为在本机构从事护理工作的护士足额缴纳社会保险费用。

3. 医疗卫生机构对在艰苦边远地区工作,或者从事直接接触有毒有害物质、有感染传染病危险工作的护士,所在医疗卫生机构应当按照国家有关规定给予津贴。

4. 医疗卫生机构应当制订、实施本机构护士在职培训计划,并保证护士接受培训;根据临床专科护理发展和专科护理岗位的需要,开展对护士的专科护理培训。

(三)加强护士管理

1. 医疗卫生机构对护士管理的要求 医疗卫生机构应当按照国务院卫生健康主管部门的规定,设置专门机构或者配备专(兼)职人员负责护理管理工作,建立护士岗位责任制并进行监督检查。医疗机构要加强护理工作的组织管理,建立扁平化的护理管理层级,建立健全护理管理制度,包括护士岗位培训制度、护理岗位管理制度、护士人力资源管理制度、科学绩效考核制度、护理不良事件报告制度等。

2. 医疗卫生机构对护士使用的要求 从事护理工作的人员必须经执业注册取得护士执业证书。在教学、综合医院进行护理临床实习的人员应当在护士指导下开展有关工作。

医疗卫生机构不得允许下列人员在本机构从事诊疗技术规范规定的护理活动:①未取得护士执业证书的人员;②未依法办理执业地点变更手续的护士;③护士执业注册有效期届满未延续执业注册的护士。

第四节 法律责任

一、医疗卫生机构的法律责任

(一)不按规定配备和使用护士的责任

医疗卫生机构有下列情形之一的,由县级以上地方人民政府卫生健康主管部门依据职责分工责令限期改正,给予警告;逾期不改正的,根据国务院卫生健康主管部门规定的护士配备标准和在医疗卫生机构合法执业的护士数量核减其诊疗科目,或者暂停其 6 个月以上 1 年以下执业活动;国家举办的医疗卫生机构有下列情形之一、情节严重的,还应当对负有责任的主管人员和其他直接责任人员依法给予处分:①护士的配备数量低于国务院卫生健康主管部门规定的护士配备标准的;②允许未取得护士执业证书的人员或者允许未依照《护士条例》办理执业地点变更手续、延续执业注册有效期的护士在本机构从事诊疗技术规范规定的护理活动的。

(二)不按规定落实护士待遇的责任

医疗卫生机构有下列情形之一的,依照有关法律、行政法规的规定给予处罚;国家举办的医疗卫生机构有下列情形之一、情节严重的,还应当对负有责任的主管人员和其他直接责任人员依法给予处分:①未执行国家有关工资、福利待遇等规定的。②对在本机构从事护理工作的护士,未按照国家有关规定足额缴纳社会保险费用的。③未为护士提供卫生防护用品,或者未采取有效的卫生防护措施、医疗保健措施。④对在艰苦边远地区工作,或者从事直接接触有毒有害物质、有感染传染病危险工作的护士,未按照国家有关规定给予津贴的。

(三)不按规定培训、管理护士的责任

医疗卫生机构有下列情形之一的,由县级以上地方人民政府卫生健康主管部门依据职责分工责令限期改正,给予警告:①未制定、实施本机构护士在职培训计划或者未保证护士接受培训的。②未履行护士管理职责的。

二、护士的法律责任

(一)不履行规定义务的责任

护士因不履行职责或者违反职业道德受到投诉的,其所在医疗卫生机构应当进行调查。经查证属实的,医疗卫生机构应当对护士予以处理,并将调查处理情况告知投诉人。

护士在执业活动中有下列情形之一的,由县级以上地方人民政府卫生健康主管部门依据职责分工责令改正,给予警告;情节严重的,暂停其 6 个月以上 1 年以下执业活动,直至由原发证部门吊销其护士执业证书:①发现患者病情危急未立即通知医师的。②发现医嘱违反法律、法规、规章或者诊疗技术规范的规定,未依照有关规定提出或者报告的。③泄露患者隐私的。④发生自然灾害、公共卫生事件等严重威胁公众生命健康的突发事件,不服从安排参加医疗救护的。

护士被吊销执业证书的,自执业证书被吊销之日起 2 年内不得申请执业注册。

(二)造成医疗事故的责任

护士在执业活动中造成医疗事故的,依照医疗事故处理的有关规定承担法律责任。

(三)违规办理护士执业注册手续的责任

护士执业注册申请人隐瞒有关情况或者提供虚假材料申请护士执业注册的,卫生健康主管部门不予受理或者不予护士执业注册,并给予警告;已经注册的,应当撤销注册。

三、其他主体的法律责任

卫生主管部门的工作人员未依照《护士条例》规定履行职责,在护士监督管理工作中滥用职权、徇私舞弊,或者有其他失职、渎职行为的,依法给予处分。构成犯罪的,依法追究刑事责任。

扰乱医疗秩序,阻碍护士依法开展执业活动,侮辱、威胁、殴打护士,或者有其他侵犯护士合法权益行为的,由公安机关依照治安管理处罚法的规定给予处罚;构成犯罪的,依法追究刑事责任。

(冉 鲜)

1. 某全日制专科护理专业学生，于 2023 年 7 月毕业，毕业时因生病未参加护士执业资格考试，2024 年 8 月拟报名参加护士执业资格考试。请问该学生是否符合报名条件？如该学生通过了护士执业资格考试要进行执业注册需要提交什么材料？

2. 某护士在医院急诊科工作 5 年，期间多次向医院申请参加医院组织的学术交流学习与培训，均被科室以急诊工作繁忙且科室人手不够为由拒绝其学习申请。请问该医院是否侵犯了该护士的权利？医疗机构应从哪些方面保障护士的合法权益？

练习题

3. 某护士在护理过程中发现医师对患者的医嘱用药方法有误，请思考此时护士应如何处理该医嘱？护士在执业过程中应该遵守哪些执业义务？

第十章 | 护理活动法律制度

ER 10-1
教学课件

ER 10-2
思维导图

学习目标

1. 掌握法定传染病的分类、疫情报告要求及疫情控制措施；临床用血的管理与技术规范；孕产期保健的法律规定；医疗质量安全核心制度的定义。

2. 熟悉艾滋病的防治管理规定；违反传染病防治法的法律责任；无偿献血制度；母婴保健技术服务、人体器官移植和捐献的法律规定；医疗质量安全核心制度规定。

3. 了解传染病疫情的通报与信息公布；违反献血法的法律责任；母婴保健中的医学技术鉴定的法律规定；违反母婴保健法的法律责任；违反人体器官移植条例的法律责任。

4. 能运用本章知识解决护理活动中遇到的法律问题，维护合法权益。

5. 具有学习和运用护理活动法律制度的主动性，自觉履行法律义务。

护理活动法律制度是与护理活动相关的法律规定，主要包括传染病防治法律制度、献血法律制度、母婴保健法律制度、人体器官移植法律制度和医疗质量安全核心制度等。护理活动与人的健康和生命直接相关，认真遵守与护理活动相关的法律法规，既是护理职业的内在要求，又是推进卫生法治建设的重要环节。

案例导入

某患者因身体不适到某镇中心卫生院就诊。在卫生院预检分诊处测量体温为 37.9℃，属于发热患者。首诊医生对患者进行询问并测其体温后要求患者留院观察。患者拒绝，自认为属于普通感冒，要求开药。首诊医生给患者开具处方药后，患者自行离开卫生院。3 日后，患者病情加重，到市人民医院救治。就诊后第 2 日，市卫生健康委员会发函通知县卫生健康委员会，患者疑似感染某乙类传染病。就诊后第 3 日，市卫生健康委员会再次发函县卫生健康委员会，告知患者于当日凌晨因该传染病死亡，并对本起疫情报告责任事故展开调查。

工作任务:

1. 本案中传染病疫情的责任报告人包括哪些？
2. 未依法履行传染病疫情报告职责的法律责任有哪些？

第一节 传染病防治法律制度

传染病流行既有隐蔽性又有突发性，严重危害人的健康和生命。各级人民政府、卫生行政部门、疾病预防控制机构及其他有关部门和个人在传染病防治工作中具有相应的职责、权利与义务。

一、传染病防治法律制度概述

（一）传染病防治法的概念

传染病防治法指调整预防、控制和消除传染病的发生和流行，保障人体健康活动中产生的各种社会关系的法律规范的总和。

为了预防、控制和消除传染病的发生与流行，保障人体健康和公共卫生，1989年2月21日，第七届全国人民代表大会常务委员会第六次会议通过了《中华人民共和国传染病防治法》；2004年8月28日，第十届全国人民代表大会常务委员会第十一次会议对该法进行了修订；2013年6月29日，第十二届全国人民代表大会常务委员会第三次会议对该法进行了修正。此外，国家还陆续颁布了一系列传染病防治管理的规范性法律文件，如《中华人民共和国传染病防治法实施办法》《艾滋病防治条例》《性病防治管理办法》《结核病防治管理办法》等。

（二）法定传染病的分类管理

根据传染病的危害程度、传播速度、传播方式以及流行强度的不同，参照国际统一分类标准，结合我国的实际情况，《中华人民共和国传染病防治法》将法定管理的传染病分为甲、乙、丙3类。

1. 甲类传染病 甲类传染病指鼠疫和霍乱。

2. 乙类传染病 乙类传染病指严重急性呼吸综合征（曾称传染性非典型肺炎）、艾滋病、病毒性肝炎、脊髓灰质炎、人感染高致病性禽流感、麻疹、流行性出血热、狂犬病、流行性乙型脑炎、登革热、炭疽、细菌性和阿米巴性痢疾、肺结核、伤寒和副伤寒、流行性脑脊髓膜炎、百日咳、白喉、新生儿破伤风、猩红热、布鲁氏菌病、淋病、梅毒、钩端螺旋体病、血吸虫病、疟疾。

对乙类传染病中严重急性呼吸综合征（曾称传染性非典型肺炎）、炭疽中的肺炭疽和人感染高致病性禽流感，采取本法所称甲类传染病的预防、控制措施。其他乙类传染病和突发原因不明的传染病需要采取本法所称甲类传染病的预防、控制措施的，由国务院卫生行政部门及时报经国务院批准后予以公布、实施。需要解除依照前款规定采取的甲类传染病预防、控制措施的，由国务院卫生行政部门报经国务院批准后予以公布。

3. 丙类传染病 丙类传染病指流行性感冒、流行性腮腺炎、风疹、急性出血性结膜炎、麻风病、流行性和地方性斑疹伤寒、黑热病、棘球蚴病（又称包虫病）、丝虫病，除霍乱、细菌性和阿米巴性痢疾、伤寒和副伤寒以外的感染性腹泻病。

《中华人民共和国传染病防治法》规定，上述规定以外的其他传染病，根据其暴发、流行情况和危害程度，需要列入乙类、丙类传染病的，由国务院卫生行政部门决定予以公布。

2008年5月2日，经国务院批准，国家卫生部决定将手足口病列入法定丙类传染病。2009年4月30日，经国务院批准，卫生部发布公告将甲型H1N1流感（曾称人感染猪流感）纳入法定乙类传染病，并采取甲类传染病的预防、控制措施。2013年10月28日，经国务院批准，国家卫生和计划生育委员会发布《关于调整部分法定传染病病种管理工作的通知》，将人感染H7N9禽流感纳入法定乙类传染病；将甲型H1N1流感从乙类调整为丙类，并纳入现有流行性感冒进行管理；解除对人感染高致病性禽流感采取甲类传染病预防、控制措施。2020年1月20日，经国务院批准，国家卫生健康委员会发布公告，将新型冠状病毒肺炎纳入法定乙类传染病，并采取甲类传染病的预防、控制措施。2022年12月26日，国家卫生健康委员会发布公告，将新型冠状病毒肺炎更名为新型冠状病毒感染；经国务院批准，自2023年1月8日起，解除对新型冠状病毒感染采取的法定甲类传染病预防、控制措施。2023年9月15日，国家卫生健康委员会发布公告，自2023年9月20日起将猴痘纳入乙类传染病进行管理，采取乙类传染病的预防、控制措施。

（三）传染病防治管理体制

各级人民政府领导传染病防治工作。县级以上人民政府制定传染病防治规划并组织实施，建立健全传染病防治的疾病预防控制、医疗救治和监督管理体系。

国务院卫生行政部门主管全国传染病防治及其监督管理工作。县级以上地方人民政府卫生行政部门负责本行政区域内的传染病防治及其监督管理工作。县级以上人民政府其他部门在各自的职责范围内负责传染病防治工作。

各级疾病预防控制机构承担传染病监测、预测、流行病学调查、疫情报告以及其他预防、控制工作。医疗机构承担与医疗救治有关的传染病防治工作和责任区域内的传染病预防工作。城市社区和农村基层医疗机构在疾病预防控制机构的指导下，承担城市社区、农村基层相应的传染病防治工作。

二、传染病防治法律规定

国家对传染病防治实行预防为主的方针，防治结合、分类管理、依靠科学、依靠群众。国家将传染病防治工作纳入国民经济和社会发展计划，县级以上地方人民政府将传染病防治工作纳入本行政区域的国民经济和社会发展计划，并在人、财、物等方面采取相应的保障措施。

（一）传染病预防

1.传染病预防制度　①国家实行有计划的预防接种制度。预防接种指把疫苗接种在健康人的身体内，使接种者在不发病的情况下产生抗体，获得对疫苗所针对传染病的免疫。②国家对儿童实行预防接种证制度，国家免疫规划项目的预防接种免费。③国家建立传染病监测制度。④国家建立传染病预警制度。

2.传染病预防措施　各级人民政府、医疗卫生机构及其他单位、个人根据相应职责，主要采取以下传染病预防措施：①组织开展群众性爱国卫生活动。②改善公共卫生设施和饮用水卫生条件。③制定传染病防控预案。④人畜共患传染病有关的畜禽管理。⑤传染病菌种、毒种管理。⑥防止医源性感染和医院感染。⑦严防传染病实验室感染和扩散。⑧保证血液和血液制品安全。⑨对病原体污染物进行消毒处理。⑩严防传染病实验室感染和扩散。⑪用于传染病防治相关产品的卫生安全管理。⑫传染病患者、病原携带者和疑似传染病患者的救治与从业限制。

（二）疫情报告

1.疫情报告主体　①疾病预防控制机构、医疗机构和采供血机构及其执行职务的人员发现法定传染病疫情或者发现其他传染病暴发、流行以及突发原因不明的传染病时，应当遵循疫情报告属地管理原则，按照国务院规定的或者国务院卫生行政部门规定的内容、程序、方式和时限报告。②任何单位和个人发现传染病患者或者疑似传染病患者时，应当及时向附近的疾病预防控制机构或者医疗机构报告。

2.疫情报告内容　疫情报告的病种：①法定传染病。②省级人民政府决定按照乙类、丙类管理的其他地方性传染病和其他暴发、流行或原因不明的传染病。③不明原因肺炎病例和不明原因死亡病例等重点监测疾病。为保证疫情报告的真实准确，依照《中华人民共和国传染病防治法》的规定负有传染病疫情报告职责的人民政府有关部门、疾病预防控制机构、医疗机构、采供血机构及其工作人员，不得隐瞒、谎报、缓报传染病疫情。

3.疫情报告时限　①责任报告单位和责任疫情报告人发现甲类传染病和乙类传染病中的肺炭疽、严重急性呼吸综合征（曾称传染性非典型肺炎）等按照甲类管理的传染病患者或疑似患者时，或发现其他传染病和不明原因疾病暴发时，应于2小时内将传染病报告卡通过网络报告。②对其他乙、丙类传染病患者、疑似患者和规定报告的传染病病原携带者在诊断后，应于24小时内进行网络报告。③不具备网络直报条件的医疗机构及时向属地乡镇卫生院、城市社区卫生服务中心或县级疾病预防控制机构报告，并于24小时内寄送出传染病报告卡至代报单位。

（三）疫情通报

县级以上地方人民政府卫生行政部门应当及时向本行政区域内的疾病预防控制机构和医疗机构通报传染病疫情以及监测、预警的相关信息。接到通报的疾病预防控制机构和医疗机构应当及时告知本单位的有关人员。

国务院卫生行政部门应当及时向国务院其他有关部门和各省、自治区、直辖市人民政府卫生行政部门通报全国传染病疫情以及监测、预警的相关信息。

毗邻的以及相关的地方人民政府卫生行政部门，应当及时互相通报本行政区域的传染病疫情以及监测、预警的相关信息。

县级以上人民政府有关部门发现传染病疫情时，应当及时向同级人民政府卫生行政部门通报。

中国人民解放军卫生主管部门发现传染病疫情时，应当向国务院卫生行政部门通报。

动物防疫机构和疾病预防控制机构，应当及时互相通报动物间和人间发生的人畜共患传染病疫情以及相关信息。

（四）疫情信息公布

国家建立传染病疫情信息公布制度。

国务院卫生行政部门定期公布全国传染病疫情信息。省、自治区、直辖市人民政府卫生行政部门定期公布本行政区域的传染病疫情信息。

传染病暴发、流行时，国务院卫生行政部门负责向社会公布传染病疫情信息，并可以授权省、自治区、直辖市人民政府卫生行政部门向社会公布本行政区域的传染病疫情信息。

公布传染病疫情信息应当及时、准确。

（五）疫情控制

1. 一般措施

（1）医疗机构发现甲类传染病时，应当及时采取下列措施：①对患者、病原携带者，予以隔离治疗，隔离期限根据医学检查结果确定。②对疑似患者，确诊前在指定场所单独隔离治疗。③对医疗机构内的患者、病原携带者、疑似患者的密切接触者，在指定场所进行医学观察和采取其他必要的预防措施。拒绝隔离治疗或者隔离期未满擅自脱离隔离治疗的，可以由公安机关协助医疗机构采取强制隔离治疗措施。

医疗机构发现乙类或者丙类传染病患者，应当根据病情采取必要的治疗和控制传播措施。医疗机构对本单位内被传染病病原体污染的场所、物品以及医疗废物，必须依照法律、法规的规定实施消毒和无害化处置。

（2）疾病预防控制机构发现传染病疫情或者接到传染病疫情报告时，应当及时采取下列措施：①对传染病疫情进行流行病学调查，根据调查情况提出划定疫点、疫区的建议，对被污染的场所进行卫生处理，对密切接触者，在指定场所进行医学观察和采取其他必要的预防措施，并向卫生行政部门提出疫情控制方案。②传染病暴发、流行时，对疫点、疫区进行卫生处理，向卫生行政部门提出疫情控制方案，并按照卫生行政部门的要求采取措施。③指导下级疾病预防控制机构实施传染病预防、控制措施，组织、指导有关单位对传染病疫情的处理。

（3）人民政府采取的措施：对已经发生甲类传染病病例的场所或者该场所内的特定区域的人员，①所在地的县级以上地方人民政府可以实施隔离措施，并同时向上一级人民政府报告，接到报告的上级人民政府应当即时作出是否批准的决定。②上级人民政府作出不予批准决定的，实施隔离措施的人民政府应当立即解除隔离措施。③在隔离期间，实施隔离措施的人民政府应当对被隔离人员提供生活保障；被隔离人员有工作单位的，所在单位不得停止支付其隔离期间的工作报酬。④隔离措施的解除，由原决定机关决定并宣布。

2. 紧急措施
传染病暴发、流行时，县级以上地方人民政府应当立即组织力量，按照预防、控制预案进行防治,切断传染病的传播途径,必要时,报经上一级人民政府决定,可以采取下列紧急措施并予以公告:①限制或者停止集市、影剧院演出或者其他人群聚集的活动。②停工、停业、停课。③封闭或者封存被传染病病原体污染的公共饮用水源、食品以及相关物品。④控制或者扑杀染疫野生动物、家畜家禽。⑤封闭可能造成传染病扩散的场所。

上级人民政府接到下级人民政府关于上述紧急措施的报告时,应当即时作出决定。紧急措施的解除,由原决定机关决定并宣布。

3. 特殊措施

(1) 宣布和封锁疫区:甲类、乙类传染病暴发、流行时,县级以上地方人民政府报经上一级人民政府决定,可以宣布本行政区域部分或者全部为疫区;国务院可以决定并宣布跨省、自治区、直辖市的疫区。县级以上地方人民政府可以在疫区内采取前述紧急措施,并可以对出入疫区的人员、物资和交通工具实施卫生检疫。

省、自治区、直辖市人民政府可以决定对本行政区域内的甲类传染病疫区实施封锁;但是,封锁大、中城市的疫区或者封锁跨省、自治区、直辖市的疫区,以及封锁疫区导致中断干线交通或者封锁国境的,由国务院决定。疫区封锁的解除,由原决定机关决定并宣布。

(2) 实施交通卫生检疫:发生甲类传染病时,为了防止该传染病通过交通工具及其乘运的人员、物资传播,可以实施交通卫生检疫。具体办法由国务院制定。

(3) 调集人员和调用物资:传染病暴发、流行时,根据传染病疫情控制的需要,国务院有权在全国范围或者跨省、自治区、直辖市范围内,县级以上地方人民政府有权在本行政区域内紧急调集人员或者调用储备物资,临时征用房屋、交通工具以及相关设施、设备。紧急调集人员的,应当按照规定给予合理报酬。临时征用房屋、交通工具以及相关设施、设备的,应当依法给予补偿;能返还的,应当及时返还。

(4) 尸体处理:患甲类传染病、炭疽死亡的,应当将尸体立即进行卫生处理,就近火化。患其他传染病死亡的,必要时,应当将尸体进行卫生处理后火化或者按照规定深埋。为了查找传染病病因,医疗机构在必要时可以按照国务院卫生行政部门的规定,对传染病患者尸体或者疑似传染病患者尸体进行解剖查验,并应当告知死者家属。

(六)医疗救治

1. 传染病医疗救治体系建设 ①县级以上人民政府应当加强和完善传染病医疗救治服务网络的建设,指定具备传染病救治条件和能力的医疗机构承担传染病救治任务,或者根据传染病救治需要设置传染病医院。②医疗机构的基本标准、建筑设计和服务流程,应当符合预防传染病医院感染的要求;医疗机构应当按照国务院卫生行政部门规定的传染病诊断标准和治疗要求,采取相应措施,提高传染病医疗救治能力。

2. 医疗机构的职责 ①医疗机构应当对传染病患者或者疑似传染病患者提供医疗救护、现场救援和接诊治疗,书写病历记录以及其他有关资料,并妥善保管。②医疗机构应当实行传染病预检、分诊制度;对传染病患者、疑似传染病患者,应当引导至相对隔离的分诊点进行初诊。医疗机构不具备相应救治能力的,应当将患者及其病历记录复印件一并转至具备相应救治能力的医疗机构。

(七)艾滋病防治管理

艾滋病是获得性免疫缺陷综合征的简称,指由人类免疫缺陷病毒(又称艾滋病病毒)感染所致的继发性免疫缺陷病。艾滋病主要经性接触、血液传播及母婴传播,是一种病死率极高的恶性传染病。为了预防、控制艾滋病的发生与流行,保障人体健康和公共卫生,根据《中华人民共和国传染病防治法》,2006年1月29日国务院公布了《艾滋病防治条例》,于2019年3月2日进行了修订。

1. 宣传教育 地方各级人民政府和政府有关部门应当组织开展艾滋病防治以及关怀和不歧视

艾滋病病毒感染者、艾滋病患者及其家属的宣传教育，提倡健康文明的生活方式，营造良好的艾滋病防治的社会环境。

县级以上人民政府卫生主管部门应当加强艾滋病防治的宣传教育工作，对有关部门、组织和个人开展艾滋病防治的宣传教育工作提供技术支持。

医疗卫生机构应当组织工作人员学习有关艾滋病防治的法律、法规、政策和知识；医务人员在开展艾滋病、性病等相关疾病咨询、诊断和治疗过程中，应当对就诊者进行艾滋病防治的宣传教育。

县级以上人民政府教育主管部门应当指导、督促高等院校、中等职业学校和普通中学将艾滋病防治知识纳入有关课程，开展有关课外教育活动。高等院校、中等职业学校和普通中学应当组织学生学习艾滋病防治知识。

2. 预防与控制

(1) 国家建立健全艾滋病监测网络

1) 国务院卫生主管部门制定国家艾滋病监测规划和方案。

2) 省、自治区、直辖市人民政府卫生主管部门根据国家艾滋病监测规划和方案，制定本行政区域的艾滋病监测计划和工作方案，组织开展艾滋病监测和专题调查，掌握艾滋病疫情变化情况和流行趋势。

3) 疾病预防控制机构负责对艾滋病发生、流行以及影响其发生、流行的因素开展监测活动。

4) 出入境检验检疫机构负责对出入境人员进行艾滋病监测，并将监测结果及时向卫生主管部门报告。

(2) 国家实行艾滋病自愿咨询和自愿检测制度：县级以上地方人民政府卫生主管部门指定的医疗卫生机构，应当按照国务院卫生主管部门会同国务院其他有关部门制定的艾滋病自愿咨询和检测办法，为自愿接受艾滋病咨询、检测的人员免费提供咨询和初筛检测。

(3) 推广使用安全套：县级以上人民政府卫生、市场监督管理、药品监督管理、广播电视等部门应当组织推广使用安全套，建立和完善安全套供应网络。省、自治区、直辖市人民政府确定的公共场所的经营者应当在公共场所内放置安全套或者设置安全套发售设施。

(4) 防止艾滋病医院感染和医源性感染：医疗卫生机构和出入境检验检疫机构应当按照国务院卫生主管部门的规定，遵守标准防护原则，严格执行操作规程和消毒管理制度，防止发生艾滋病医院感染和医源性感染。

(5) 对血液等物品进行艾滋病检测

1) 血站、单采血浆站应当对采集的人体血液、血浆进行艾滋病检测，不得向医疗机构和血液制品生产单位供应未经艾滋病检测或者艾滋病检测阳性的人体血液、血浆。

2) 血液制品生产单位应当在原料血浆投料生产前对每一份血浆进行艾滋病检测，未经艾滋病检测或者艾滋病检测阳性的血浆，不得作为原料血浆投料生产。

3) 医疗机构应当对因应急用血而临时采集的血液进行艾滋病检测，对临床用血艾滋病检测结果进行核查，对未经艾滋病检测、核查或者艾滋病检测阳性的血液，不得采集或者使用。

4) 采集或者使用人体组织、器官、细胞、骨髓等的，应当进行艾滋病检测，未经艾滋病检测或者艾滋病检测阳性的，不得采集或者使用；但是，用于艾滋病防治科研、教学的除外。

(6) 管理特定人群

1) 县级以上地方人民政府和政府有关部门应当依照《艾滋病防治条例》规定，根据本行政区域艾滋病的流行情况，制定措施，鼓励和支持居民委员会、村民委员会以及其他有关组织和个人推广预防艾滋病的行为干预措施，帮助有易感染艾滋病病毒危险行为的人群改变行为。

2) 县级以上人民政府应当建立艾滋病防治工作与禁毒工作的协调机制，组织有关部门落实针对吸毒人群的艾滋病防治措施。

3) 公共场所的服务人员应当依照《公共场所卫生管理条例》的规定,定期进行相关健康检查,取得健康合格证明,经营者应当查验其健康合格证明,不得允许未取得健康合格证明的人员从事服务工作。

4) 对卫生技术人员和在执行公务中可能感染艾滋病病毒的人员,县级以上人民政府卫生主管部门和其他有关部门应当组织开展艾滋病防治知识和专业技能的培训,有关单位应当采取有效的卫生防护措施和医疗保健措施。

5) 疾病预防控制机构应当按照属地管理的原则,对艾滋病病毒感染者和艾滋病患者进行医学随访。

3. 治疗与救助

(1) 治疗

1) 医疗机构应当为艾滋病病毒感染者和艾滋病患者提供艾滋病防治咨询、诊断和治疗服务,不得因就诊的人是艾滋病病毒感染者或者艾滋病患者,就推诿或者拒绝对其其他疾病进行治疗。

2) 对确诊的艾滋病病毒感染者和艾滋病患者,医疗卫生机构的工作人员应当将其感染或者发病的事实告知本人,本人为无行为能力人或者限制行为能力人的,应当告知其监护人。

3) 医疗卫生机构应当按照国务院卫生主管部门制定的预防艾滋病母婴传播技术指导方案的规定,对孕产妇提供艾滋病防治咨询和检测,对感染艾滋病病毒的孕产妇及其婴儿,提供预防艾滋病母婴传播的咨询、产前指导、阻断、治疗、产后访视、婴儿随访和检测等服务。

(2) 救助

1) 县级以上人民政府应当采取下列艾滋病防治关怀、救助措施:向农村艾滋病患者和城镇经济困难的艾滋病患者免费提供抗艾滋病病毒治疗药品,对农村和城镇经济困难的艾滋病病毒感染者、艾滋病患者适当减免抗机会性感染治疗药品的费用,向接受艾滋病咨询、检测的人员免费提供咨询和初筛检测,向感染艾滋病病毒的孕产妇免费提供预防艾滋病母婴传播的治疗和咨询。

2) 生活困难的艾滋病患者遗留的孤儿和感染艾滋病病毒的未成年人接受义务教育的,应当免收杂费、书本费;接受学前教育和高中阶段教育的,应当减免学费等相关费用。

3) 县级以上地方人民政府应当对生活困难并符合社会救助条件的艾滋病病毒感染者、艾滋病患者及其家属给予生活救助。

4) 县级以上地方人民政府有关部门应当创造条件,扶持有劳动能力的艾滋病病毒感染者和艾滋病患者,从事力所能及的生产和工作。

4. 艾滋病患者及病毒感染者的权利和义务

(1) 权利:①任何单位和个人不得歧视艾滋病病毒感染者、艾滋病患者及其家属。②艾滋病病毒感染者、艾滋病患者及其家属享有的婚姻、就业、就医、入学等合法权益受法律保护。③未经本人或者其监护人同意,任何单位或者个人不得公开艾滋病病毒感染者、艾滋病患者及其家属的姓名、住址、工作单位、肖像、病史资料以及其他可能推断出其具体身份的信息。

(2) 义务:①接受疾病预防控制机构或者出入境检验检疫机构的流行病学调查和指导。②将感染或者发病的事实及时告知与其有性关系者。③就医时,将感染或者发病的事实如实告知接诊医生。④采取必要的防护措施,防止感染他人。艾滋病病毒感染者和艾滋病患者不得以任何方式故意传播艾滋病。

三、法律责任

违反《中华人民共和国传染病防治法》的法律责任包括民事责任、行政责任和刑事责任:①单位和个人违反《中华人民共和国传染病防治法》规定,导致传染病传播、流行,给他人人身、财产造成损害的,应当依法承担民事责任。②根据不同情形,对相关主体依法给予相应的行政处罚和行政处分。③构成渎职罪、危害公共卫生罪等犯罪的,依法追究刑事责任。

(一)疾病预防控制机构的法律责任

疾病预防控制机构违反《中华人民共和国传染病防治法》规定,有下列情形之一的,由县级以上人民政府卫生行政部门责令限期改正,通报批评,给予警告;对负有责任的主管人员和其他直接责任人员,依法给予降级、撤职、开除的处分,并可以依法吊销有关责任人员的执业证书;构成犯罪的,依法追究刑事责任:①未依法履行传染病监测职责的。②未依法履行传染病疫情报告、通报职责,或者隐瞒、谎报、缓报传染病疫情的。③未主动收集传染病疫情信息,或者对传染病疫情信息和疫情报告未及时进行分析、调查、核实的。④发现传染病疫情时,未依据职责及时采取《中华人民共和国传染病防治法》规定的措施的。⑤故意泄露传染病患者、病原携带者、疑似传染病患者、密切接触者涉及个人隐私的有关信息、资料的。

(二)医疗机构的法律责任

医疗机构违反《中华人民共和国传染病防治法》规定,有下列情形之一的,由县级以上人民政府卫生行政部门责令改正,通报批评,给予警告;造成传染病传播、流行或者其他严重后果的,对负有责任的主管人员和其他直接责任人员,依法给予降级、撤职、开除的处分,并可以依法吊销有关责任人员的执业证书;构成犯罪的,依法追究刑事责任:

1. 未按照规定承担本单位的传染病预防、控制工作、医院感染控制任务和责任区域内的传染病预防工作的。

2. 未按照规定报告传染病疫情,或者隐瞒、谎报、缓报传染病疫情的。

3. 发现传染病疫情时,未按照规定对传染病患者、疑似传染病患者提供医疗救护、现场救援、接诊、转诊的,或者拒绝接受转诊的。

4. 未按照规定对本单位内被传染病病原体污染的场所、物品以及医疗废物实施消毒或者无害化处置的。

5. 未按照规定对医疗器械进行消毒,或者对按照规定一次使用的医疗器具未予销毁,再次使用的。

6. 在医疗救治过程中未按照规定保管医学记录资料的。

7. 故意泄露传染病患者、病原携带者、疑似传染病患者、密切接触者涉及个人隐私的有关信息、资料的。

(三)采供血机构的法律责任

采供血机构未按照规定报告传染病疫情,或者隐瞒、谎报、缓报传染病疫情,或者未执行国家有关规定,导致因输入血液引起经血液传播疾病发生的,由县级以上人民政府卫生行政部门责令改正,通报批评,给予警告;造成传染病传播、流行或者其他严重后果的,对负有责任的主管人员和其他直接责任人员,依法给予降级、撤职、开除的处分,并可以依法吊销采供血机构的执业许可证;构成犯罪的,依法追究刑事责任。

非法采集血液或者组织他人出卖血液的,由县级以上人民政府卫生行政部门予以取缔,没收违法所得,可以并处十万元以下的罚款;构成犯罪的,依法追究刑事责任。

第二节　献血法律制度

献血一般指无偿献血,指公民在无报酬的情况下,自愿捐献自身血液的行为。血液安全事关人民群众生命健康、国家安全和社会稳定,是实现健康中国战略和医疗卫生服务体系高质量发展的重要内容。

一、献血法律制度概述

（一）献血法的概念

献血法指调整保证临床用血需要和安全，保证献血者和用血者身体健康活动中产生的各种社会关系的法律规范的总称。

为保证医疗临床用血需要和安全，保障献血者和用血者身体健康，发扬人道主义精神，促进社会主义物质文明和精神文明建设，1997年12月29日，第八届全国人民代表大会常务委员会第二十九次会议通过了《中华人民共和国献血法》。此后，国家又陆续制定了《血液制品管理条例》《血站管理办法》《医疗机构临床用血管理办法》等法规、规章。

（二）献血管理体制

地方各级人民政府领导本行政区域内的献血工作，统一规划并负责组织、协调有关部门共同做好献血工作。

县级以上各级人民政府卫生行政部门监督管理献血工作。

各级红十字会依法参与、推动献血工作。

二、献血法律规定

（一）无偿献血

1. 无偿献血的主体　我国无偿献血的主体是十八周岁至五十五周岁的健康公民。这是根据我国公民的身体素质和满足用血需要等因素来确立的。

《献血浆者须知（2021年版）》规定：凡年龄在18至55周岁，身体健康的划定采浆区域内户籍居民均可申请参加原料血浆捐献活动；既往无献浆不良反应、符合健康检查要求的固定献血浆者主动要求再次献血浆的，年龄可延长至60周岁。

2. 无偿献血者的权利　国家鼓励公民参与无偿献血，无偿献血者将依法享有以下权利：对献血者，发给国务院卫生行政部门制作的无偿献血证书，有关单位可以给予适当补贴。各级人民政府和红十字会对积极参加献血和在献血工作中做出显著成绩的单位和个人，给予奖励。无偿献血者临床需要用血时，免交规定的费用；无偿献血者的配偶和直系亲属临床需要用血时，可以按照省、自治区、直辖市人民政府的规定免交或者减交规定的费用。献血者可免费体检、化验有关项目。献血者享有人格受尊重和个人隐私受保护的权利。

3. 无偿献血的管理

(1)宣传献血：各级人民政府采取措施广泛宣传献血的意义，普及献血的科学知识，开展预防和控制经血液途径传播的疾病的教育。新闻媒介应当开展献血的社会公益性宣传。

(2)动员和组织献血：国家机关、军队、社会团体、企业事业组织、居民委员会、村民委员会，应当动员和组织本单位或者本居住区的适龄公民参加献血。对献血者，发给国务院卫生行政部门制作的无偿献血证书，有关单位可以给予适当补贴。

(3)鼓励献血：国家鼓励国家工作人员、现役军人和高等学校在校学生率先献血，为树立社会新风尚作表率。

(4)奖励献血：各级人民政府和红十字会对积极参加献血和在献血工作中做出显著成绩的单位和个人，给予奖励。无偿献血表彰奖项分为"无偿献血奉献奖""无偿献血促进奖""无偿献血志愿服务奖""无偿献血先进省（市）奖""无偿献血先进部队奖"和"无偿捐献造血干细胞奖"。

(5)献血用途：无偿献血的血液必须用于临床，不得买卖；血站、医疗机构不得将无偿献血者的血液出售给单采血浆站或者血液制品生产单位。

献血注意事项

1. **献血者的体重要求**　男性体重≥50kg,女性体重≥45kg。

2. **献血者生命体征**　体温36~37℃,脉搏60~100次/min,血压90~140/60~90mmHg。

3. **禁忌献血的对象**　①感冒、急性胃肠炎病愈未满1周者;②艾滋病患者及艾滋病病毒感染者;③肝炎患者,乙型肝炎表面抗原阳性者,丙肝抗体阳性者;④过敏性疾病:经常性荨麻疹、支气管哮喘等;⑤慢性疾病患者:心血管疾病、呼吸系统疾病、消化系统疾病、泌尿系统疾病、血液病、内分泌疾病或代谢障碍性疾病等;⑥女性月经前后3天,妊娠期、流产后未满6个月,分娩期及哺乳期未满1年。

4. **献血前的注意事项**　献血前一晚睡眠充足,献血前一天晚餐及当天早餐不要喝酒,不要吃肥肉、油条、牛奶、肉类等蛋白质或脂肪含量高的食物,不要空腹献血,吃清淡营养均衡的饮食即可,如稀饭、馒头、面包,献血时不要过量喝水。

5. **献血后的注意事项**　压迫针眼处的消毒棉球5~10分钟,直到不出血为止;注意穿刺点针眼处的清洁卫生,24小时内不要让水浸润,防止感染。献血后4小时内多饮水有助于血容量恢复,24小时不能饮酒。献血后当晚保持充足睡眠,2~3日内尽量不要做剧烈运动。

(二)采血与供血管理

1. 采血与供血机构

(1)血站是采集、提供临床用血的机构,是不以营利为目的的公益性组织。设立血站向公民采集血液,必须经国务院卫生行政部门或者省、自治区、直辖市人民政府卫生行政部门批准。血站应当为献血者提供各种安全、卫生、便利的条件。血站的设立条件和管理办法由国务院卫生行政部门制定。

(2)血站分为血液中心、中心血站、基层血站或中心血库等,负责指定的服务区域的采供血工作。血液中心或中心血站因采供血需要,经省、自治区、直辖市人民政府卫生行政部门批准,在辖区内可设血站分站或采血点(室),隶属于血液中心或中心血站。

2. 采血管理　血站采集血液必须严格遵守有关操作规程和制度,采血必须由具有采血资格的医务人员进行,一次性采血器材用后必须销毁,确保献血者的身体健康。

(1)血站开展献血者招募,应当为献血者提供安全、卫生、便利的条件和良好的服务。

(2)血站按照国家有关规定对献血者进行健康检查和血液采集,采血前应当对献血者身份进行核对并进行登记。严禁采集冒名顶替者的血液。严禁超量、频繁采集血液。血站不得采集血液制品生产用原料血浆。

(3)任何单位和个人不得组织冒名顶替者献血。

(4)血站采集血液应当遵循自愿和知情同意的原则,并对献血者履行规定的告知义务。

(5)血站对献血者每次采集血液量一般为二百毫升,最多不得超过四百毫升,两次采集间隔期不少于六个月,禁止对献血者超量、频繁采集血液。

(6)血站应当建立献血者信息保密制度,为献血者保密。

(7)建立对有易感染经血液传播疾病危险行为的献血者献血后的报告工作程序、献血屏蔽和淘汰制度。

(8)血站工作人员每人每年应当接受不少于75学时的岗位继续教育。

(9)献血、检测和供血的原始记录应当至少保存十年。

(10)血液标本的保存期为全血或成分血使用后二年。

3. 供血管理 血站应当根据医疗机构临床用血需求,制订血液采集、制备、供应计划,保障临床用血安全、及时、有效。

(1) 血站应当保证发出的血液质量符合国家有关标准,其品种、规格、数量、活性、血型无差错;未经检测或者检测不合格的血液,不得向医疗机构提供。

(2) 血液的包装、储存、运输应当符合《血站质量管理规范》的要求。血液包装袋上应当标明:血站的名称及其许可证号;献血编号或者条形码;血型;血液品种;采血日期及时间或者制备日期及时间;有效日期及时间;储存条件。

(3) 血站应当制定紧急灾害应急预案,并从血源、管理制度、技术能力和设备条件等方面保证预案的实施。在紧急灾害发生时服从县级以上人民政府卫生健康主管部门的调遣。

(4) 因临床、科研或者特殊需要,需要从外省、自治区、直辖市调配血液的,由省级人民政府卫生健康主管部门组织实施。禁止临床医疗用途的人体血液、血浆进出口。

(三) 临床用血管理

1. 临床用血的原则 医疗机构临床用血应当制定用血计划,遵循合理、科学的原则,不得浪费和滥用血液。医疗机构应当积极推行按血液成分针对医疗实际需要输血,具体管理办法由国务院卫生行政部门制定。国家鼓励临床用血新技术的研究和推广。

2. 临床用血的组织机构 医疗机构应当加强组织管理,明确岗位职责,健全管理制度。医疗机构法定代表人为临床用血管理第一责任人。二级以上医院和妇幼保健院应当设立临床用血管理委员会,负责本机构临床合理用血管理工作。主任委员由院长或者分管医疗的副院长担任,成员由医务部门、输血科、麻醉科、开展输血治疗的主要临床科室、护理部门、手术室等部门负责人组成。医务、输血部门共同负责临床合理用血日常管理工作。其他医疗机构应当设立临床用血管理工作组,并指定专(兼)职人员负责日常管理工作。医疗机构应当根据有关规定和临床用血需求设置输血科或者血库,并根据自身功能、任务、规模,配备与输血工作相适应的专业技术人员、设施、设备。不具备条件设置输血科或者血库的医疗机构,应当安排专(兼)职人员负责临床用血工作。

3. 临床用血的管理 医疗机构应当加强临床用血管理,建立并完善管理制度和工作规范,并保证落实。

(1) 医疗机构应当使用卫生行政部门指定血站提供的血液。

(2) 医疗机构应当科学制订临床用血计划,建立临床合理用血的评价制度,提高临床合理用血水平。

(3) 医疗机构应当对血液预订、接收、入库、储存、出库及库存预警等进行管理,保证血液储存、运送符合国家有关标准和要求。医疗机构接收血站发送的血液后,应当对血袋标签进行核对。禁止将血袋标签不合格的血液入库。

(4) 医疗机构应当在血液发放和输血时进行核对,并指定医务人员负责血液的收领、发放工作。医疗机构的储血设施应当保证运行有效,全血、红细胞的储藏温度应当控制在 2~6℃,血小板的储藏温度应当控制在 20~24℃。储血保管人员应当做好血液储藏温度的 24 小时监测记录。储血环境应当符合卫生标准和要求。

(5) 医疗机构应当建立临床用血申请管理制度。

(6) 医疗机构应当建立科室和医师临床用血评价及公示制度。将临床用血情况纳入科室和医务人员工作考核指标体系。禁止将用血量和经济收入作为输血科或者血库工作的考核指标。

4. 输血规范

(1) 输血前由两名医护人员核对交叉配血报告单及血袋标签各项内容,检查血袋有无破损渗漏,血液颜色是否正常,准确无误方可输血。

（2）输血时，由两名医护人员带病历共同到患者床旁核对患者姓名、性别、年龄、病案号、门急诊/病室、床号、血型等，确认与配血报告相符，再次核对血液后，用符合标准的输血器进行输血。

（3）取回的血应尽快输用，不得自行贮血，输用前将血袋内的成分轻轻混匀，避免剧烈震荡，血液内不得加入其他药物，如需稀释只能用静脉注射生理盐水。

（4）输血前后用静脉注射生理盐水冲洗输血管道，连续输用不同供血者的血液时，前一袋血输尽后，用静脉注射生理盐水冲洗输血器，再接下一袋血继续输注。

（5）输血过程中应先慢后快，再根据病情和年龄调整输注速度，并严密观察受血者有无输血不良反应，如出现异常情况应及时处理，减慢或停止输血，及时检查、治疗和抢救，并查找原因，做好记录。

（6）疑为溶血性或细菌污染性输血反应，应立即停止输血，用静脉注射生理盐水维护静脉通路，及时报告上级医师，在积极治疗抢救的同时，按照输血管理办法的有关规定做好核对检查。

（7）输血完毕，医护人员将输血记录单（交叉配血报告单）贴在病历中，对有输血反应的应逐项填写患者输血反应回报单连同血袋一并送回输血科（血库）并返还输血科（血库）保存、备查。

三、法律责任

（一）相关主体的法律责任

1. 血站的法律责任

（1）血站违反有关操作规程和制度采集血液，由县级以上地方人民政府卫生行政部门责令改正；给献血者健康造成损害的，应当依法赔偿，对直接负责的主管人员和其他直接责任人员，依法给予行政处分；构成犯罪的，依法追究刑事责任。

（2）血站违反《中华人民共和国献血法》的规定，向医疗机构提供不符合国家规定标准的血液的，由县级以上人民政府卫生行政部门责令改正；情节严重，造成经血液途径传播的疾病传播或者有传播严重危险的，限期整顿，对直接负责的主管人员和其他直接责任人员，依法给予行政处分；构成犯罪的，依法追究刑事责任。

2. 医务人员的法律责任　医疗机构的医务人员违反《中华人民共和国献血法》规定，将不符合国家规定标准的血液用于患者的，由县级以上地方人民政府卫生行政部门责令改正；给患者健康造成损害的，应当依法赔偿，对直接负责的主管人员和其他直接责任人员，依法给予行政处分；构成犯罪的，依法追究刑事责任。

3. 卫生行政部门及其工作人员的法律责任　卫生行政部门及其工作人员在献血、用血的监督管理工作中，玩忽职守，造成严重后果，构成犯罪的，依法追究刑事责任；尚不构成犯罪的，依法给予行政处分。

（二）相关行为的法律责任

有下列行为之一的，由县级以上地方人民政府卫生行政部门予以取缔，没收违法所得，可以并处十万元以下的罚款；构成犯罪的，依法追究刑事责任：①非法采集血液的。②血站、医疗机构出售无偿献血的血液的。③非法组织他人出卖血液的。

临床用血的包装、储存、运输，不符合国家规定的卫生标准和要求的，由县级以上地方人民政府卫生行政部门责令改正，给予警告，可以并处一万元以下的罚款。

第三节　母婴保健法律制度

母婴保健指为了保障母亲和婴儿健康，提高出生人口素质，母婴保健机构为个人提供的包括婚前检查、产前咨询、产前检查、分娩服务、儿童保健等在内的医疗卫生服务。

一、母婴保健法律制度概述

（一）母婴保健法的概念

母婴保健法指在为调整保障母亲和婴儿健康，提高出生人口素质活动中所产生的各种社会关系的法律规范的总和。

为了保障母亲和婴儿健康，提高出生人口素质，1994年10月27日，第八届全国人民代表大会常务委员会第十次会议通过了《中华人民共和国母婴保健法》，2017年11月4日，第十二届全国人民代表大会常务委员会第三十次会议对该法进行了第二次修正。此后，国家又陆续制定了《中华人民共和国母婴保健法实施办法》《孕产期保健工作管理办法》等法规、规章。

（二）母婴保健技术服务

母婴保健工作以保健为中心，以保障生殖健康为目的，实行保健和临床相结合，面向群体、面向基层和预防为主的方针。国家发展母婴保健事业，提供必要条件和物质帮助，使母亲和婴儿获得医疗保健服务。国家对边远贫困地区的母婴保健事业给予扶持。

母婴保健技术服务主要包括下列事项：①有关母婴保健的科普宣传、教育和咨询。②婚前医学检查。③产前诊断和遗传病诊断。④助产技术。⑤实施医学上需要的节育手术。⑥新生儿疾病筛查。⑦有关生育、节育、不育的其他生殖保健服务。

从事《中华人民共和国母婴保健法》规定的遗传病诊断、产前诊断的人员，必须经过省、自治区、直辖市人民政府卫生行政部门的考核，并取得相应的合格证书。从事《中华人民共和国母婴保健法》规定的婚前医学检查、施行结扎手术和终止妊娠手术的人员，必须经过县级以上地方人民政府卫生行政部门的考核，并取得相应的合格证书。

二、母婴保健法律规定

（一）婚前保健

医疗保健机构应当为公民提供婚前保健服务。婚前保健服务包括婚前卫生指导、婚前卫生咨询和婚前医学检查。

1. 婚前卫生指导　婚前卫生指导指关于性卫生知识、生育知识和遗传病知识的教育。内容包括：①有关性卫生的保健和教育。②新婚避孕知识及计划生育指导。③受孕前的准备、环境和疾病对后代影响等孕前保健知识。④遗传病的基本知识。⑤影响婚育的有关疾病的基本知识。⑥其他生殖健康知识。

2. 婚前卫生咨询　婚前卫生咨询指对有关婚配、生育保健等问题提供医学意见。医师进行婚前卫生咨询时，应当为服务对象提供科学的信息，对可能产生的后果进行指导，并提出适当的建议。

3. 婚前医学检查　婚前医学检查指对准备结婚的男女双方可能患影响结婚和生育的疾病进行医学检查。婚前医学检查应当遵守婚前保健工作规范并按照婚前医学检查项目进行。婚前保健工作规范和婚前医学检查项目由国务院卫生行政部门规定。

婚前医学检查包括询问病史、体格及相关检查。婚前医学检查证明应当列明是否发现下列疾病：①在传染期内的指定传染病。②在发病期内的有关精神病。③不宜生育的严重遗传病。④医学上认为不宜结婚的其他疾病。

（二）孕产期保健

医疗保健机构应当为育龄妇女和孕产妇提供孕产期保健服务。孕产期保健服务包括母婴保健指导，孕妇、产妇保健，胎儿保健和新生儿保健。

1. 母婴保健指导　母婴保健指导指对孕育健康后代以及严重遗传病和碘缺乏病等地方病的发病原因、治疗和预防方法提供医学意见。

2. 孕妇、产妇保健 孕妇、产妇保健指为孕妇、产妇提供卫生、营养、心理等方面的咨询和指导以及产前定期检查等医疗保健服务,内容包括:①为孕产妇建立保健手册(卡),定期进行产前检查。②为孕产妇提供卫生、营养、心理等方面的医学指导与咨询。③对高危孕妇进行重点监护、随访和医疗保健服务。④为孕产妇提供安全分娩技术服务。⑤定期进行产后访视,指导产妇科学喂养婴儿。⑥提供避孕咨询指导和技术服务。⑦对产妇及其家属进行生殖健康教育和科学育儿知识教育。⑧其他孕产期保健服务。

医疗、保健机构发现孕妇患有严重的妊娠合并症或者并发症,严重的精神性疾病,国务院卫生行政部门规定的严重影响生育的其他疾病或者接触物理、化学、生物等有毒、有害因素,可能危及孕妇生命安全或者可能严重影响孕妇健康和胎儿正常发育的,应当对孕妇进行医学指导和必要的医学检查。

孕妇有下列情形之一的,医师应当对其进行产前诊断:①孕妇羊水过多或者过少。②胎儿发育异常或者胎儿有可疑畸形。③孕早期接触过可能导致胎儿先天缺陷的物质。④有遗传病家族史或者曾经分娩过先天性严重缺陷婴儿。⑤初产妇年龄超过 35 周岁。

国家提倡住院分娩。医疗、保健机构应当按照国务院卫生行政部门制定的技术操作规范,实施消毒接生和新生儿复苏,预防产伤及产后出血等产科并发症,降低孕产妇及围产儿发病率、死亡率。没有条件住院分娩的,应当由经过培训、具备相应接生能力的家庭接生人员接生。高危孕妇应当在医疗、保健机构住院分娩。县级人民政府卫生行政部门应当加强对家庭接生人员的培训、技术指导和监督管理。

3. 胎儿保健 胎儿保健指为胎儿生长发育进行监护,提供咨询和医学指导。经产前诊断,有下列情形之一的,医师应当向夫妻双方说明情况,并提出终止妊娠的医学意见:①胎儿患严重遗传病的。②胎儿有严重缺陷的。③因患严重疾病,继续妊娠可能危及孕妇生命安全或者严重危害孕妇健康的。

4. 新生儿保健 新生儿保健指为新生儿生长发育、哺乳和护理提供医疗保健服务。医疗、保健机构应当按照国家有关规定开展新生儿先天性、遗传性代谢病筛查、诊断、治疗和监测。医疗、保健机构应当按照规定进行新生儿访视,建立儿童保健手册(卡),定期对其进行健康检查,提供有关预防疾病、合理膳食、促进智力发育等科学知识,做好婴儿多发病、常见病防治等医疗保健服务。医疗、保健机构应当按照规定的程序和项目对婴儿进行预防接种。婴儿的监护人应当保证婴儿及时接受预防接种。妇女享有国家规定的产假。有不满 1 周岁婴儿的妇女,所在单位应当在劳动时间内为其安排一定的哺乳时间。

医疗保健机构和从事家庭接生的人员按照国务院卫生行政部门的规定,出具统一制发的新生儿出生医学证明;有产妇和婴儿死亡以及新生儿出生缺陷情况的,应当向卫生行政部门报告。

(三)母婴保健中的医学技术鉴定

母婴保健医学技术鉴定委员会分为省、市、县三级。母婴保健医学技术鉴定委员会成员应当符合下列任职条件:①县级母婴保健医学技术鉴定委员会成员应当具有主治医师以上专业技术职务。②设区的市级和省级母婴保健医学技术鉴定委员会成员应当具有副主任医师以上专业技术职务。

当事人对婚前医学检查、遗传病诊断、产前诊断结果有异议,需要进一步确诊的,可以自接到检查或者诊断结果之日起 15 日内向所在地县级或者设区的市级母婴保健医学技术鉴定委员会提出书面鉴定申请。母婴保健医学技术鉴定委员会应当自接到鉴定申请之日起 30 日内作出医学技术鉴定意见,并及时通知当事人。当事人对鉴定意见有异议的,可以自接到鉴定意见通知书之日起 15 日内向上一级母婴保健医学技术鉴定委员会申请再鉴定。

母婴保健医学技术鉴定委员会进行医学鉴定时须有 5 名以上相关专业医学技术鉴定委员会成

员参加。鉴定委员会成员应当在鉴定结论上署名；不同意见应当如实记录。鉴定委员会根据鉴定结论向当事人出具鉴定意见书。母婴保健医学技术鉴定管理办法由国务院卫生行政部门制定。

严禁利用超声技术和其他技术手段进行非医学需要的胎儿性别鉴定；严禁非医学需要的和选择性别的人工终止妊娠。对怀疑胎儿可能为伴性遗传病，需要进行性别鉴定的，由省、自治区、直辖市人民政府卫生行政部门指定的医疗、保健机构按照国务院卫生行政部门的规定进行鉴定。

三、法律责任

（一）行政责任

1. 无资质的行政责任　医疗、保健机构或者人员未取得母婴保健技术许可，擅自从事婚前医学检查、遗传病诊断、产前诊断、终止妊娠手术和医学技术鉴定或者出具有关医学证明的，由卫生行政部门给予警告，责令停止违法行为，没收违法所得；违法所得 5 000 元以上的，并处违法所得 3 倍以上 5 倍以下的罚款；没有违法所得或者违法所得不足 5 000 元的，并处 5 000 元以上 2 万元以下的罚款。

2. 出具虚假医学证明文件的行政责任　从事母婴保健技术服务的人员出具虚假医学证明文件的，依法给予行政处分；因延误诊治造成严重后果，给当事人身心健康造成严重后果，造成其他严重后果的，均由原发证部门撤销相应的母婴保健技术执业资格或者医师执业证书。

3. 违规进行胎儿性别鉴定的行政责任　违反规定进行胎儿性别鉴定的，由卫生行政部门给予警告，责令停止违法行为；对医疗、保健机构直接负责的主管人员和其他直接责任人员，依法给予行政处分。进行胎儿性别鉴定两次以上的或者以营利为目的进行胎儿性别鉴定的，并由原发证机关撤销相应的母婴保健技术执业资格或者医师执业证书。

（二）民事责任

母婴保健机构及其工作人员，在提供母婴保健服务过程中，造成就诊人人身损害的，依照《中华人民共和国民法典》的有关规定承担民事责任。

（三）刑事责任

未取得医生执业资格的人擅自为他人进行节育复通手术、假节育手术、终止妊娠手术或者摘取宫内节育器，情节严重的，处三年以下有期徒刑、拘役或者管制，并处或者单处罚金；严重损害就诊人身体健康的，处三年以上十年以下有期徒刑，并处罚金；造成就诊人死亡的，处十年以上有期徒刑，并处罚金。

第四节　人体器官捐献和移植法律制度

人体器官捐献指自愿、无偿提供具有特定生理功能的心脏、肺脏、肝脏、肾脏、胰腺或者小肠等人体器官的全部或者部分用于移植的活动。人体器官移植指将捐献的人体器官植入接受人身体以代替其病损器官的活动。

一、人体器官捐献和移植法律制度概述

人体器官捐献和移植是人间大爱，关系人民群众生命健康，关系生命伦理和社会公平，是国家医学发展和社会文明进步的重要标志。2007 年颁布施行的《人体器官移植条例》，对促进器官捐献和移植事业发展发挥了重要作用。近年来，器官捐献和移植工作面临一些新情况、新形势。为了规范人体器官捐献和移植，保证医疗质量，保障人体健康，维护公民的合法权益，弘扬社会主义核心价值观，在总结实践经验的基础上，国务院公布《人体器官捐献和移植条例》，该条例自 2024 年 5 月 1 日起施行。

（一）人体器官捐献和移植立法

《人体器官捐献和移植条例》从法规层面上明确规定了任何组织或者个人不得以任何形式买卖人体器官，不得从事与买卖人体器官有关的活动，并对人体器官的捐献、移植及相关法律责任进行了相应规范。在中华人民共和国境内从事人体器官捐献和移植，适用本条例；从事人体细胞和角膜、骨髓等人体组织捐献和移植，不适用本条例。

为积极推进人体器官捐献与移植工作，进一步规范人体器官获取，完善人体器官获取与分配体系，推动人体器官捐献与移植事业健康、可持续发展，2019 年 1 月 17 日，国家卫生健康委员会发布了《人体捐献器官获取与分配管理规定》。

（二）人体器官捐献和移植管理体制

人体器官捐献和移植工作坚持人民至上、生命至上。国家建立人体器官捐献和移植工作体系，推动人体器官捐献，规范人体器官获取和分配，提升人体器官移植服务能力，加强监督管理。

县级以上人民政府卫生健康部门负责人体器官捐献和移植的监督管理工作。县级以上人民政府发展改革、公安、民政、财政、市场监督管理、医疗保障等部门在各自职责范围内负责与人体器官捐献和移植有关的工作。

红十字会依法参与、推动人体器官捐献工作，开展人体器官捐献的宣传动员、意愿登记、捐献见证、缅怀纪念、人道关怀等工作，加强人体器官捐献组织网络、协调员队伍的建设和管理。

二、人体器官捐献和移植法律规定

（一）人体器官的捐献

国家鼓励遗体器官捐献。公民可以通过中国红十字会总会建立的登记服务系统表示捐献其遗体器官的意愿。

1. 捐献原则　人体器官捐献应当遵循自愿、无偿的原则。公民享有捐献或者不捐献其人体器官的权利；任何组织或者个人不得强迫、欺骗或者利诱他人捐献人体器官。

2. 人体器官捐献人　具有完全民事行为能力的公民有权依法自主决定捐献其人体器官。公民表示捐献其人体器官的意愿，应当采用书面形式，也可以订立遗嘱。公民对已经表示捐献其人体器官的意愿，有权予以撤销。公民生前表示不同意捐献其遗体器官的，任何组织或者个人不得捐献、获取该公民的遗体器官；公民生前未表示不同意捐献其遗体器官的，该公民死亡后，其配偶、成年子女、父母可以共同决定捐献，决定捐献应当采用书面形式。

3. 活体器官　任何组织或者个人不得获取未满 18 周岁公民的活体器官用于移植。活体器官的接受人限于活体器官捐献人的配偶、直系血亲或者三代以内旁系血亲。

（二）人体器官的获取和移植

1. 准入条件　医疗机构从事人体器官移植，应当向国务院卫生健康部门提出申请。国务院卫生健康部门应当自受理申请之日起 5 个工作日内组织专家评审，于专家评审完成后 15 个工作日内作出决定并书面告知申请人。国务院卫生健康部门审查同意的，通知申请人所在地省、自治区、直辖市人民政府卫生健康部门办理人体器官移植诊疗科目登记，在申请人的执业许可证上注明获准从事的人体器官移植诊疗科目。具体办法由国务院卫生健康部门制定。

医疗机构从事遗体器官获取或人体器官移植，应当具备下列条件：①有专门负责遗体器官获取的部门以及与从事遗体器官获取或与从事人体器官移植相适应的管理人员、执业医师和其他医务人员；②有满足遗体器官获取或人体器官移植所需要的设备、设施和技术能力；③有由医学、法学、伦理学等方面专家组成的人体器官移植伦理委员会，该委员会中从事人体器官移植的医学专家不超过委员人数的四分之一；④有完善的遗体器官获取或人体器官移植质量管理和控制等制度。

从事遗体器官获取的医疗机构同时从事人体器官移植的，负责遗体器官获取的部门应当独立于负责人体器官移植的科室。

2. 原则 ①医疗机构及其医务人员从事人体器官获取、移植,应当遵守伦理原则和相关技术临床应用管理规范。②医疗机构及其医务人员获取、移植人体器官,应当对人体器官捐献人和获取的人体器官进行医学检查,对接受人接受人体器官移植的风险进行评估,并采取措施降低风险。③从事遗体器官获取的医疗机构应当在所在地省、自治区、直辖市人民政府卫生健康部门划定的区域内提供遗体器官获取服务。

3. 审查 国务院卫生健康部门审查医疗机构的申请。国家建立人体器官获取、移植病例登记报告制度。从事人体器官获取、移植的医疗机构应当将实施人体器官获取、移植的情况向所在地省、自治区、直辖市人民政府卫生健康部门报告。

(1)遗体器官获取:获取遗体器官前,负责遗体器官获取的部门应当向其所在医疗机构的人体器官移植伦理委员会提出获取遗体器官审查申请。人体器官移植伦理委员会由医学、法学、伦理学等方面专家组成,委员会中从事人体器官移植的医学专家不超过委员人数的四分之一。人体器官移植伦理委员会的组成和工作规则,由国务院卫生健康部门制定。

人体器官移植伦理委员会收到获取遗体器官审查申请后,应当及时对下列事项进行审查:①遗体器官捐献意愿是否真实;②有无买卖或者变相买卖遗体器官的情形。经三分之二以上委员同意,人体器官移植伦理委员会方可出具同意获取遗体器官的书面意见。人体器官移植伦理委员会同意获取的,医疗机构方可获取遗体器官。

(2)活体器官移植:移植活体器官的,由从事人体器官移植的医疗机构获取活体器官。获取活体器官前,负责人体器官移植的科室应当向其所在医疗机构的人体器官移植伦理委员会提出获取活体器官审查申请。

人体器官移植伦理委员会收到获取活体器官审查申请后,应当及时对下列事项进行审查:①活体器官捐献意愿是否真实;②有无买卖或者变相买卖活体器官的情形;③活体器官捐献人与接受人是否存在配偶、直系血亲或者三代以内旁系血亲的关系;④活体器官的配型和接受人的适应证是否符合伦理原则和人体器官移植技术临床应用管理规范。经三分之二以上委员同意,人体器官移植伦理委员会方可出具同意获取活体器官的书面意见。人体器官移植伦理委员会同意获取的,医疗机构方可获取活体器官。

4. 遗体器官获取 ①获取遗体器官,应当在依法判定遗体器官捐献人死亡后进行。从事人体器官获取、移植的医务人员不得参与遗体器官捐献人的死亡判定。②获取遗体器官,应当经人体器官捐献协调员见证。获取遗体器官前,从事遗体器官获取的医疗机构应当通知所在地省、自治区、直辖市红十字会。接到通知的红十字会应当及时指派 2 名以上人体器官捐献协调员对遗体器官获取进行见证。③从事遗体器官获取的医疗机构及其医务人员应当维护遗体器官捐献人的尊严;获取器官后,应当对遗体进行符合伦理原则的医学处理,除用于移植的器官以外,应当恢复遗体外观。

5. 活体器官移植 从事人体器官移植的医疗机构及其医务人员获取活体器官前,应当履行下列义务:①向活体器官捐献人说明器官获取手术的风险、术后注意事项、可能发生的并发症及其预防措施等,并与活体器官捐献人签署知情同意书;②查验活体器官捐献人同意捐献其器官的书面意愿、活体器官捐献人与接受人存在配偶、直系血亲或者三代以内旁系血亲关系的证明材料;③确认除获取器官产生的直接后果外不会损害活体器官捐献人其他正常的生理功能。从事人体器官移植的医疗机构应当保存活体器官捐献人的医学资料,并进行随访。

6. 费用 从事人体器官移植的医疗机构实施人体器官移植手术,除向接受人收取下列费用外,不得收取或者变相收取所移植人体器官的费用:①获取活体器官、切除病损器官、植入人体器官所发生的手术费、检查费、检验费等医疗服务费以及药费、医用耗材费;②向从事遗体器官获取的医疗机构支付的遗体器官获取成本费用。遗体器官获取成本费用,包括为获取遗体器官而发生的评估、维护、获取、保存、修复和运送等成本。遗体器官获取成本费用的收费原则由国务院卫生健康部门会同国务院发展改革、财政、医疗保障等部门制定，具体收费标准由省、自治区、直辖市人民政府卫生健康部门会同同级发展改革、财政、医疗保障等部门制定。从事遗体器官获取的医疗机构应当对遗体器官获取成本费用进行单独核算。

7. 信息保护　人体器官捐献协调员、医疗机构及其工作人员应当对人体器官捐献人、接受人和申请人体器官移植手术患者的个人信息依法予以保护。任何组织或者个人不得以获取遗体器官为目的跨区域转运潜在遗体器官捐献人，不得向发现符合捐献条件且有捐献意愿的潜在遗体器官捐献人的医疗机构、负责提供其所在区域遗体器官获取服务的医疗机构和所在地省、自治区、直辖市红十字会之外的组织或者个人转介潜在遗体器官捐献人的相关信息。

三、法律责任

（一）行政责任

《人体器官捐献和移植条例》规定了相关违法行为所应承担的行政法律责任。

1. 买卖人体器官或者从事与买卖人体器官有关活动　任何组织或者个人不得以任何形式买卖人体器官，不得从事与买卖人体器官有关的活动。违反《人体器官捐献和移植条例》规定，买卖人体器官或者从事与买卖人体器官有关活动的，由县级以上地方人民政府卫生健康部门没收违法所得，并处交易额10倍以上20倍以下的罚款；医疗机构参与上述活动的，还应当由原登记部门吊销该医疗机构的人体器官移植诊疗科目，禁止其10年内从事人体器官获取或者申请从事人体器官移植，并对负有责任的领导人员和直接责任人员依法给予处分，情节严重的，由原执业登记部门吊销该医疗机构的执业许可证或者由原备案部门责令其停止执业活动；医务人员参与上述活动的，还应当由原执业注册部门吊销其执业证书，终身禁止其从事医疗卫生服务。公职人员参与买卖人体器官或者从事与买卖人体器官有关活动的，依法给予撤职、开除处分。

2. 违法从事人体器官移植　①医疗机构未办理人体器官移植诊疗科目登记，擅自从事人体器官移植的，由县级以上地方人民政府卫生健康部门没收违法所得，并处违法所得10倍以上20倍以下的罚款，禁止其5年内从事人体器官获取或者申请从事人体器官移植，并对负有责任的领导人员和直接责任人员依法给予处分，对有关医务人员责令暂停1年执业活动；情节严重的，还应当由原执业登记部门吊销该医疗机构的执业许可证或者由原备案部门责令其停止执业活动，并由原执业注册部门吊销有关医务人员的执业证书。②医疗机构不再具备从事人体器官移植的条件，仍从事人体器官移植的，由原登记部门没收违法所得，并处违法所得5倍以上10倍以下的罚款，吊销该医疗机构的人体器官移植诊疗科目，禁止其3年内从事人体器官获取或者申请从事人体器官移植，并对负有责任的领导人员和直接责任人员依法给予处分；情节严重的，还应当由原执业登记部门吊销该医疗机构的执业许可证，并对有关医务人员责令暂停6个月以上1年以下执业活动。③医疗机构安排未经省、自治区、直辖市人民政府卫生健康部门认定，并在执业证书上注明：有与实施人体器官移植手术相适应的专业技术职务任职资格；有与实施人体器官移植手术相适应的临床工作经验；经培训并考核合格的执业医师实施人体器官移植手术的，由县级以上地方人民政府卫生健康部门没收违法所得，并处10万元以上50万元以下的罚款，由原登记部门吊销该医疗机构的人体器官移植诊疗科目，禁止其3年内从事人体器官获取或者申请从事人体器官移植，并对负有责任的领导人员和直接责任人员依法给予处分；情节严重的，还应当由原执业登记部门吊销该医疗机构的执业许可证；对有关人员，依照有关医师管理的法律的规定予以处罚。

3. 违法获取和分配遗体器官　医疗机构不具备从事遗体器官获取的条件从事遗体器官获取；未按照所在地省、自治区、直辖市人民政府卫生健康部门划定的区域提供遗体器官获取服务；从事人体器官获取、移植的医务人员参与遗体器官捐献人的死亡判定；未通过分配系统分配遗体器官，或者不执行分配系统分配结果；使用未经分配系统分配的遗体器官或者来源不明的人体器官实施人体器官移植；获取活体器官前未依照从事人体器官移植的医疗机构及其医务人员获取活体器官前的规定履行说明、查验、确认义务；以伪造、篡改数据等方式干扰遗体器官分配，由县级以上地方人民政府卫生健康部门没收违法所得，并处10万元以上50万元以下的罚款，对负有责任的领导人员和直接责任人员依法给予处分，对有关医务人员责令暂停6个月以上1年以下执业活动，并可以由原登记部门吊销该医疗机构的人体器官移植诊疗科目，禁止其3年内从事人体器官获取或者申请从事人体器官移植；情节严重的，还应当由原执业登记部门吊销该医疗机构的执业许可证或者由原备案部门责令其停止执业活动，并可以由原执业注册部门吊销有关医务人员的执业证书。

4.违法转运、转介、提供虚假材料、泄露信息 以获取遗体器官为目的跨区域转运潜在遗体器官捐献人；违法转介潜在遗体器官捐献人的相关信息；在人体器官捐献和移植中提供虚假材料的，由县级以上地方人民政府卫生健康部门没收违法所得，并处10万元以上50万元以下的罚款，对负有责任的领导人员和直接责任人员依法给予处分；医疗机构还应当由原登记部门吊销该医疗机构的人体器官移植诊疗科目，禁止其3年内从事人体器官获取或者申请从事人体器官移植，情节严重的，由原执业登记部门吊销该医疗机构的执业许可证或者由原备案部门责令其停止执业活动；医务人员应当责令其暂停6个月以上1年以下执业活动，情节严重的，由原执业注册部门吊销其执业证书。人体器官捐献协调员、医疗机构及其工作人员违反规定，泄露人体器官捐献人、接受人或者申请人体器官移植手术患者个人信息的，依照法律、行政法规关于个人信息保护的规定予以处罚。

5.未经法定程序审查 医疗机构未经人体器官移植伦理委员会审查同意获取人体器官的，由县级以上地方人民政府卫生健康部门处20万元以上50万元以下的罚款，由原登记部门吊销该医疗机构的人体器官移植诊疗科目，禁止其3年内从事人体器官获取或者申请从事人体器官移植，并对负有责任的领导人员和直接责任人员依法给予处分；情节严重的，还应当由原执业登记部门吊销该医疗机构的执业许可证，并由原执业注册部门吊销有关医务人员的执业证书。人体器官移植伦理委员会审查获取人体器官申请时违反伦理原则或者出具虚假审查意见的，对有关责任人员依法给予处分，由县级以上地方人民政府卫生健康部门终身禁止其从事医学伦理审查活动。

6.其他违法行为 医疗机构违反《人体器官捐献和移植条例》规定，负责遗体器官获取的部门未独立于负责人体器官移植的科室；未经人体器官捐献协调员见证实施遗体器官获取；获取器官后，未依照规定对遗体进行符合伦理原则的医学处理，恢复遗体外观；未依照规定报告人体器官获取、移植实施情况的，由县级以上地方人民政府卫生健康部门处5万元以上20万元以下的罚款，对负有责任的领导人员和直接责任人员依法给予处分；情节严重的，还应当由原登记部门吊销该医疗机构的人体器官移植诊疗科目，禁止其1年内从事人体器官获取或者申请从事人体器官移植，对有关医务人员责令暂停6个月以上1年以下执业活动。

医疗机构及其医务人员违反《人体器官捐献和移植条例》规定，未对人体器官捐献人或者获取的人体器官进行医学检查；未对接受人接受人体器官移植的风险进行评估并采取相应措施；未遵守相关技术临床应用管理规范的，依照有关医疗纠纷预防和处理、医疗事故处理的行政法规的规定予以处罚。违反规定收取费用的，依照有关价格、医疗保障基金管理的法律、行政法规的规定予以处罚。人体器官捐献协调员接到指派后未对遗体器官获取进行见证；出具虚假见证意见的，依法给予处分，由省、自治区、直辖市红十字会注销其人体器官捐献协调员工作证件，终身不得担任人体器官捐献协调员。公职人员在人体器官捐献和移植工作中滥用职权、玩忽职守、徇私舞弊的，依法给予处分。

（二）民事责任

违反《人体器官捐献和移植条例》规定，给他人造成损害的，依法承担民事责任。

（三）刑事责任

违反《人体器官捐献和移植条例》，有下列情形之一，构成犯罪的，依法追究刑事责任：①组织他人出卖人体器官；②未经本人同意获取其活体器官，或者获取未满18周岁公民的活体器官，或者强迫、欺骗他人捐献活体器官；③违背本人生前意愿获取其遗体器官，或者本人生前未表示同意捐献其遗体器官，违反国家规定，违背其配偶、成年子女、父母意愿获取其遗体器官。

公职人员在人体器官捐献和移植工作中滥用职权、玩忽职守、徇私舞弊的，依法给予处分；构成犯罪的，依法追究刑事责任。

第五节　医疗质量安全核心制度

医疗质量直接关系到人民群众的健康权益和对医疗服务的切身感受。持续改进质量，保障医疗安全，是卫生事业改革和发展的重要内容和基础。医疗质量安全核心制度对于提高我国医疗机构医疗质量管理的科学化、制度化、精细化水平具有重要意义。

一、医疗质量安全核心制度概述

医疗质量安全核心制度指在诊疗活动中对保障医疗质量和患者安全发挥重要的基础性作用，医疗机构及其医务人员应当严格遵守的一系列制度。

根据《医疗质量管理办法》，医疗质量安全核心制度共18项，这是各级各类医疗机构实施医疗质量安全核心制度的基本要求。其中与护理工作相关的有三级查房制度、会诊制度、分级护理制度、值班和交接班制度、危急重患者抢救制度、查对制度、手术安全核查制度、病历管理制度、临床用血审核制度、信息安全管理制度等10项制度。

为进一步贯彻落实《医疗质量管理办法》，指导医疗机构加强医疗质量安全核心制度建设，保障医疗质量与医疗安全，国家卫生健康委员会于2018年4月18日印发了《医疗质量安全核心制度要点》，是各级各类医疗机构实施医疗质量安全核心制度的基本要求。

二、医疗质量安全核心制度规定

（一）三级查房制度

1.定义　三级查房制度指患者住院期间，由不同级别的医师以查房的形式实施患者评估、制定与调整诊疗方案、观察诊疗效果等医疗活动的制度。

2.基本要求

（1）医疗机构实行科主任领导下的三个不同级别的医师查房制度。三个不同级别的医师可以包括但不限于主任医师或副主任医师-主治医师-住院医师。

（2）遵循下级医师服从上级医师，所有医师服从科主任的工作原则。

（3）医疗机构应当明确各级医师的医疗决策和实施权限。

（4）医疗机构应当严格明确查房周期。工作日每天至少查房2次，非工作日每天至少查房1次，三级医师中最高级别的医师每周至少查房2次，中间级别的医师每周至少查房3次。术者必须亲自在术前和术后24小时内查房。

（5）医疗机构应当明确医师查房行为规范，尊重患者、注意仪表、保护隐私、加强沟通、规范流程。

（6）开展护理、药师查房的可参照上述规定执行。

（二）会诊制度

1.定义　会诊指出于诊疗需要，由本科室以外或本机构以外的医务人员协助提出诊疗意见或提供诊疗服务的活动。规范会诊行为的制度称为会诊制度。

2. 基本要求

（1）按会诊范围，会诊分为机构内会诊和机构外会诊。机构内多学科会诊应当由医疗管理部门组织。

（2）按病情紧急程度，会诊分为急会诊和普通会诊。机构内急会诊应当在会诊请求发出后 10 分钟内到位，普通会诊应当在会诊发出后 24 小时内完成。

（3）医疗机构应当统一会诊单格式及填写规范，明确各类会诊的具体流程。

（4）原则上，会诊请求人员应当陪同完成会诊，会诊情况应当在会诊单中记录。会诊意见的处置情况应当在病程中记录。

（5）前往或邀请机构外会诊，应当严格遵照国家有关规定执行。

（三）分级护理制度

1. 定义　分级护理制度指医护人员根据住院患者病情和 / 或自理能力对患者进行分级别护理的制度。

2. 基本要求

（1）医疗机构应当按照国家分级护理管理相关指导原则和护理服务工作标准，制定本机构分级护理制度。

（2）原则上，护理级别分为特级护理、一级护理、二级护理、三级护理 4 个级别。

（3）医护人员应当根据患者病情和 / 或自理能力变化动态调整护理级别。

（4）患者护理级别应当明确标识。

（四）值班和交接班制度

1. 定义　值班和交接班制度指医疗机构及其医务人员通过值班和交接班机制保障患者诊疗过程连续性的制度。

2. 基本要求

（1）医疗机构应当建立全院性医疗值班体系，包括临床、医技、护理部门以及提供诊疗支持的后勤部门，明确值班岗位职责并保证常态运行。

（2）医疗机构实行医院总值班制度，有条件的医院可以在医院总值班外，单独设置医疗总值班和护理总值班。总值班人员需接受相应的培训并经考核合格。

（3）医疗机构及科室应当明确各值班岗位职责、值班人员资质和人数。值班表应当在全院公开，值班表应当涵盖与患者诊疗相关的所有岗位和时间。

（4）当值医务人员中必须有本机构执业的医务人员，非本机构执业医务人员不得单独值班。当值人员不得擅自离岗，休息时应当在指定的地点休息。

（5）各级值班人员应当确保通信畅通。

（6）四级手术患者手术当日和急危重患者必须床旁交班。

（7）值班期间所有的诊疗活动必须及时记入病历。

（8）交接班内容应当专册记录，并由交班人员和接班人员共同签字确认。

（五）危急重患者抢救制度

1. 定义　危急重患者抢救制度指为控制病情、挽救生命，对急危重患者进行抢救并对抢救流程进行规范的制度。

2. 基本要求

（1）医疗机构及临床科室应当明确急危重患者的范围，包括但不限于出现以下情形的患者：病情危重，不立即处置可能存在危及生命或出现重要脏器功能严重损害；生命体征不稳定并有恶化倾向等。

（2）医疗机构应当建立抢救资源配置与紧急调配的机制，确保各单元抢救设备和药品可用。建立绿色通道机制,确保急危重患者优先救治。医疗机构应当为非本机构诊疗范围内的急危重患者的转诊提供必要的帮助。

(3) 临床科室急危重患者的抢救,由现场级别和年资最高的医师主持。紧急情况下医务人员参与或主持急危重患者的抢救,不受其执业范围限制。

(4) 抢救完成后6小时内应当将抢救记录记入病历,记录时间应具体到分钟,主持抢救的人员应当审核并签字。

(六) 查对制度

1. 定义 查对制度指为防止医疗差错,保障医疗安全,医务人员对医疗行为和医疗器械、设施、药品等进行复核查对的制度。

2. 基本要求

(1) 医疗机构的查对制度应当涵盖患者身份识别、临床诊疗行为、设备设施运行和医疗环境安全等相关方面。

(2) 每项医疗行为都必须查对患者身份。应当至少使用两种身份查对方式,严禁将床号作为身份查对的标识。为无名患者进行诊疗活动时,须双人核对。用电子设备辨别患者身份时,仍需口语化查对。

(3) 医疗器械、设施、药品、标本等查对要求按照国家有关规定和标准执行。

(七) 手术安全核查制度

1. 定义 手术安全核查制度指在麻醉实施前、手术开始前和患者离开手术室前对患者身份、手术部位、手术方式等进行多方参与的核查,以保障患者安全的制度。

2. 基本要求

(1) 医疗机构应当建立手术安全核查制度和标准化流程。

(2) 手术安全核查过程和内容按国家有关规定执行。

(3) 手术安全核查表应当纳入病历。

(八) 病历管理制度

1. 定义 病历管理制度指为准确反映医疗活动全过程,实现医疗服务行为可追溯,维护医患双方合法权益,保障医疗质量和医疗安全,对医疗文书的书写、质控、保存、使用等环节进行管理的制度。

2. 基本要求

(1) 医疗机构应当建立住院及门急诊病历管理和质量控制制度,严格落实国家病历书写、管理和应用相关规定,建立病历质量检查、评估与反馈机制。

(2) 医疗机构病历书写应当做到客观、真实、准确、及时、完整、规范,并明确病历书写的格式、内容和时限。

(3) 实施电子病历的医疗机构,应当建立电子病历的建立、记录、修改、使用、存储、传输、质控、安全等级保护等管理制度。

(4) 医疗机构应当保障病历资料安全,病历内容记录与修改信息可追溯。

(5) 鼓励推行病历无纸化。

(九) 临床用血审核制度

1. 定义 临床用血审核制度指在临床用血全过程中,对与临床用血相关的各项程序和环节进行审核和评估,以保障患者临床用血安全的制度。

2. 基本要求

(1) 医疗机构应当严格落实国家关于医疗机构临床用血的有关规定,设立临床用血管理委员会或工作组,制定本机构血液预订、接收、入库、储存、出库、库存预警、临床合理用血等管理制度,完善临床用血申请、审核、监测、分析、评估、改进等管理制度、机制和具体流程。

（2）临床用血审核包括但不限于用血申请、输血治疗知情同意、适应证判断、配血、取血发血、临床输血、输血中观察和输血后管理等环节，并全程记录，保障信息可追溯，健全临床合理用血评估与结果应用制度、输血不良反应监测和处置流程。

（3）医疗机构应当完善急救用血管理制度和流程，保障急救治疗需要。

（十）信息安全管理制度

1. 定义　信息安全管理制度指医疗机构按照信息安全管理相关法律法规和技术标准要求，对医疗机构患者诊疗信息的收集、存储、使用、传输、处理、发布等进行全流程系统性保障的制度。

2. 基本要求

（1）医疗机构应当依法依规建立覆盖患者诊疗信息管理全流程的制度和技术保障体系，完善组织架构，明确管理部门，落实信息安全等级保护等有关要求。

（2）医疗机构主要负责人是医疗机构患者诊疗信息安全管理第一责任人。

（3）医疗机构应当建立患者诊疗信息安全风险评估和应急工作机制，制定应急预案。

（4）医疗机构应当确保实现本机构患者诊疗信息管理全流程的安全性、真实性、连续性、完整性、稳定性、时效性、溯源性。

（5）医疗机构应当建立患者诊疗信息保护制度，使用患者诊疗信息应当遵循合法、依规、正当、必要的原则，不得出售或擅自向他人或其他机构提供患者诊疗信息。

（6）医疗机构应当建立员工授权管理制度，明确员工的患者诊疗信息使用权限和相关责任。医疗机构应当为员工使用患者诊疗信息提供便利和安全保障，因个人授权信息保管不当造成的不良后果由被授权人承担。

（7）医疗机构应当不断提升患者诊疗信息安全防护水平，防止信息泄露、毁损、丢失。定期开展患者诊疗信息安全自查工作，建立患者诊疗信息系统安全事故责任管理、追溯机制。在发生或者可能发生患者诊疗信息泄露、毁损、丢失的情况时，应当立即采取补救措施，按照规定向有关部门报告。

（周启平）

思考题

1. 医疗机构发现传染病时应当采取哪些措施？

2. 某女士，22岁，身体健康，某日上午空腹参加单位组织的无偿献血活动。请问无偿献血车护士应向其说明的献血注意事项有哪些？

3. 母婴保健中的医学技术鉴定规定有哪些？

4. 获取人体器官应当进行哪些审查？

ER 10-3

练习题

第十一章 | 医疗纠纷预防和处理法律制度

教学课件　　思维导图

学习目标

1. 掌握医疗纠纷的概念与处理途径；医疗损害归责原则；医疗事故的概念、构成要件、分级与法律责任。

2. 熟悉医患双方的权利与义务；医疗损害赔偿项目与标准；医疗事故的行政处理。

3. 了解医疗纠纷的预防措施；医疗损害鉴定；医疗事故技术鉴定。

4. 能依照法律规定积极预防和正确处理医疗纠纷。

5. 具有良好的尊重患者权利、履行医方义务、预防和处理医疗纠纷的职业素质。

　　医疗行业事关患者的生命安全与身体健康。随着我国经济、社会、文化等各项事业的快速发展，人民群众的健康需求不断增长，医疗服务量持续增长。由于医学本身具有未知性、风险性、复杂性等特点，以及患者对疾病的诊治期望与医学技术的客观局限性、医疗服务能力和医疗保障水平不足之间的矛盾，近年来，我国医疗纠纷时有发生，部分医疗纠纷矛盾激化甚至引发激烈冲突，损害了医患双方合法权益，扰乱了正常医疗秩序。医疗纠纷预防和处理法律制度是医疗纠纷预防和处理的重要法律依据，护理人员应当熟知医疗纠纷预防和处理的法律规定，积极预防并正确处理医疗纠纷。

案例导入

　　某患者以"双侧下肢静脉曲张伴静脉炎"收治入院，次日行大隐静脉射频闭合、曲张静脉硬化剂注射术。患者出院办理医保结算时，发现其中载明的项目为"静脉激光闭合"，与病历记载不一致，遂以医院伪造病历为由诉至法院。医院答辩称治疗采用的射频和激光是一样的血管微创治疗办法，只是当地医保系统使用的是激光闭合这一名称。

　　该案审理中，原告主张直接推定医疗机构有过错，经法院释明后仍不申请医疗过错司法鉴定。法院经审理认为，原告对被告病历及治疗过程所提出的质疑，被告给出了相应合理解释。即使诊疗行为的记录存在瑕疵，但该瑕疵与患者主张的损害后果之间不存在因果关系，亦不能仅以瑕疵病历认定医疗机构应承担赔偿责任，遂判决驳回原告的诉讼请求。

工作任务：

1. 什么是过错推定原则？该原则适用于诊疗活动中的哪些情形？

2. 本案应适用什么医疗损害归责原则？

第一节　概　述

一、医疗纠纷的概念和分类

（一）医疗纠纷的概念

医疗纠纷指医患双方因诊疗活动引发的争议。

医方指医疗机构及其医务人员。患方指患者及其近亲属、委托代理人、法定代理人、陪同患者就医人员等有关人员；在民事活动中，配偶、父母、子女、兄弟姐妹、祖父母、外祖父母、孙子女、外孙子女为近亲属。

诊疗活动指通过各种检查，使用药物、器械及手术等方法，对疾病作出判断和消除疾病、缓解病情、减轻痛苦、改善功能、延长生命、帮助患者恢复健康的活动。此处的"诊疗活动"宜作扩大解释，指医方向患者提供的所有医疗服务活动，既包括疾病诊断、治疗活动，也包括财务收费、设备设施维护等行政、后勤管理行为。

医疗纠纷中的争议是双向的，主要是患方对医方提出争议诉求，如患方因遭受医疗损害而向医方提出损害赔偿请求；也包括医方对患方提出争议诉求，如医方因患方拖欠医疗费用而要求患方给付医疗费用。

（二）医疗纠纷的分类

按照涉及法律关系的不同，医疗纠纷可分为医疗服务合同纠纷和医疗损害责任纠纷。这是医疗纠纷的基本分类。

1. 医疗服务合同纠纷　医疗服务合同纠纷指医患双方对于医疗服务合同中的约定事项如服务方式、费用支付、治疗效果等产生的争议。在此类纠纷中，当事人承担的是违约责任。

所谓医疗服务合同指医患双方当事人依照法律规定或者约定而达成的医方提供医疗服务、患方接受医疗服务的协议，是双务、有偿、诺成、不要式合同，具有高度专业性、强制缔约性等特点。

2. 医疗损害责任纠纷　医疗损害责任纠纷指医疗机构在医疗活动中造成患者损害而应承担的责任纠纷。在此类纠纷中，医疗机构承担的是侵权责任。

所谓医疗损害指因诊疗活动所引起的对患方不利的一切事实和后果，既包括人身损害，如对患者的生命权、身体权、健康权、姓名权、肖像权、名誉权、隐私权、知情同意权等权利和个人信息造成的侵害；又包括财产损害，如医方违反诊疗规范实施不必要的检查而给患者造成财产损失。

在目前实践中，医疗损害责任纠纷是主要的医疗纠纷类型。

二、医疗纠纷预防和处理立法

为了正确处理医疗事故，保护患者和医疗机构及其医务人员的合法权益，维护医疗秩序，保障医疗安全，促进医学科学的发展，国务院于 2002 年 4 月 4 日公布了《医疗事故处理条例》，自 2002 年 9 月 1 日起施行。为规范医疗事故技术鉴定工作，确保医疗事故技术鉴定工作有序进行，国家卫生部于 2002 年 7 月 31 日发布了《医疗事故技术鉴定暂行办法》。为了科学划分医疗事故等级，正确处理医疗事故争议，保护患者和医疗机构及其医务人员的合法权益，国家卫生部于 2002 年 9 月 1 日发布了《医疗事故分级标准（试行）》。

为了预防和妥善处理医疗纠纷，保护医患双方的合法权益，维护医疗秩序，保障医疗安全，国务院于 2018 年 7 月 31 日公布了《医疗纠纷预防和处理条例》，自 2018 年 10 月 1 日起施行。

为了保护民事主体的合法权益，调整民事关系，维护社会和经济秩序，适应中国特色社会主义发展要求，弘扬社会主义核心价值观，2020 年 5 月 28 日第十三届全国人民代表大会第三次会议通过了《中华人民共和国民法典》，自 2021 年 1 月 1 日起施行。该法第七编第六章规定了医疗损害责任。

为了惩罚犯罪，保护人民，根据宪法，结合我国同犯罪作斗争的具体经验及实际情况，1979年7月1日第五届全国人民代表大会第二次会议通过了《中华人民共和国刑法》，此后历经多次修订、修正，于2020年12月26日进行了第十一次修正。该法规定了医疗相关行为构成犯罪的刑事责任。

为正确审理医疗损害责任纠纷案件，依法维护当事人的合法权益，推动构建和谐医患关系，促进卫生健康事业发展，根据《中华人民共和国民法典》《中华人民共和国民事诉讼法》等法律规定，结合审判实践，2017年3月27日最高人民法院审判委员会通过了《最高人民法院关于审理医疗损害责任纠纷案件适用法律若干问题的解释》，于2020年12月23日修正。

为正确审理人身损害赔偿案件，依法保护当事人的合法权益，根据《中华人民共和国民法典》《中华人民共和国民事诉讼法》等有关法律规定，结合审判实践，2003年12月4日最高人民法院审判委员会通过了《最高人民法院关于审理人身损害赔偿案件适用法律若干问题的解释》，于2022年2月15日第二次修正，自2022年5月1日起施行。

为在审理民事侵权案件中正确确定精神损害赔偿责任，根据《中华人民共和国民法典》等有关法律规定，结合审判实践，2001年2月26日最高人民法院审判委员会通过了《最高人民法院关于确定民事侵权精神损害赔偿责任若干问题的解释》，于2020年12月23日修正。

三、医患双方的权利和义务

医患双方基于提供与接受诊疗服务而产生的医患法律关系又称作医疗服务法律关系。其中，医患双方在提供或者接受诊疗服务的过程中依法所享有的权利与依法应承担的义务是医患法律关系的内容，也是预防和处理医疗纠纷的前提和关键。

（一）患方权利

1. 安全保障权 安全保障权指患者在接受诊疗服务时享有生命安全、身心健康、身体完整和行动自由不受非法侵害的权利，包括生命权、健康权和身体权。生命权指以自然人的生命安全利益为内容的人格权，自然人享有生命权，自然人的生命安全和生命尊严受法律保护，任何组织或者个人不得侵害他人的生命权。健康权指自然人依法享有的保持生理功能正常及其身体健康状况不受他人非法侵害的权利，自然人享有健康权，国家和社会尊重、保护公民的健康权，任何组织或者个人不得侵害他人的健康权。身体权指自然人保持其身体组织完整并支配其肢体、器官和其他身体组织的权利，自然人享有身体权，自然人的身体完整和行动自由受法律保护，任何组织或者个人不得侵害他人的身体权。

2. 知情同意权 知情同意权指患者有权知晓自己的病情、医务人员拟采取的诊疗措施以及该诊疗措施可能产生的风险，在充分知晓的基础上决定是否同意接受上述诊疗措施。公民接受医疗卫生服务，对病情、诊疗方案、医疗风险、医疗费用等事项依法享有知情同意的权利。患者有权查阅、复制其全部病历资料。

3. 人格尊严权 人格尊严权指在接受医疗卫生服务的过程中，患者的人格尊严、个人隐私、肖像使用和民族风俗习惯等受到尊重。公民的人格尊严不受侵犯。公民接受医疗卫生服务，应当受到尊重。

4. 获得赔偿权 获得赔偿权又称求偿权，指患者在接受医疗服务过程中受到人身损害的，有权依法获得赔偿。侵害自然人人身权益造成严重精神损害的，被侵权人有权请求精神损害赔偿。

知识链接

《患者安全专项行动方案（2023—2025年）》

为维护患者健康权益，保障患者安全，进一步提升医疗机构患者安全管理水平，2023年9月27日，国家卫生健康委员会印发《患者安全专项行动方案（2023—2025年）》。内容分为三大方面：①确保医疗服务要素安全，包括加强药品耗材安全管理、排查医疗设备设施安全隐患、规范医务人员管理。②保障医疗服务过程安全，包括强化检查检验安全管理、严格诊疗行为安全管理、落实患者日常安全管理、提高急诊急救能力、保障诊疗信息安全。③优化患者安全管理机制，包括健全常态化管理体系、完善不良事件报告处理机制、提升全员安全意识、构建良好患者安全文化等。

（二）患方义务

1. 支付医疗费用 支付医疗费用指患者接受医疗服务，有义务向医方给付医疗费用。在我国目前的医疗体制下，无论是非营利性的公立医院，还是营利性的私立医院，都是提供有偿诊疗服务。患者支付费用不以对诊疗效果是否满意为要件，只要接受了医方依法提供的诊疗服务，患者均应按照规定支付相应的医疗费用。

2. 配合医方诊疗 配合医方诊疗指患者应当遵守医疗秩序和医疗机构有关就诊、治疗、检查的规定，如实提供与病情有关的信息，配合医务人员开展诊疗活动。否则，因患者或者其近亲属不配合医疗机构进行符合诊疗规范的诊疗，造成患者在诊疗活动中受到损害的，医疗机构不承担赔偿责任。

3. 尊重医方 尊重医方指患者在接受医疗服务的过程中，应当尊重医疗机构及其医务人员的工作和人格。公民接受医疗卫生服务，应当遵守诊疗制度和医疗卫生服务秩序，尊重医疗卫生人员。医疗卫生机构执业场所是提供医疗卫生服务的公共场所，任何组织或者个人不得扰乱其秩序。禁止任何组织或者个人威胁、危害医疗卫生人员人身安全，侵犯医疗卫生人员人格尊严。干扰医疗秩序，妨碍医务人员工作、生活，侵害医务人员合法权益的，应当依法承担法律责任。

（三）医方权利

1. 医疗权 医疗权指医疗机构及其医务人员按照法律规定或合同约定，有权利用自己的医学专业知识与技能为恢复患者健康而实施医疗行为，这是医方最基本的执业权利。医疗机构依法从事诊疗活动受法律保护。医师依法执业、护士依法履行职责，受法律保护。因抢救生命垂危的患者等紧急情况，不能取得患者或者其近亲属意见的，经医疗机构负责人或者授权的负责人批准，可以立即实施相应的医疗措施。

2. 收费权 收费权指医方向患者提供医疗服务，有权收取相应的医疗费用。政府举办的医疗卫生机构应当坚持公益性质，所有收支均纳入预算管理。医疗机构必须按照人民政府或者物价部门的有关规定收取医疗费用，详列细项，并出具收据。接种单位接种非免疫规划疫苗，除收取疫苗费用外，还可以收取接种服务费。

3. 受尊重权 受尊重权指医方有权受到患者尊重。全社会应当关心、尊重医疗卫生人员，维护良好安全的医疗卫生服务秩序，共同构建和谐医患关系。在诊疗活动中，医患双方应当互相尊重，维护自身权益应当遵守有关法律、法规的规定。医疗卫生人员的人身安全、人格尊严不受侵犯，其合法权益受法律保护。对在医疗卫生与健康事业中做出突出贡献的组织和个人，按照国家规定给予表彰、奖励。

（四）医方义务

1. 依法执业 依法执业指医方应当按照医疗卫生管理法律、法规、规章以及诊疗技术规范等规定开展诊疗活动。医疗机构依法取得执业许可证。禁止伪造、变造、买卖、出租、出借医疗机构执业许可证。医疗机构必须按照核准登记的诊疗科目开展诊疗活动。医疗机构执业，必须遵守有关法律、法规和医疗技术规范。医师应当恪守职业道德，遵守执业规范，提高执业水平，履行防病治病、保护人民健康的神圣职责。护士执业，应当遵守法律、法规、规章和诊疗技术规范的规定。

2. 规范诊疗 规范诊疗指医方应当遵循医学科学规律，遵守临床诊疗规范和医学伦理规范，规范临床诊疗行为。医疗卫生人员应当遵循医学科学规律,遵守有关临床诊疗技术规范和各项操作规范以及医学伦理规范,使用适宜技术和药物,合理诊疗,因病施治,不得对患者实施过度医疗。医疗卫生人员不得利用职务之便索要、非法收受财物或者牟取其他不正当利益。医务人员在诊疗活动中未尽到与当时的医疗水平相应的诊疗义务,造成患者损害的,医疗机构应当承担赔偿责任。

3. 告知义务 告知义务指医方在提供医疗服务的过程中应当公开诊疗服务信息,向患者说明病情、医疗措施、医疗费用以及发生医疗纠纷的处理等相关事项,并根据患者的要求及时提供病历资料。医疗机构及其医务人员应当按照规定填写并妥善保管住院志、医嘱单、检验报告、手术及麻醉记录、病理资料、护理记录等病历资料。患者要求查阅、复制前款规定的病历资料的,医疗机构应当及时提供。患者死亡的,还应当告知其近亲属有关尸检的规定。

4. 尊重患者 尊重患者指医方在提供医疗服务的过程中,应当尊重患者人格尊严。医疗卫生机构、医疗卫生人员应当关心爱护、平等对待患者,尊重患者人格尊严,保护患者隐私。医疗机构及其医务人员应当对患者的隐私和个人信息保密。泄露患者的隐私和个人信息,或者未经患者同意公开其病历资料的,应当承担侵权责任。

第二节　医疗纠纷预防

预防医疗纠纷对于构建和谐医患关系具有重要意义。《医疗纠纷预防和处理条例》在平衡医患双方的权利和义务、维护双方合法权益的基础上,关口前移,将医疗纠纷的预防上升为法规规范,从源头上预防和减少纠纷,并主要从加强医疗质量安全的日常管理、强化医疗服务关键环节和领域的风险防控、加强医疗服务中的医患沟通这三个方面规定了医疗纠纷的预防措施。

一、医疗机构及其医务人员的预防措施

(一)加强医疗质量安全的日常管理

1. 依法诊疗、恪守医德 医疗机构及其医务人员在诊疗活动中应当以患者为中心,加强人文关怀,严格遵守医疗卫生法律、法规、规章和诊疗相关规范、常规,恪守职业道德。医疗机构应当对其医务人员进行医疗卫生法律、法规、规章和诊疗相关规范、常规的培训,并加强职业道德教育。

2. 医疗质量安全管理 医疗机构应当制定并实施医疗质量安全管理制度,设置医疗服务质量监控部门或者配备专(兼)职人员,加强对诊断、治疗、护理、药事、检查等工作的规范化管理,优化服务流程,提高服务水平。

3. 医疗风险管理 医疗机构应当加强医疗风险管理,完善医疗风险的识别、评估和防控措施,定期检查措施落实情况,及时消除隐患。

(二)强化医疗服务关键环节和领域的风险防控

1. 医疗技术临床应用管理 医疗机构应当按照国务院卫生主管部门制定的医疗技术临床应用管理规定,开展与其技术能力相适应的医疗技术服务,保障临床应用安全,降低医疗风险;采用医疗新技术的,应当开展技术评估和伦理审查,确保安全有效、符合伦理。

2. 医疗产品管理 医疗机构应当依照有关法律、法规的规定,严格执行药品、医疗器械、消毒药剂、血液等的进货查验、保管等制度,禁止使用无合格证明文件、过期等不合格的药品、医疗器械、消毒药剂、血液等。

3. 履行知情告知 医务人员在诊疗活动中应当向患者说明病情和医疗措施。需要实施手术、特殊检查、特殊治疗的,医务人员应当及时向患者具体说明医疗风险、替代医疗方案等情况,并取得其明确同意;不能或者不宜向患者说明的,应当向患者的近亲属说明,并取得其明确同意。紧急情况下不能取得患者或者其近亲属意见的,经医疗机构负责人或者授权的负责人批准,可以立即实

施相应的医疗措施。

4. 预备应对方案 开展手术、特殊检查、特殊治疗等具有较高医疗风险的诊疗活动，医疗机构应当提前预备应对方案，主动防范突发风险。

5. 制作保管病历 医疗机构及其医务人员应当按照国务院卫生主管部门的规定，填写并妥善保管病历资料。因紧急抢救未能及时填写病历的，医务人员应当在抢救结束后 6 小时内据实补记，并加以注明。任何单位和个人不得篡改、伪造、隐匿、毁灭或者抢夺病历资料。

（三）加强医疗服务中的医患沟通

1. 保障患者的病历知情权 患者有权查阅、复制其门诊病历、住院志、体温单、医嘱单、化验单（检验报告）、医学影像检查资料、特殊检查同意书、手术同意书、手术及麻醉记录、病理资料、护理记录、医疗费用以及国务院卫生主管部门规定的其他属于病历的全部资料。患者要求复制病历资料的，医疗机构应当提供复制服务，并在复制的病历资料上加盖证明印记。复制病历资料时，应当有患者或者其近亲属在场。医疗机构应患者的要求为其复制病历资料，可以收取工本费，收费标准应当公开。患者死亡的，其近亲属可以依照《医疗纠纷预防和处理条例》的规定，查阅、复制病历资料。

2. 建立健全医患沟通机制 医疗机构应当建立健全医患沟通机制，完善医患沟通内容，加强对医务人员医患沟通技巧的培训，提高医患沟通能力。医务人员对患者在诊疗过程中提出的咨询、意见和建议，应当耐心解释、说明，并按照规定进行处理；对患者就诊疗行为提出的疑问，应当及时予以核实、自查，并指定有关人员与患者或者其近亲属沟通，如实说明情况。医务人员应当尊重患者依法享有的隐私权、知情权、选择权等权利，根据患者病情、预后不同以及患者实际需求，突出重点，采取适当方式进行沟通。

3. 建立健全投诉接待制度 医疗机构应当建立健全投诉接待制度，设置统一的投诉管理部门或者配备专（兼）职人员，在医疗机构显著位置公布医疗纠纷解决途径、程序和联系方式等，方便患者投诉或者咨询。

做好医疗机构投诉管理，将涉医矛盾纠纷化解在萌芽状态，是医疗卫生领域坚持和发展新时代"枫桥经验"的重要内容。医疗机构应当遵守投诉管理相关办法。

（1）**首诉负责制**：医疗机构投诉实行"首诉负责制"，患者向有关部门、科室投诉的，接待投诉的部门、科室工作人员应当热情接待，对于能够当场协调处理的，应当尽量当场协调解决；对于无法当场协调处理的，接待的部门或者科室应当主动将患者引导到投诉管理部门［含投诉管理专（兼）职人员，下同］，不得推诿、搪塞。

（2）**投诉接待场所**：医疗机构应当设置专门的投诉接待场所，接待场所应当提供有关法律、法规、投诉程序等资料，便于患者查询。医疗机构应当采取措施，保障投诉管理工作人员的合法权益与人身安全。

（3）**认真接待投诉**：投诉接待人员应当认真听取患者意见，耐心细致地做好解释工作，避免矛盾激化；应当核实相关信息，如实记录患者反映的情况，及时留存书面投诉材料。

（4）**过激行为处理**：投诉接待人员在接待场所发现患者有自杀、自残和其他过激行为，或者侮辱、殴打、威胁投诉接待人员的行为，应当及时采取控制和防范措施，同时向公安机关报警，并向当地卫生健康主管部门报告；对接待过程中发现的可能激化矛盾，引起治安案件、刑事案件的投诉，应当及时向当地公安机关报告，依法处理。

（5）**投诉调查**：医疗机构投诉管理部门接到投诉或者卫生健康主管部门交办的投诉后，应当及时向当事部门、科室和相关人员了解、核实情况，在查清事实、分清责任的基础上提出处理意见，并反馈患者。对反复接到相同或者相似问题的投诉，医疗机构投诉管理部门应当汇总并报告医疗机构负责人，医疗机构对有关投诉可视情况予以合并调查，对发现的引发投诉的环节或者多次引发投诉的医务人员应当根据调查结果,及时予以相应处理。

(6)**投诉处理**:医疗机构投诉管理部门应当及时处理投诉,能够当场核查处理的,应当及时查明情况;确有差错的,立即纠正,并当场向患者告知处理意见。涉及医疗质量安全、可能危及患者健康的,应当立即采取积极措施,避免或者减轻对患者身体健康的损害,防止损害扩大。投诉内容涉及医疗纠纷的,医疗机构应当告知患者按照医疗纠纷处理的相关法律法规的规定,积极协商;不能协商解决的,引导患者通过调解、诉讼等途径解决,并做好解释疏导工作。

(7)**移交违法违纪问题**:投诉涉及医疗机构工作人员违法违纪问题的,投诉管理部门应当及时移交相关职能部门依法依规处理。

(8)**信息管理**:医疗机构应当保护与投诉相关的患者和医务人员隐私,妥善应对舆情,严禁发布违背或者夸大事实、渲染投诉处理过程的信息。

二、其他主体的预防措施

(一)各级人民政府的预防措施

各级人民政府应当加强健康促进与教育工作,普及健康科学知识,提高公众对疾病治疗等医学科学知识的认知水平。

(二)卫生主管部门的预防措施

卫生主管部门应当督促医疗机构落实医疗质量安全管理制度,组织开展医疗质量安全评估,分析医疗质量安全信息,针对发现的风险制定防范措施。

(三)患者的预防措施

患者应当遵守医疗秩序和医疗机构有关就诊、治疗、检查的规定,如实提供与病情有关的信息,配合医务人员开展诊疗活动。

第三节 医疗纠纷处理

处理医疗纠纷,应当遵循公平、公正、及时的原则,实事求是,依法处理。医疗纠纷处理主要包括医疗纠纷即时处置、医疗纠纷处理途径、医疗损害归责原则、医疗损害鉴定和医疗损害赔偿等内容。

一、医疗纠纷即时处置

《医疗纠纷预防和处理条例》规范了医疗纠纷发生后的即时处置。发生医疗纠纷,医疗机构应当告知患方医疗纠纷处理的相关规定;同时明确了病历资料、实物封存、启封以及尸体处理和尸检的要求,以方便双方固定证据、解决纠纷。此外,还对报告及维护医疗秩序、处置违法犯罪行为作了规定。

(一)告知医疗纠纷处理事项

发生医疗纠纷,医疗机构应当告知患者或者其近亲属下列事项:①解决医疗纠纷的合法途径;②有关病历资料、现场实物封存和启封的规定;③有关病历资料查阅、复制的规定。患者死亡的,还应当告知其近亲属有关尸检的规定。

(二)封存、启封病历资料、实物

1.封存、启封病历资料 ①发生医疗纠纷需要封存、启封病历资料的,应当在医患双方在场的情况下进行。②封存的病历资料可以是原件,也可以是复制件,由医疗机构保管。病历尚未完成需要封存的,对已完成病历先行封存;病历按照规定完成后,再对后续完成部分进行封存。医疗机构应当对封存的病历开列封存清单,由医患双方签字或者盖章,各执一份。③病历资料封存后医疗纠纷已经解决,或者患者在病历资料封存满3年未再提出解决医疗纠纷要求的,医疗机构可以自行启封。

2. 封存、启封实物 ①疑似输液、输血、注射、用药等引起不良后果的,医患双方应当共同对现场实物进行封存、启封,封存的现场实物由医疗机构保管。需要检验的,应当由双方共同委托依法具有检验资格的检验机构进行检验;双方无法共同委托的,由医疗机构所在地县级人民政府卫生主管部门指定。②疑似输血引起不良后果,需要对血液进行封存保留的,医疗机构应当通知提供该血液的血站派员到场。③现场实物封存后医疗纠纷已经解决,或者患者在现场实物封存满3年未再提出解决医疗纠纷要求的,医疗机构可以自行启封。

(三)尸检和尸体处理

1. 尸检 ①患者死亡,医患双方对死因有异议的,应当在患者死亡后48小时内进行尸检;具备尸体冻存条件的,可以延长至7日。尸检应当经死者近亲属同意并签字,拒绝签字的,视为死者近亲属不同意进行尸检。不同意或者拖延尸检,超过规定时间,影响对死因判定的,由不同意或者拖延的一方承担责任。②尸检应当由按照国家有关规定取得相应资格的机构和专业技术人员进行。③医患双方可以委派代表观察尸检过程。

2. 尸体处理 患者在医疗机构内死亡的,尸体应当立即移放太平间或者指定的场所,死者尸体存放时间一般不得超过14日。逾期不处理的尸体,由医疗机构在向所在地县级人民政府卫生主管部门和公安机关报告后,按照规定处理。

(四)报告

发生重大医疗纠纷的,医疗机构应当按照规定向所在地县级以上地方人民政府卫生主管部门报告。卫生主管部门接到报告后,应当及时了解掌握情况,引导医患双方通过合法途径解决纠纷。

(五)处置违法犯罪行为

医患双方应当依法维护医疗秩序。任何单位和个人不得实施危害患者和医务人员人身安全、扰乱医疗秩序的行为。医疗纠纷中发生涉嫌违反治安管理行为或者犯罪行为的,医疗机构应当立即向所在地公安机关报案。公安机关应当及时采取措施,依法处置,维护医疗秩序。

二、医疗纠纷处理途径

《医疗纠纷预防和处理条例》规定,发生医疗纠纷,医患双方可以通过下列途径解决:①双方自愿协商;②申请人民调解;③申请行政调解;④向人民法院提起诉讼;⑤法律、法规规定的其他途径。

(一)双方自愿协商

自愿协商指基于自己的真实意愿为取得一致意见而共同商议。医患双方协商解决医疗纠纷应当坚持自愿、合法、平等的原则,尊重当事人的权利,尊重客观事实。医患双方应当文明、理性表达意见和要求,不得有违法行为。

医患双方选择协商解决医疗纠纷的,应当在专门场所协商,不得影响正常医疗秩序。医患双方人数较多的,应当推举代表进行协商,每方代表人数不超过5人。协商确定赔付金额应当以事实为依据,防止畸高或者畸低。对分歧较大或者索赔数额较高的医疗纠纷,鼓励医患双方通过人民调解的途径解决。医患双方经协商达成一致的,应当签署书面和解协议书。

(二)申请人民调解

人民调解指人民调解委员会通过说服、疏导等方法,促使当事人在平等协商基础上自愿达成调解协议,解决民间纠纷的活动。

医疗纠纷人民调解具有快捷便利、不收取费用、公信力较高以及专业性较强等优势,是化解矛盾、定纷止争的一个有效途径,以相对柔性的方式解决纠纷,缓解了医患对抗,有利于促进医患和谐。

目前我国已初步形成医疗纠纷多元化解机制,医疗纠纷人民调解成为主要渠道。

1. 申请程序 ①申请医疗纠纷人民调解的,由医患双方共同向医疗纠纷人民调解委员会提出申请;一方申请调解的,医疗纠纷人民调解委员会在征得另一方同意后进行调解。②医疗纠纷人民调解委员会获悉医疗机构内发生重大医疗纠纷,可以主动开展工作,引导医患双方申请调解。③当事人已经向人民法院提起诉讼并且已被受理,或者已经申请卫生主管部门调解并且已被受理的,医疗纠纷人民调解委员会不予受理;已经受理的,终止调解。

2. 申请形式 申请人可以以书面或者口头形式申请调解。书面申请的,申请书应当载明申请人的基本情况、申请调解的争议事项和理由等;口头申请的,医疗纠纷人民调解员应当当场记录申请人的基本情况、申请调解的争议事项和理由等,并经申请人签字确认。

3. 调解期限 医疗纠纷人民调解委员会应当自受理之日起 30 个工作日内完成调解。需要鉴定的,鉴定时间不计入调解期限。因特殊情况需要延长调解期限的,医疗纠纷人民调解委员会和医患双方可以约定延长调解期限。超过调解期限未达成调解协议的,视为调解不成。

4. 调解结果 医患双方经人民调解达成一致的,医疗纠纷人民调解委员会应当制作调解协议书。调解协议书经医患双方签字或者盖章,人民调解员签字并加盖医疗纠纷人民调解委员会印章后生效。达成调解协议的,医疗纠纷人民调解委员会应当告知医患双方可以依法向人民法院申请司法确认。

5. 保密事项 医疗纠纷人民调解委员会及其人民调解员应当对医患双方的个人隐私等事项予以保密。未经医患双方同意,医疗纠纷人民调解委员会不得公开进行调解,也不得公开调解协议的内容。

(三)申请行政调解

行政调解指由国家行政机关主持或者主导,通过说服、疏导等方式,促使当事人达成调解协议,依法化解有关民事纠纷和行政争议的活动。

1. 申请程序 医患双方申请医疗纠纷行政调解的,由医患双方共同向医疗纠纷发生地县级人民政府卫生主管部门提出申请;一方申请调解的,卫生主管部门在征得另一方同意后进行调解。卫生主管部门应当自收到申请之日起 5 个工作日内作出是否受理的决定。当事人已经向人民法院提起诉讼并且已被受理,或者已经申请医疗纠纷人民调解委员会调解并且已被受理的,卫生主管部门不予受理;已经受理的,终止调解。

2. 申请形式 申请人可以以书面或者口头形式申请调解。书面申请的,申请书应当载明申请人的基本情况、申请调解的争议事项和理由等;口头申请的,卫生主管部门工作人员应当当场记录申请人的基本情况、申请调解的争议事项和理由等,并经申请人签字确认。

3. 调解期限 卫生主管部门应当自受理之日起 30 个工作日内完成调解。需要鉴定的,鉴定时间不计入调解期限。超过调解期限未达成调解协议的,视为调解不成。

4. 调解结果 医患双方经卫生主管部门调解达成一致的,应当签署调解协议书。

5. 保密事项 卫生主管部门及其工作人员应当对医患双方的个人隐私等事项予以保密。未经医患双方同意,卫生主管部门不得公开进行调解,也不得公开调解协议的内容。

(四)向人民法院提起诉讼

提起诉讼简称起诉,指当事人就特定纠纷向人民法院提起诉讼,请求人民法院依照法定程序进行审判的行为。发生医疗纠纷,当事人协商、调解不成的,可以依法向人民法院提起诉讼。当事人也可以直接向人民法院提起诉讼。

诉讼是医疗纠纷的司法解决方式,也是处理医疗纠纷等民事责任争议的最终途径。依据最高人民法院《民事案件案由规定》,医疗纠纷民事案件案由分为医疗服务合同纠纷和医疗损害责任纠纷两类。二者在适用法律、归责原则、举证责任、责任构成、赔偿范围、诉讼时效等方面存在不同。

在医疗活动中,医疗机构与患者的关系往往建立在医疗服务合同之上,即患者在接受医方提供的医疗服务时,实际上就等于和医疗机构订立了医疗服务合同。如果在诊疗活动中发生患者人身损害等结果,那么该损害可能既属于医方不履行合同义务或履行合同义务不符合约定,也同时属于侵犯了患者权利,从而发生侵权责任与违约责任竞合的情况。在此情况下,患者可以选择一种案由向法院起诉。即因当事人一方的违约行为,损害对方人身权益、财产权益的,受损害方有权选择请求其承担违约责任或者侵权责任。

人民法院审理民事案件,必须以事实为根据,以法律为准绳。依照法律规定实行合议、回避、公开审判和两审终审制度。第一审普通程序包括起诉和受理、审理前的准备、开庭审理、判决和裁定等环节。

三、医疗损害归责原则

归责原则指据以确定行为人承担民事侵权责任的根据和标准。依照《中华人民共和国民法典》的规定,医疗损害归责原则包括过错责任原则、过错推定责任原则和无过错责任原则。

(一)过错责任原则

过错责任原则指行为人因过错侵害他人民事权益造成损害的,应当承担侵权责任。过错责任原则以过错作为归责的主要构成要件,只有行为人存在过错,才应承担民事责任。即医疗机构承担赔偿责任的前提,是医疗机构或其医务人员存在过错,无过错则无责任。患者在诊疗活动中受到损害,医疗机构或者其医务人员有过错的,由医疗机构承担赔偿责任。依照《中华人民共和国民法典》的规定,主要包括以下情形:

1. 医务人员在诊疗活动中应当向患者说明病情和医疗措施。需要实施手术、特殊检查、特殊治疗的,医务人员应当及时向患者具体说明医疗风险、替代医疗方案等情况,并取得其明确同意;不能或者不宜向患者说明的,应当向患者的近亲属说明,并取得其明确同意。医务人员未尽到前款义务,造成患者损害的,医疗机构应当承担赔偿责任。因抢救生命垂危的患者等紧急情况,不能取得患者或者其近亲属意见的,经医疗机构负责人或者授权的负责人批准,可以立即实施相应的医疗措施。

2. 医务人员在诊疗活动中未尽到与当时的医疗水平相应的诊疗义务,造成患者损害的,医疗机构应当承担赔偿责任。

3. 医疗机构及其医务人员应当对患者的隐私和个人信息保密。泄露患者的隐私和个人信息,或者未经患者同意公开其病历资料的,应当承担侵权责任。

患者依据过错责任原则主张医疗机构承担赔偿责任的,应当提交到该医疗机构就诊、受到损害的证据。患者无法提交医疗机构或者其医务人员有过错、诊疗行为与损害之间具有因果关系的证据,可以依法向人民法院提出医疗损害鉴定申请。

患者在诊疗活动中受到损害,有下列情形之一的,医疗机构不承担赔偿责任:①患者或者其近亲属不配合医疗机构进行符合诊疗规范的诊疗。②医务人员在抢救生命垂危的患者等紧急情况下已经尽到合理诊疗义务。③限于当时的医疗水平难以诊疗。医疗机构主张不承担责任的,应当就上述抗辩事由承担举证证明责任。前款第①项情形中,医疗机构或者其医务人员也有过错的,应当承担相应的赔偿责任。

(二)过错推定责任原则

过错推定责任原则指依照法律规定推定行为人有过错,其不能证明自己没有过错的,应当承担侵权责任。过错推定责任原则本质上属于过错责任原则范畴,仍然需要满足行为人主观上具有过错这一要件,只是在过错的证明上适用举证责任倒置,即一旦行为人的行为致人损害就推定其主观上存在过错,除非行为人能证明自己没有过错,否则应承担法律责任。适用过错推定的情况,需要有法律的明确规定。

患者在诊疗活动中受到损害,有下列情形之一的,推定医疗机构有过错:①违反法律、行政法规、规章以及其他有关诊疗规范的规定。②隐匿或者拒绝提供与纠纷有关的病历资料。③遗失、伪造、篡改或者违法销毁病历资料。

(三)无过错责任原则

无过错责任原则指行为人造成他人民事权益损害,无论行为人有无过错,依照法律规定应当承担侵权责任。

因药品、消毒产品、医疗器械的缺陷,或者输入不合格的血液造成患者损害的,患者可以向药品上市许可持有人、生产者、血液提供机构请求赔偿,也可以向医疗机构请求赔偿。患者向医疗机构请求赔偿的,医疗机构赔偿后,有权向负有责任的药品上市许可持有人、生产者、血液提供机构追偿。依据上述规定,只要患者因药品、消毒产品、医疗器械等医疗产品的缺陷或者输入不合格的血液而受到损害,医疗机构无论有无过错,都应该承担民事责任。

医疗机构、医疗产品的生产者、销售者、药品上市许可持有人或者血液提供机构主张不承担责任的,应当对医疗产品不存在缺陷或者血液合格等抗辩事由承担举证证明责任。

四、医疗损害鉴定

医疗损害鉴定指由鉴定人运用科学技术或者专门知识对医疗损害涉及的专门性问题进行鉴别和判断并提供鉴定意见的活动,是妥善处理医疗纠纷、保护医患双方合法权益、维护医疗秩序、保障医疗安全的重要环节。

1. **鉴定申请** 医疗纠纷需要进行医疗损害鉴定以明确责任的,区分不同程序分别处理:①在双方协商程序中,由医患双方协商一致共同委托省级医学会、设区的市级和直辖市直接管辖的区(县)医学会或者有资质的司法鉴定机构就医疗损害责任事项予以鉴定。②在人民调解程序中,由医患双方共同委托医学会或者司法鉴定机构进行鉴定,也可以经医患双方同意,由医疗纠纷人民调解委员会委托鉴定。③在行政调解程序中,由医患双方共同委托医学会或者司法鉴定机构进行鉴定,也可以经医患双方同意,由卫生主管部门委托鉴定。④在诉讼程序中,当事人依法申请对医疗损害责任纠纷中的专门性问题进行鉴定的,人民法院应予准许。当事人未申请鉴定,人民法院对前款规定的专门性问题认为需要鉴定的,应当依职权委托鉴定。

2. **鉴定材料** 在诉讼程序中,委托医疗损害鉴定的,当事人应当按照要求提交真实、完整、充分的鉴定材料,即医患双方对鉴定材料的合法性、真实性无异议。提交的鉴定材料不符合要求的,人民法院应当通知当事人更换或者补充相应材料。在委托鉴定前,人民法院应当组织当事人对鉴定材料进行质证。

3. **鉴定人的确定** 在诉讼程序中,当事人申请医疗损害鉴定的,由双方当事人协商确定鉴定人。当事人就鉴定人无法达成一致意见,人民法院提出确定鉴定人的方法,当事人同意的,按照该方法确定;当事人不同意的,由人民法院指定。鉴定人应当从具备相应鉴定能力、符合鉴定要求的专家中确定。

4. **鉴定事项** 由于医疗纠纷涉及的诊疗行为具有高度专业性,在司法实践中,下列专门性问题可以作为申请医疗损害鉴定的事项:①实施诊疗行为有无过错。②诊疗行为与损害后果之间是否存在因果关系及原因力大小。③医疗机构是否尽到了说明义务、取得患者或者患者近亲属明确同意的义务。④医疗产品是否有缺陷、该缺陷与损害后果之间是否存在因果关系以及原因力的大小。⑤患者损伤残疾程度。⑥患者的护理期、休息期、营养期。⑦其他专门性问题。

5. **鉴定意见** 医学会、司法鉴定机构作出的医疗损害鉴定意见应当载明并详细论述下列内容:①是否存在医疗损害以及损害程度。②是否存在医疗过错。③医疗过错与医疗损害是否存在因果关系。④医疗过错在医疗损害中的责任程度。

鉴定意见可以按照导致患者损害的全部原因、主要原因、同等原因、次要原因、轻微原因或者无因果关系，表述诊疗行为或者医疗产品等造成患者损害的原因力大小：①全部原因指损害后果完全由医疗过错行为造成。②主要原因指损害后果主要由医疗过错行为造成，其他因素起次要作用。③同等原因指对于损害后果的造成，医疗过错行为和其他因素的作用难以确定主次。④次要原因指损害后果主要由其他因素造成，医疗过错行为起次要作用。⑤轻微原因指损害后果绝大部分由其他因素造成，医疗过错行为起轻微作用。⑥无因果关系指损害后果与医疗过错行为无关。

当事人自行委托鉴定人作出的医疗损害鉴定意见，其他当事人认可的，可予采信。当事人共同委托鉴定人作出的医疗损害鉴定意见，一方当事人不认可的，应当提出明确的异议内容和理由。经审查，有证据足以证明异议成立的，对鉴定意见不予采信；异议不成立的，应予采信。

知识链接

医疗损害责任纠纷诉前鉴定

诉前鉴定指当事人在提起诉讼的同时或在诉前调解过程中向人民法院申请，经人民法院审查认为待证事实需要鉴定意见证明，由人民法院依照相关程序，委托专业机构进行鉴定的司法活动。为规范诉前调解中的委托鉴定工作，促使更多纠纷实质性解决在诉前，做深做实诉源治理，切实减轻当事人诉累，最高人民法院制定了《关于诉前调解中委托鉴定工作规程（试行）》，自2023年8月1日起施行。

在诉前调解过程中，人民法院对医疗损害责任纠纷等可以根据当事人申请依托人民法院委托鉴定系统提供诉前委托鉴定服务。通过诉前鉴定，当事人对案件的关键事实有了专业性的参考，有助于当事人预判诉讼风险，提出更合理的诉讼请求，对于降低诉讼成本、促进诉前调解成功、提高审判效率、维护当事人合法权益具有重要意义。

五、医疗损害赔偿

医疗损害赔偿指由责任主体依照法律规定承担的赔偿受害人所受到损失的责任方式。医疗损害责任以财产责任为主，医疗损害赔偿是医疗纠纷中对患者造成损害所应承担的主要责任方式。医疗损害赔偿适用替代责任，医疗损害赔偿不是由具体实施医疗侵害行为的医务人员承担，而是由医务人员所在的医疗机构承担。依照《中华人民共和国民法典》规定，侵害他人造成人身损害的，应当赔偿医疗费、护理费、交通费、营养费、住院伙食补助费等为治疗和康复支出的合理费用，以及因误工减少的收入。造成残疾的，还应当赔偿辅助器具费和残疾赔偿金；造成死亡的，还应当赔偿丧葬费和死亡赔偿金。侵害自然人人身权益造成严重精神损害的，或者因故意或者重大过失侵害自然人具有人身意义的特定物造成严重精神损害的，被侵权人有权请求精神损害赔偿。

1. 医疗费 ①医疗费根据医疗机构出具的医药费、住院费等收款凭证，结合病历和诊断证明等相关证据确定。赔偿义务人对治疗的必要性和合理性有异议的，应当承担相应的举证责任。②医疗费的赔偿数额，按照一审法庭辩论终结前实际发生的数额确定。器官功能恢复训练所必要的康复费、适当的整容费以及其他后续治疗费，赔偿权利人可以待实际发生后另行起诉。但根据医疗证明或者鉴定结论确定必然发生的费用，可以与已经发生的医疗费一并予以赔偿。

2. 误工费 ①误工费根据受害人的误工时间和收入状况确定。②误工时间根据受害人接受治疗的医疗机构出具的证明确定。受害人因伤致残持续误工的，误工时间可以计算至定残日前一天。③受害人有固定收入的，误工费按照实际减少的收入计算。受害人无固定收入的，按照其最近三年的平均收入计算；受害人不能举证证明其最近三年的平均收入状况的，可以参照受诉法院所在地相同或者相近行业上一年度职工的平均工资计算。

3. 护理费 ①护理费根据护理人员的收入状况和护理人数、护理期限确定。②护理人员有收入的，参照误工费的规定计算；护理人员没有收入或者雇佣护工的，参照当地护工从事同等级别护理的劳务报酬标准计算。护理人员原则上为一人，但医疗机构或者鉴定机构有明确意见的，可以参照确定护理人员人数。③护理期限应计算至受害人恢复生活自理能力时止。受害人因残疾不能恢复生活自理能力的，可以根据其年龄、健康状况等因素确定合理的护理期限，但最长不超过二十年。④受害人定残后的护理，应当根据其护理依赖程度并结合配制残疾辅助器具的情况确定护理级别。

4. 交通费 交通费根据受害人及其必要的陪护人员因就医或者转院治疗实际发生的费用计算。交通费应当以正式票据为凭；有关凭据应当与就医地点、时间、人数、次数相符合。

5. 住院伙食补助费 ①住院伙食补助费可以参照当地国家机关一般工作人员的出差伙食补助标准予以确定。②受害人确有必要到外地治疗，因客观原因不能住院，受害人本人及其陪护人员实际发生的住宿费和伙食费，其合理部分应予赔偿。

6. 营养费 营养费根据受害人伤残情况参照医疗机构的意见确定。

7. 残疾赔偿金 ①残疾赔偿金根据受害人丧失劳动能力程度或者伤残等级，按照受诉法院所在地上一年度城镇居民人均可支配收入标准，自定残之日起按二十年计算。但六十周岁以上的，年龄每增加一岁减少一年；七十五周岁以上的，按五年计算。②受害人因伤致残但实际收入没有减少，或者伤残等级较轻但造成职业妨害严重影响其劳动就业的，可以对残疾赔偿金作相应调整。

8. 残疾辅助器具费 ①残疾辅助器具费按照普通适用器具的合理费用标准计算。伤情有特殊需要的，可以参照辅助器具配置机构的意见确定相应的合理费用标准。②辅助器具的更换周期和赔偿期限参照配置机构的意见确定。

9. 丧葬费 按照受诉法院所在地上一年度职工月平均工资标准，以六个月总额计算。

10. 死亡赔偿金 死亡赔偿金按照受诉法院所在地上一年度城镇居民人均可支配收入标准，按二十年计算。但六十周岁以上的，年龄每增加一岁减少一年；七十五周岁以上的，按五年计算。

11. 被扶养人生活费 ①被扶养人生活费计入残疾赔偿金或者死亡赔偿金。②被扶养人生活费根据扶养人丧失劳动能力程度，按照受诉法院所在地上一年度城镇居民人均消费支出标准计算。被扶养人为未成年人的，计算至十八周岁；被扶养人无劳动能力又无其他生活来源的，计算二十年。但六十周岁以上的，年龄每增加一岁减少一年；七十五周岁以上的，按五年计算。③被扶养人指受害人依法应当承担扶养义务的未成年人或者丧失劳动能力又无其他生活来源的成年近亲属。被扶养人还有其他扶养人的，赔偿义务人只赔偿受害人依法应当负担的部分。被扶养人有数人的，年赔偿总额累计不超过上一年度城镇居民人均消费支出额。

12. 精神损害抚慰金 精神损害的赔偿数额根据以下因素确定：①侵权人的过错程度，但是法律另有规定的除外。②侵权行为的目的、方式、场合等具体情节。③侵权行为所造成的后果。④侵权人的获利情况。⑤侵权人承担责任的经济能力。⑥受理诉讼法院所在地的平均生活水平。

赔偿权利人举证证明其住所地或者经常居住地城镇居民人均可支配收入高于受诉法院所在地标准的，残疾赔偿金或者死亡赔偿金可以按照其住所地或者经常居住地的相关标准计算。被扶养人生活费的相关计算标准，依照前款原则确定。

超过确定的护理期限、辅助器具费给付年限或者残疾赔偿金给付年限，赔偿权利人向人民法院起诉请求继续给付护理费、辅助器具费或者残疾赔偿金的，人民法院应予受理。赔偿权利人确需继续护理、配制辅助器具，或者没有劳动能力和生活来源的，人民法院应当判令赔偿义务人继续给付相关费用五至十年。

赔偿义务人请求以定期金方式给付残疾赔偿金、辅助器具费的，应当提供相应的担保。人民法院可以根据赔偿义务人的给付能力和提供担保的情况，确定以定期金方式给付相关费用。但是，一审法庭辩论终结前已经发生的费用、死亡赔偿金以及精神损害抚慰金，应当一次性给付。

上述所称"赔偿权利人"，指因侵权行为或者其他致害原因直接遭受人身损害的受害人以及死亡受害人的近亲属。所称"赔偿义务人"，指因自己或者他人的侵权行为以及其他致害原因依法应当承担民事责任的自然人、法人或者非法人组织。

上述所称"城镇居民人均可支配收入""城镇居民人均消费支出""职工平均工资"，按照政府统计部门公布的各省、自治区、直辖市以及经济特区和计划单列市上一年度相关统计数据确定。"上一年度"指一审法庭辩论终结时的上一统计年度。

第四节　医疗事故处理

医疗事故是医疗损害的一种类型。为了正确处理医疗事故，2002年4月4日国务院公布了《医疗事故处理条例》，自2002年9月1日起施行。自2018年10月1日起《医疗纠纷预防和处理条例》施行后，对诊疗活动中医疗事故的行政调查处理，依照《医疗事故处理条例》的相关规定执行；《医疗事故处理条例》不适用于包括赔偿在内的民事纠纷处理。

一、医疗事故概述

（一）医疗事故的概念

医疗事故指医疗机构及其医务人员在医疗活动中，违反医疗卫生管理法律、行政法规、部门规章和诊疗护理规范、常规，过失造成患者人身损害的事故。

（二）医疗事故的构成要件

在医疗事故概念中，"医疗机构及其医务人员"指的是医疗事故的构成主体，"违反医疗卫生管理法律、行政法规、部门规章和诊疗护理规范、常规"指的是医疗事故的违法要件，"过失"指的是医疗事故的主观要件，"造成患者明显人身损害"指的是医疗事故的客观要件。

因而，医疗事故的构成要件包括构成主体、行为违法、主观过失和客观要件，这是构成医疗事故必须具备的各种必要条件的总和，是一个统一整体。只有四个条件同时具备，才能构成医疗事故；否则，任缺其一，都不构成医疗事故。

1.构成主体　构成主体指医疗事故的实施者和责任承担者，包含医疗机构和医务人员。

医疗机构指依据《医疗机构管理条例》及其实施细则的规定，经登记取得《医疗机构执业许可证》的机构，主要包括从事疾病诊断、治疗活动的医院、卫生院、疗养院、门诊部、诊所、卫生所（室）以及急救站等。

医务人员指经过考核和卫生行政部门批准或承认，依法取得执业资格的卫生技术人员。依据《卫生技术人员职务试行条例》等规定，医务人员根据业务性质，分为医药护技四类。①医疗、预防、保健人员，包括中医、西医、卫生防疫、寄生虫、地方病防治、工业卫生、妇幼保健等技术人员。②中药、西药人员。③护理人员。④其他卫生技术人员，包括检验、理疗、病理、口腔、放射、营养、生物制品生产等技术人员。

2.违法要件　医疗机构及其医务人员实施了违法行为是其构成医疗事故的前提。如果行为人的行为并不违法，那么，即使客观上产生了损害事实，也不构成医疗事故。如因不可抗力造成不良后果的，就不属于医疗事故。

违法的内容包括违反医疗卫生管理法律、行政法规、部门规章和诊疗护理规范、常规。

违法的基本形式包括作为和不作为：①作为的违法行为指行为人实施了法律所禁止的对社会

有危害性的行为,比如发错药、打错针、输错血等。②不作为的违法行为指行为人有义务实施并且能够实施某种行为却消极地不去实施自己应当履行的义务的行为,比如将手术器械遗留在患者体内、不严格执行隔离制度造成医院感染暴发等。

3. 主观要件 主观上具有过失,这是医疗机构及其医务人员构成医疗事故在主观上的必备要件。主观上的过错包括故意和过失。故意指明知自己的行为会产生损害后果,并且希望或放纵这种结果发生的心理态度。过失指医疗机构及其医务人员应当预见到自己的行为可能产生损害后果,但是由于疏忽大意而没有预见或者虽已预见但轻信能够避免的心理态度。

医疗事故的主观要件只能是过失,而不能是主观故意;否则,就不是医疗事故而是故意伤害等。

4. 客观要件 造成患者明显人身损害是构成医疗事故的客观要件。一方面,发生了患者人身损害的后果。所谓人身损害指侵害他人生命权或健康权而造成的不良后果,包括死亡和伤害,而且该损害必须达到"明显"的程度。另一方面,患者人身损害的后果是由医疗机构及其医务人员的诊疗活动所"造成",即损害后果与诊疗活动之间具有因果关系。

因果关系指医疗机构及其医务人员所实施的诊疗行为与患者人身损害后果之间引起和被引起的客观联系。因果关系决定着行为人是否承担责任以及承担责任的大小,是正确处理医疗事故的关键,需要通过医疗事故技术鉴定确定医疗过失行为与人身损害后果之间是否存在因果关系以及医疗过失行为在医疗事故损害后果中的责任程度。

(三)医疗事故的分级

根据对患者人身造成的损害程度,医疗事故分为四级:①一级医疗事故,指造成患者死亡、重度残疾的。②二级医疗事故,指造成患者中度残疾、器官组织损伤导致严重功能障碍的。③三级医疗事故,指造成患者轻度残疾、器官组织损伤导致一般功能障碍的。④四级医疗事故指造成患者明显人身损害的其他后果的。

(四)医疗事故的除外情形

有下列情形之一的,不属于医疗事故:①在紧急情况下为抢救垂危患者生命而采取紧急医学措施造成不良后果的。②在医疗活动中由于患者病情异常或者患者体质特殊而发生医疗意外的。③在现有医学科学技术条件下,发生无法预料或者不能防范的不良后果的。④无过错输血感染造成不良后果的。⑤因患方原因延误诊疗导致不良后果的。⑥因不可抗力造成不良后果的。

二、医疗事故处置

1. 报告 医务人员在医疗活动中发生或者发现医疗事故、可能引起医疗事故的医疗过失行为或者发生医疗事故争议的,应当立即向所在科室负责人报告,科室负责人应当及时向本医疗机构负责医疗服务质量监控的部门或者专(兼)职人员报告;负责医疗服务质量监控的部门或者专(兼)职人员接到报告后,应当立即进行调查、核实,将有关情况如实向本医疗机构的负责人报告,并向患者通报、解释。发生医疗事故的,医疗机构应当按照规定向所在地卫生行政部门报告。发生下列重大医疗过失行为的,医疗机构应当在12小时内向所在地卫生行政部门报告:①导致患者死亡或者可能为二级以上的医疗事故。②导致3人以上人身损害后果。③国务院卫生行政部门和省、自治区、直辖市人民政府卫生行政部门规定的其他情形。

2. 控制损害 发生或者发现医疗过失行为,医疗机构及其医务人员应当立即采取有效措施,避免或者减轻对患者身体健康的损害,防止损害扩大。

3. 封存、启封病历或实物 发生医疗事故争议时,死亡病例讨论记录、疑难病例讨论记录、上级医师查房记录、会诊意见、病程记录应当在医患双方在场的情况下封存和启封。封存的病历资料可以是复印件,由医疗机构保管。疑似输液、输血、注射、药物等引起不良后果的,医患双方应当共同对现场实物进行封存和启封,封存的现场实物由医疗机构保管;需要检验的,应当由双方共同指定的、依法具有检验资格的检验机构进行检验；双方无法共同指定时，由卫生行政部门指定。疑似输血引起不良后果，需要对血液进行封存保留的，医疗机构应当通知提供该血液的采供血机构派员到场。

4. 尸体处理 患者死亡，医患双方当事人不能确定死因或者对死因有异议的，应当在患者死亡后48小时内进行尸检；具备尸体冻存条件的，可以延长至7日。尸检应当经死者近亲属同意并签字。尸检应当由按照国家有关规定取得相应资格的机构和病理解剖专业技术人员进行。医疗事故争议双方当事人可以请法医病理学人员参加尸检，也可以委派代表观察尸检过程。拒绝或者拖延尸检，超过规定时间，影响对死因判定的，由拒绝或者拖延的一方承担责任。患者在医疗机构内死亡的，尸体应当立即移放太平间。死者尸体存放时间一般不得超过2周。逾期不处理的尸体，经医疗机构所在地卫生行政部门批准，并报经同级公安部门备案后，由医疗机构按照规定进行处理。

三、医疗事故技术鉴定

医疗事故技术鉴定指对发生患者人身损害的医疗事件，由医学会分析原因，依据法定标准判定事件性质，就是否属于医疗事故以及医疗事故等级等内容作出鉴定结论的过程。医疗事故技术鉴定是卫生行政部门调查处理医疗事故的事实依据。

1. 鉴定机构 医疗事故技术鉴定由负责组织医疗事故技术鉴定工作的医学会组织专家鉴定组进行。设区的市级地方医学会和省、自治区、直辖市直接管辖的县（市）地方医学会负责组织首次医疗事故技术鉴定工作。省、自治区、直辖市地方医学会负责组织再次鉴定工作。必要时，中华医学会可以组织疑难、复杂并在全国有重大影响的医疗事故争议的技术鉴定工作。

2. 鉴定启动 医疗事故技术鉴定有两种启动方式：①卫生行政部门接到医疗机构关于重大医疗过失行为的报告或者医疗事故争议当事人要求处理医疗事故争议的申请后，对需要进行医疗事故技术鉴定的，应当交由负责医疗事故技术鉴定工作的医学会组织鉴定。②医患双方协商解决医疗事故争议，需要进行医疗事故技术鉴定的，由双方当事人共同委托负责医疗事故技术鉴定工作的医学会组织鉴定。

3. 鉴定标准 专家鉴定组依照医疗卫生管理法律、行政法规、部门规章和诊疗护理规范、常规，运用医学科学原理和专业知识，独立进行医疗事故技术鉴定，对医疗事故进行鉴别和判定，为处理医疗事故争议提供医学依据。

4. 鉴定结论 专家鉴定组应当在事实清楚、证据确凿的基础上，综合分析患者的病情和个体差异，作出鉴定结论，并制作医疗事故技术鉴定书。鉴定结论以专家鉴定组成员的过半数通过。鉴定过程应当如实记载。

医疗事故技术鉴定书应当包括下列主要内容：①双方当事人的基本情况及要求。②当事人提交的材料和负责组织医疗事故技术鉴定工作的医学会的调查材料。③对鉴定过程的说明。④医疗行为是否违反医疗卫生管理法律、行政法规、部门规章和诊疗护理规范、常规。⑤医疗过失行为与人身损害后果之间是否存在因果关系。⑥医疗过失行为在医疗事故损害后果中的责任程度。⑦医疗事故等级。⑧对医疗事故患者的医疗护理医学建议。

专家鉴定组应当综合分析医疗过失行为在导致医疗事故损害后果中的作用、患者原有疾病状况等因素，判定医疗过失行为的责任程度。医疗事故中医疗过失行为责任程度分为：①完全责任，指医疗事故损害后果完全由医疗过失行为造成。②主要责任，指医疗事故损害后果主要由医疗过失行为造成，其他因素起次要作用。③次要责任，指医疗事故损害后果主要由其他因素造成，医疗过失行为起次要作用。④轻微责任，指医疗事故损害后果绝大部分由其他因素造成，医疗过失行为起轻微作用。

5. 再次鉴定 当事人对首次医疗事故技术鉴定结论不服的，可以自收到首次鉴定结论之日起

15日内向医疗机构所在地卫生行政部门提出再次鉴定的申请。卫生行政部门应当自收到申请之日起7日内交由省、自治区、直辖市地方医学会组织再次鉴定。

6. **鉴定费用** 医疗事故技术鉴定，可以收取鉴定费用。经鉴定，属于医疗事故的，鉴定费用由医疗机构支付；不属于医疗事故的，鉴定费用由提出医疗事故处理申请的一方支付。鉴定费用标准由省、自治区、直辖市人民政府价格主管部门会同同级财政部门、卫生行政部门规定。

四、医疗事故行政处理

卫生行政部门应当依照《医疗事故处理条例》和有关法律、行政法规、部门规章的规定，对发生医疗事故的医疗机构和医务人员作出行政处理。

1. **调查** 卫生行政部门接到医疗机构关于重大医疗过失行为的报告后，除责令医疗机构及时采取必要的医疗救治措施，防止损害后果扩大外，应当组织调查，判定是否属于医疗事故；对不能判定是否属于医疗事故的，应当依照《医疗事故处理条例》的有关规定交由负责医疗事故技术鉴定工作的医学会组织鉴定。

2. **申请** 发生医疗事故争议，当事人申请卫生行政部门处理的，应当提出书面申请。申请书应当载明申请人的基本情况、有关事实、具体请求及理由等。当事人自知道或者应当知道其身体健康受到损害之日起1年内，可以向卫生行政部门提出医疗事故争议处理申请。

3. **受理**

(1)**受理部门**：发生医疗事故争议，当事人申请卫生行政部门处理的，由医疗机构所在地的县级人民政府卫生行政部门受理。医疗机构所在地是直辖市的，由医疗机构所在地的区、县人民政府卫生行政部门受理。

(2)**移送**：有下列情形之一的，县级人民政府卫生行政部门应当自接到医疗机构的报告或者当事人提出医疗事故争议处理申请之日起7日内移送上一级人民政府卫生行政部门处理：①患者死亡。②可能为二级以上的医疗事故。③国务院卫生行政部门和省、自治区、直辖市人民政府卫生行政部门规定的其他情形。

(3)**期限**：卫生行政部门应当自收到医疗事故争议处理申请之日起10日内进行审查，作出是否受理的决定。对符合《医疗事故处理条例》规定，予以受理，需要进行医疗事故技术鉴定的，应当自作出受理决定之日起5日内将有关材料交由负责医疗事故技术鉴定工作的医学会组织鉴定并书面通知申请人；对不符合《医疗事故处理条例》规定，不予受理的，应当书面通知申请人并说明理由。

(4)**不予受理及终止处理**：当事人既向卫生行政部门提出医疗事故争议处理申请，又向人民法院提起诉讼的，卫生行政部门不予受理；卫生行政部门已经受理的，应当终止处理。

4. **审核** 卫生行政部门收到负责组织医疗事故技术鉴定工作的医学会出具的医疗事故技术鉴定书后，应当对参加鉴定的人员资格和专业类别、鉴定程序进行审核；必要时，可以组织调查，听取医疗事故争议双方当事人的意见。卫生行政部门经审核，对符合《医疗事故处理条例》规定作出的医疗事故技术鉴定结论，应当作为对发生医疗事故的医疗机构和医务人员作出行政处理以及进行医疗事故赔偿调解的依据；经审核，发现医疗事故技术鉴定不符合《医疗事故处理条例》规定的，应当要求重新鉴定。

5. **报告** 医疗事故争议由双方当事人自行协商解决的，医疗机构应当自协商解决之日起7日内向所在地卫生行政部门作出书面报告，并附具协议书。医疗事故争议经人民法院调解或者判决解决的，医疗机构应当自收到生效的人民法院的调解书或者判决书之日起7日内向所在地卫生行政部门作出书面报告，并附具调解书或者判决书。

6. **上报** 县级以上地方人民政府卫生行政部门应当按照规定逐级将当地发生的医疗事故以及依法对发生医疗事故的医疗机构和医务人员作出行政处理的情况，上报国务院卫生行政部门。

五、医疗事故的法律责任

1. 行政责任　医疗机构发生医疗事故的,由卫生行政部门根据医疗事故等级和情节,给予警告;情节严重的,责令限期停业整顿直至由原发证部门吊销执业许可证,对负有责任的医务人员尚不够刑事处罚的,依法给予行政处分或者纪律处分。

对发生医疗事故的有关医务人员,除依照前款处罚外,卫生行政部门并可以责令暂停6个月以上1年以下执业活动;情节严重的,吊销其执业证书。

2. 民事责任　发生医疗事故的赔偿责任,依据《中华人民共和国民法典》的规定承担。

3. 刑事责任　医务人员由于严重不负责任,造成就诊人死亡或者严重损害就诊人身体健康的,构成医疗事故罪,处三年以下有期徒刑或者拘役。

（吕　慕）

思考题

1. 观摩临床护理、助产操作是护理、助产专业临床教学的必要途径之一。某护士在对产妇进行产后护理操作时,要带领实习学生观摩学习。请问护士应如何处理及与患者沟通,才能不侵犯患者权利?

2. 患者在住院期间发生压疮,认为系护士护理不当的原因而发生医疗纠纷,后医患双方共同向医疗纠纷人民调解委员会申请人民调解,在调解过程中因对赔偿数额不满意,患者又向当地人民法院起诉,然后继续进行调解,请问本案可以继续调解吗,为什么?

ER 11-3

练习题

3. 某护士给患者输液后,在查对时,发现误将邻床患者的液体输给该患者,遂停止输液并更换了正确的液体,未给该患者造成任何不良后果。请问该情况是否构成医疗事故?为什么?

［1］ 刘俊荣, 范宇莹. 护理伦理学 [M]. 3 版. 北京：人民卫生出版社, 2022.

［2］ 钟会亮, 吕慕. 护理伦理与法律法规 [M]. 北京：人民卫生出版社, 2023.

［3］ 汪建荣, 田侃. 卫生法 [M]. 6 版. 北京：人民卫生出版社, 2024.